妇科肿瘤

多学科综合诊疗医案精选

广东省中医院大学城医院
中国抗癌协会中西整合卵巢癌专业委员会
国家肿瘤质控中心卵巢癌质控专家委员会
广东省中医药学会妇科肿瘤专业委员会
广东省中医院刘敏如学术经验传承工作室
广东省中医院俞云切脉针灸工作室
组织编写

主　审　吴　鸣

主　编　肖　静　孙艳梅

副主编　胡向丹　张力文　周懂晶　白遵光
　　　　黄有星　冉鹏程

编　委　唐　虹　胡玲娟　朱秀君　董　燕
　　　　陈思达　温丹婷　冯　丽　周丽丽
　　　　陈小凤　林浣妹　魏燕雯　童若一
　　　　彭　潇　蔡林儿　冯淑仪　林艳丽
　　　　宋　旸

人民卫生出版社
·北　京·

图书在版编目（CIP）数据

妇科肿瘤多学科综合诊疗医案精选 / 肖静，孙艳梅主编 . -- 北京 ：人民卫生出版社，2025. 12. -- ISBN 978-7-117-37521-4

Ⅰ. R737.3

中国国家版本馆 CIP 数据核字第 202538FB38 号

人卫智网	www.ipmph.com	医学教育、学术、考试、健康，购书智慧智能综合服务平台
人卫官网	www.pmph.com	人卫官方资讯发布平台

妇科肿瘤多学科综合诊疗医案精选

Fuke Zhongliu Duoxueke Zonghe Zhenliao Yi'an Jingxuan

主　　编：肖　静　孙艳梅
出版发行：人民卫生出版社（中继线 010-59780011）
地　　址：北京市朝阳区潘家园南里 19 号
邮　　编：100021
E - mail：pmph @ pmph.com
购书热线：010-59787592　010-59787584　010-65264830
印　　刷：北京盛通印刷股份有限公司
经　　销：新华书店
开　　本：710 × 1000　1/16　　印张：17
字　　数：314 千字
版　　次：2025 年 12 月第 1 版
印　　次：2025 年 12 月第 1 次印刷
标准书号：ISBN 978-7-117-37521-4
定　　价：98.00 元
打击盗版举报电话：010-59787491　E-mail：WQ @ pmph.com
质量问题联系电话：010-59787234　E-mail：zhiliang @ pmph.com
数字融合服务电话：4001118166　E-mail：zengzhi @ pmph.com

主审简介

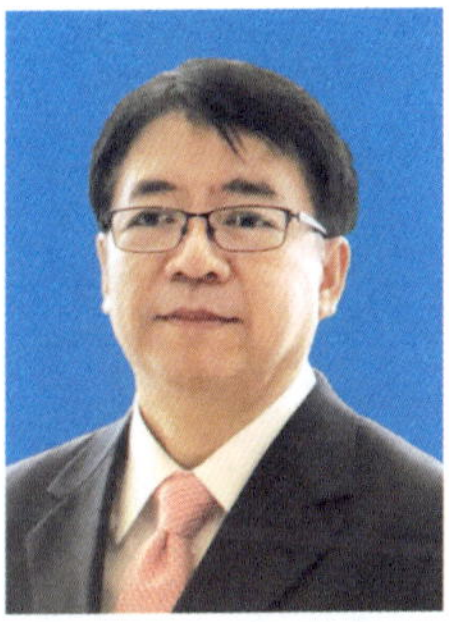

吴鸣，北京协和医院妇产科学系妇科肿瘤中心教授，主任医师。1985 年毕业于白求恩医科大学（现吉林大学白求恩医学部）；1995 年和 1997 年分别赴日本冈山大学和美国加利福尼亚大学洛杉矶分校（UCLA）医学中心学习宫颈癌和卵巢癌的治疗，尤其是手术治疗；1998 年回国，至今工作于北京协和医院妇产科。目前主要担任中国抗癌协会家族遗传性肿瘤专业委员会主任委员、中国抗癌协会腔镜与机器人外科分会副主任委员、*Obstetrics & Gynecology*（中文版）副主编，以及美国妇科肿瘤协会、美国腹腔镜协会、欧洲妇科肿瘤协会、欧洲妇科内镜协会的会员。2018 年荣获“国之名医”称号。

长期从事妇科肿瘤的临床和基础研究，每年收治大量来自全国各地的危重癌症患者。主要临床工作：宫颈癌、卵巢癌、子宫内膜癌、外阴癌的手术和综合治疗，以及腹腔镜手术的技巧和培训。研究团队获得多项国家自然科学基金及其他国家级科研项目资助，先后获得中华医学科技奖三等奖（2011 年）、华夏医学科技奖一等奖（2011 年）、全国妇幼健康科学技术奖（科技成果奖）一等奖。研究团队有丰富的妇科肿瘤诊断、治疗和随访经验，患者数量多，随访严密，建立了妇科恶性肿瘤的数据库。研究团队已经参与和主持了多项临床研究，包括“保留盆腔自主神经的宫颈癌根治术”“宫颈癌下腹下神经不同处理方案的随机对照研究”“中国北方人群上皮性卵巢癌遗传易感基因突变特征研究临床试验方案”“中国人群卵巢恶性肿瘤生存结局的队列研究”等。

主编简介

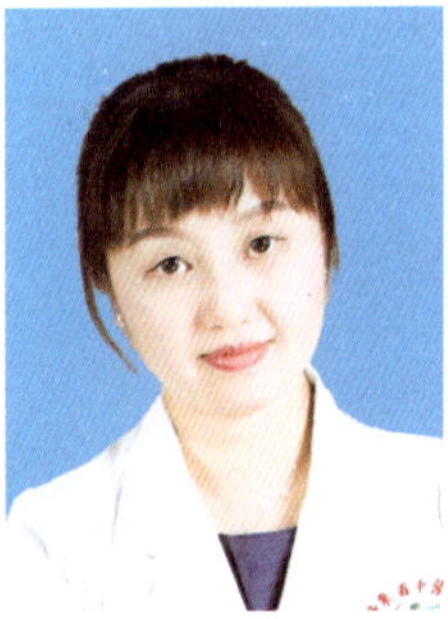

肖静，女，1973 年 12 月出生于四川省攀枝花市。1992 年考入广州中医学院（现广州中医药大学），1999 年毕业并获中医妇科学硕士学位，师从魏祝娣。2008 年获博士学位，师从黄健玲。硕士毕业后一直就职于广东省中医院妇科。2013 年被评为主任中医师，2018 年被评为博士研究生导师。2010 年开始担任广东省中医院大学城医院妇科主任，近年来被评为广东省杰出青年医学人才、杏林名医、羊城好医生、岭南名医等。

中医方面，师从国医大师刘敏如、第五批全国老中医药专家学术经验继承工作指导老师王小云、切脉针灸专家俞云、第七批全国老中医药专家学术经验继承工作指导老师王三虎等。西医方面，师从贝勒医学院（休斯敦）关小明学习妇科单孔机器人手术；师从美国佛罗里达医院著名妇科肿瘤专家 Dr. Holloway 学习达芬奇手术及妇科肿瘤的临床处理；师从中山大学附属肿瘤医院梁立治学习疑难妇科肿瘤手术操作；师从北京协和医院吴鸣学习妇科肿瘤规范化处理；师从广东省人民医院钱德英学习宫颈病变的早期筛查及处理。主持国家自然科学基金面上项目等各级科研课题多项，为国家自然科学基金评审专家。先后培养硕士、博士研究生近 30 名。

现任广东省中医药学会妇科肿瘤专业委员会主任委员，广东省针灸学会切脉针灸专业委员会副主任委员，中华中医药学会妇科分会第七届委员会常务委员，中国民族医药学会妇科分会常务理事，中国抗癌协会中西整合卵巢癌专业委员会副主任委员等。

多年来，在精准运用现代疗法（包括手术、放化疗、靶向治疗）治疗妇科肿瘤之外，大力开拓中医特色疗法处理妇科肿瘤围手术期、围放化疗期并发症，运用针药结合方法对卵巢癌患者进行维持治疗及控制生化复发性卵巢癌，积累了丰富的临床经验；带领的科室已经成为妇科疾病中医特色疗法培训基地，在国内妇科肿瘤中西医结合领域具有相当影响力。

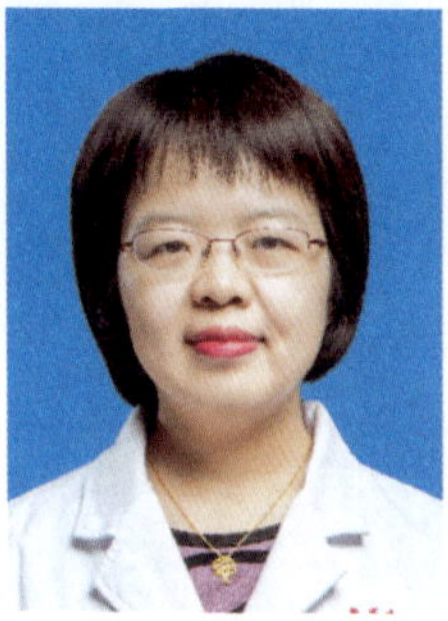

孙艳梅，毕业于中山大学，获硕士学位，现为广东省中医院副主任医师、规培基地督导专家。

主持及参与国家级、省部级及厅局级课题 10 余项，主编专业书籍 1 部，参编教材 2 部，在核心期刊发表论文 10 余篇。

现任中国民族医药学会妇科分会青年委员会常务委员，广东省保健协会母婴安康分会副主任委员，广东省医学会妇科肿瘤学分会委员，广东省中医药学会妇科肿瘤专业委员会委员。

擅长：妇科良恶性肿瘤的中西医诊治，子宫肿瘤、卵巢肿瘤等常见妇科良恶性肿瘤的微创及开腹手术治疗，围手术期运用传统治疗方法促进快速康复等。

王小云序

《妇科肿瘤多学科综合诊疗医案精选》是对临床真实案例的诊治过程的记录以及思考总结，为妇科领域的医师和学生提供了宝贵翔实的临床资料和多学科诊疗思路。本书的独特之处在于，它不仅仅关注妇科学科本身，还将多学科的知识融入其中。这种综合性的方法使读者能够更全面地理解和处理妇科疑难疾病，从而提高诊断的准确性和治疗的效果。

妇科作为医学领域中的重要分支，涉及许多疑难复杂的疾病状况。特别是随着疾病谱的不断扩增，人类平均寿命的不断增加，疾病的综合诊疗已经迫在眉睫，特别是一些疑难复杂疾病状况更需要多学科资深专家以共同讨论的方式为患者制订个性化诊疗方案。

本书以多学科诊疗（MDT）为核心，精心筛选了20个临床有代表性的案例。每个病案均详细记录临床诊治过程、存在的诊治难点以及多学科团队为患者制订的个体化治疗策略、后续治疗方案实施和追踪随访等，展示了不同学科专家在诊断和治疗过程中的角色和贡献，同时结合各专科的诊疗指南和新进展对临床常见困惑展开思考与讨论，其中还记录了在妇科肿瘤合适的节点使用中医药的治疗让患者重获健康。每一个专家的分析丝丝入扣，诊疗过程循序渐进，跌宕起伏，病例分析总结有理有据，阅读起来十分有趣。

本书的编写团队由妇科肿瘤专科、肿瘤内科、泌尿外科、影像科、核医学科、病理科、营养科等多个学科的专家组成。多学科专家具有丰富的临床经验和专业知识，为本书的内容提供了坚实的基础。每个病例都反映了真实的诊治经历，力求将真实的临床情景还原到读者面前，使读者能够更好地理解和应用所学知识。

《妇科肿瘤多学科综合诊疗医案精选》是一本不可或缺的参考书，不仅提供了临床实践中的宝贵经验，还分享了高效的多学科合作和交流的形式。我相信，通过阅读本书，读者能够深入了解MDT的工作模式和团队合作的重要性，学习到如何通过MDT更好地为患者制订诊疗策略、提供更优质的医疗服务。医学科学的不确定性使得临床不可能做到绝对完美，但MDT体现了医者们追求完美的过程。

最后，我要向编写本书的作者表示衷心的感谢。他们的辛勤工作和专业知识为临床 MDT 的运作形式作出了很好的示范，期待后续能再版，可以继续读到这样精彩的病案。

2025 年 8 月 20 日

梁雪芳序

妇科是临床医学的重要组成部分，妇科疾病的诊治目的是促进健康、保障生育、提高生活质量。随着人们对美好生活的向往，对健康的关注度越来越高，对医者提出更高的要求，因此如何实现患者的期盼，需要医者们不断地努力前行。

《妇科肿瘤多学科综合诊疗医案精选》就是医者探索、努力的呈现。本书从妇科临床真实案例的诊治出发，细致记录了诊治的全过程；从患者的需求出发，以疗效为目标，将多学科的诊疗融合，为患者提供更好的治疗方案，并有医者的经验总结。

本书精选了 20 个有代表性的临床案例，包含罕见部位的妇科良性肿瘤，病情特殊的宫颈癌、子宫内膜癌、卵巢癌，妇科多源性恶性肿瘤，兼有合并症的妇科肿瘤。每位患者以多学科诊疗（MDT）的模式进行诊疗。诊疗团队以妇科牵头，包含肿瘤内科、腹部外科、泌尿外科、放疗科、影像科、核医学科、病理科、营养科、心内科等科室的专家，展示了不同学科专家在诊治过程中的思路与方法。本书在遵循循证证据和临床指南的基础上，结合患者特点，贯彻“以患者为中心，努力制订最佳诊疗方案”的治疗理念，运用多方位的诊断技术，融合中西医的治疗手段，将取得的疗效与经验进行分享。本书还提供了丰富的插图和表格，以帮助读者更好地理解和应用新的诊疗知识，同时理解 MDT 的工作模式。

我有幸先读了《妇科肿瘤多学科综合诊疗医案精选》一书，通过阅读真切感受到每位医者都在为患者的健康不懈努力。医学的发展需要不断地探索与总结，MDT 体现了医者们探索、追求完美的过程。充满爱的编者都是追光者，他们的辛勤工作为妇科的发展贡献了自己的力量。读之有感，与同道分享，希望本书能够为医路上的你提供借鉴与帮助。

于广州

2025 年 7 月 20 日

前　言

多学科诊疗（MDT）又称多学科综合诊疗，是20世纪90年代以来英国提出的一种多学科资深专家以循证医学证据为基础，为患者制订个性化诊疗方案的过程，适用于肿瘤、重症及复杂疾病的诊疗。

近30年来，世界医学突飞猛进，海量的医学资讯与临床试验积累以及新技术的研发，使得很多疾病得以更好地治疗；MDT不仅依靠医师经验，更需要最新的循证医学证据，这促使医师不断学习，使得这些新进展能够具体运用到患者身上。

MDT为患者制订多学科的诊疗计划，并强调全程管理，可最有效利用资源，使患者获得最科学、合理的诊疗，从而有利于改进和完善现有的治疗计划，提高医疗效率及质量。

近年来，随着妇科肿瘤综合治疗新策略的不断涌现，生殖肿瘤学和遗传肿瘤理念的演进，人民群众对医疗的要求已经不只是治好疾病这么简单，传统的“单学科诊疗”模式也难以提供最优的方案解决患者的诊疗问题。

MDT有利于参与患者治疗的所有人员之间的信息交流和定期沟通。各学科成员可以监测循证指南的遵守情况和效果，用以改进联合管理策略。

MDT同样有利于提供学习机会，提高各学科年轻医师的水平与阅历。

（一）初步成效

广东省中医院大学城医院妇科于2018年2月开始实施妇科疾病MDT，至2023年3月，5年多时间共计96位患者从中受益——卵巢恶性肿瘤31人，子宫内膜恶性肿瘤19人，盆腔肿物13人，宫颈恶性肿瘤10人，腹膜恶性肿瘤3人，宫颈恶性肿瘤合并卵巢恶性肿瘤2人，盆腔恶性肿瘤和平滑肌肉瘤分别2人，子宫恶性肿瘤癌肉瘤、子宫内膜间质肉瘤、输卵管恶性肿瘤、外阴癌、腹壁瘢痕子宫内膜异位症、骶前囊肿、腹腔脓肿、卵巢交界性肿瘤、直肠阴道隔子宫内膜异位症、直肠膀胱阴道瘘、卵巢子宫内膜异位症、子宫肿物、宫腔粘连、卵巢子宫内膜异位囊肿各1人。

这里记录了患有多合并症、多系统恶性肿瘤的93岁奶奶，顺利切除巨大盆腔包块而改善了生存质量；铂耐药型复发性卵巢透明细胞癌ⅢC期患者采用中西医结合治疗，高质量生存超过4年（仍在工作状态）；卵巢癌术后患者反复大量腹水淋巴漏合并感染数月，辗转多家医院，经我院中西医结合治疗后得到有效控制；阑尾炎术后患者多发盆腔实性肿物，考虑盆腔炎性疾病，进行治疗后痊愈；成年女性骶前良性肿物切除的最佳手术入路选择；卵巢子宫内膜异位囊肿多次手术后复发患者如何保留生育能力……每一个病例几乎集中了各相关学科的最新进展、中西医诊治的前沿，凝聚了参加讨论专家的智慧和心血；结合患者和家属的实际情况和期望，关注患者疾病治疗和症状改善的要求，力所能及地提供了最佳的诊疗方案。优良的诊治效果得到了患者和家属的极力肯定，收到了很好的社会效益。

（二）MDT团队的组织建设

1. MDT组织架构　随着以患者为中心的理念不断深入人心，妇科肿瘤专科成立了“妇科肿瘤MDT团队”，包括腹部外科、泌尿外科、血管外科、心胸外科、神经外科、骨科、乳腺科、肿瘤内科、放疗科、心内科、重症监护室（ICU）、呼吸内科、消化内科、皮肤科、风湿科、肝病科、肾内科、神经内科、妇科、介入科、麻醉科、心身疾病科、影像科、核医学科、病理科、基因联合实验室、检验科、干细胞科、彩超室、营养科、药剂科、护理团队、个案管理师等。建立MDT微信群，包含参与MDT会诊的各学科符合亚专科方向的骨干医师；所有成员注明科室及全名，有利于辨别身份，及时传达MDT相关的重要通知，如MDT会诊时间或地点临时改动通知、待讨论患者资料、提请讨论问题等第一时间发到微信群里，使讨论更具有时效性，提高效率。

2. MDT团队的成员职责　MDT讨论专家一般由副主任医师及以上职称人员担任，应具有较高的专业水平。讨论专家的职责包括：①按时全程参加病例讨论。如果日程冲突，应指定本科室同等专业水平的专家参与讨论。②提前了解待讨论病例的病情，准备好本专业相关的影像学、组织病理学、最新文献进展等资料。③善于合作和沟通，尊重和倾听其他专业专家的意见。④善于学习，能充分了解和跟踪本专业领域最新的诊治进展和临床实践指南及前沿研究方向和进展。⑤就讨论病例给予明确的诊治建议。

（三）妇科肿瘤MDT的组织与实施

1. 准备阶段　妇科肿瘤专家根据纳入标准筛选需要进行MDT的住院或门诊患者，征得患者及家属同意后，联系个案管理师、主管医师并说明MDT的目的；主管医师收集诊疗经过和完善相关检查，包括详细的病史及查体资料、临床诊断资料（病理和影像学检查等）、临床信息（常规临床检查、合并症、治疗经过等）、既往史及家族史、患者或家属的相关社会经济情况及对诊治的要求和预期等；个案管理师负责致电或床旁再次告知患者或家属会诊时间和地点、如何挂号，预约MDT会诊室，当天会诊前检查场地用物如投影仪、阅片机、电脑等是否能正常使用，还需负责落实通知每位专家相关会诊时间、地点；主管医师提前一日将整理的病例介绍及讨论提纲的演示文稿（PPT）发至MDT微信群。

2. 执行阶段

（1）个案管理师于MDT当日指导患者或家属去挂号处前台挂疑难病会诊中心门诊号，患者或家属带齐所有外院检查结果至MDT候诊区提前等候。个案管理师负责督促各专家按时出勤、签到。

（2）主管医师打印MDT病例资料（每位专家人手1份），在内网电脑调取并打开患者的影像学、实验室等相关检查结果，将讨论病例的PPT拷贝至MDT会诊室外网电脑，检查确认投影到屏幕上；主管医师用3~4分钟的时间进行病例介绍，上级医师（用时1分钟）补充并明确提出讨论的提纲和目的，总用时控制在5分钟内。

（3）影像科、核医学科专家现场调取展示并分析影像学资料，解答临床各科医师的疑问，必要时提出进一步影像学检查的建议。病理科、检验科专家分析解读该患者的检查结果及诊断意见，必要时提出进一步检查的建议。然后是外科、麻醉科、肿瘤内科、放疗科及其他临床科室提出具体治疗意见、适应证、禁忌证、预期疗效、可能的并发症和风险。最后是营养、药学、护理等相关学科专家发言，说明治疗期间需要关注的全面相关管理。其间患者出席，专家询问并检查患者。与会专家经过充分讨论，根据患者情况，结合循证医学证据（临床诊治指南、文献资料等），形成诊治计划；与会各专家具有同等的独立发言权，最后由妇科肿瘤MDT会诊主席总结形成结论性意见，主管医师或上级医师负责告知会诊结束后会有相应治疗方案。

个案管理师协助主管医师记录会诊意见，包括讨论的时间、地点，参与MDT讨论的学科及专家，讨论的重点和目的，讨论所达成的结论、指导意见或可供选择的诊治决策。经由上级医师审阅并谈话签字后打印双份MDT记录表，一份交患者，一份在MDT会诊的文件档案中专项保存。MDT会诊记录还以病例讨论记录的形式写进患者病历系统。个案管理师将MDT相关原始资料、签到表、PPT、会诊录音、会诊意见以电子版形式登记归档保存。

3. MDT协作诊治后的方案执行、随访及反馈阶段　妇科肿瘤MDT团队以外的相关学科的诊治措施由妇科肿瘤科与相关学科医师共同协作完成，治疗过程中的反馈和方案的不断修订是获得更优疗效的重要程序，在治疗过程中基于客观的评价指标发现患者出现严重不良反应事件、疾病进展时，可能需要修改诊治策略，如有方案修改，应备注原因，必要时需再次提请MDT会诊讨论。方案修改的原因及新的方案应在MDT讨论病历的随诊中详细记录，并让患者及家属充分知情。

所有 MDT 决策的治疗方案实施完成后，由主管医师定期通过电话、邮件等形式对患者进行随访。MDT 诊治方案执行后的随访阶段，需采用标准化格式登记患者的随访指标。定期向 MDT 成员反馈治疗疗效和预后，不断提高诊治水平。个案管理师负责 MDT 病历随访数据的维护、补充、完善，同时负责统计 MDT 病例的临床资料，每月汇总 MDT 数据及劳务发放表并交门诊办公室主任。

（四）小结

随着医学科学的发展和诊治水平的提升，妇科肿瘤的诊治步入了精准化、个体化的综合全病程管理时代。以患者为中心、以循证医学证据和诊治规范为依托、以优化诊治决策为目的的全流程 MDT 管理模式，可最大限度提高妇科肿瘤等疑难危重患者的疗效、改善生存。

（五）致谢

广东省中医院一直以来秉承以患者为中心的服务理念，加之 MDT 团队各学科专家鼎力支持，为妇科危急疑难病患撑起了一片天空。

特别感谢本 MDT 团队的学科骨干，他们是（排名不分先后）：

腹部外科：黄有星副主任医师、仇成江主治医师

甲状腺血管外科：黄学阳主任医师、林鸿国副主任医师、周榆腾主治医师

泌尿外科：白遵光主任医师、王昭辉副主任医师

妇科：梁雪芳主任医师、肖静主任医师、胡向丹主任医师、孙艳梅副主任医师

生殖中心：陆杉主任医师、徐珉主任医师

放疗科：高蕾主任医师

麻醉科：李向宇副主任医师、黄小玲主治医师、龙文飞主治医师

核医学科：冉鹏程副主任医师、张继武副主任医师

影像科：刘玉品主任医师、周懂晶副主任医师、陈志远主治医师

病理科：杨海峰主任医师、阳宇主治医师

基因联合实验室：刘晗主治医师

彩超室：陈铃副主任医师

检验科：陈茶主任医师

ICU：李健主任医师

肝病科：蒋俊民主任医师、黎英贤主治医师

干细胞科：黄羽副研究员

骨科：苏海涛主任医师

呼吸内科：何德平主任医师

神经外科：张志强主任医师、谭齐家副主任医师

肿瘤内科：李柳宁主任医师、张力文副主任医师、柴小姝主任医师

风湿科：黄清春主任医师

皮肤科：林颖主任医师

乳腺科：许锐副主任医师、戴燕副主任医师

肾内科：包崑主任医师

消化内科：刘添文副主任医师、张海燕副主任医师、李建华副主任医师、陈君千主治医师

心身疾病科：曾亮副主任医师

心胸外科：郑远副主任医师

心内科：李晋新主任医师、赖仁奎副主任医师

药剂科：孙纳副主任药师

营养科：何盈犀主治医师

神经内科：郑瑜主治医师

介入科：孟凡喆主治医师

编者

2024年6月

目　录

第一章　妇科恶性肿瘤

第一节　子宫内膜癌

一、新辅助化疗在晚期子宫内膜癌中的应用

【病例介绍】

潘某，女，35岁。住院号3123×××379。入院时间：2019年5月30日。

［**主诉**］月经紊乱20年，阴道不规则出血月余。

［**诊疗过程**］患者15岁初潮后即出现月经紊乱，21~28天一潮，10~15天干净，量多，每天使用卫生巾10片，湿透，血块(+)，痛经(-)。诉曾求医，但具体诊治不详。末次月经(LMP)2019年4月2日，不规则阴道出血，持续至今。

2019年5月15日当地医院盆腔MRI平扫+增强：子宫黏膜弥漫性增厚，恶性病变可能性大。

2019年5月20日当地医院行宫腔镜检查+子宫内膜、宫颈、阴道壁活检术，病理(宫腔内组织、宫颈组织、阴道壁组织)均考虑子宫内膜样腺癌。

2019年5月28日广州某肿瘤医院查妇科彩超：子宫体积增大，大小约104mm×68mm×96mm，宫腔内可见一高回声团，范围约89mm×51mm，边界清，内部回声不匀，病灶局部与子宫肌层分界不清，局部肌层受压变薄，较薄处约16mm；宫颈体积增大，大小约69mm×50mm，内部回声不均匀，内可见一低回声肿物，向阴道及子宫下段突出，大小约98mm×43mm，边界不清；宫腔内实性肿物，结合病史，考虑子宫内膜癌声像；宫颈内实性肿物，结合病史，考虑宫颈癌声像；双侧附件区未见明显占位病变声像。广州某肿瘤医院会诊当地医院病理意见：(宫腔内组织、宫颈组织、阴道壁组织)镜下：形态符合中分化子宫内膜样腺癌。

［**入院查体**］体温(T)36.5℃，脉搏(P)74次/min，呼吸频率(R)18次/min，血压(BP)98/60mmHg，体重指数(BMI)19，体力状况评分(PS评分)1分，心肺查体未及异常。

专科检查：全身浅表淋巴结未及异常肿大，全身皮肤未见出血斑点，全腹软，无压痛及反跳痛。

（消毒下）妇科检查：外阴正常，阴道无法窥检，指检阴道前壁上段黏膜欠平整，前穹隆变浅，宫颈肥大，固定，直径约 6cm，宫颈口可扪及分叶状结节样肿瘤约 3cm × 1.5cm，子宫增大如孕 4 个月，质地中，活动度一般，压痛（-），双侧附件区未及异常。三合诊：宫旁仅余间隙，直肠黏膜光滑，指套退出无血染。

［**既往史、婚育史及过敏史**］未婚育，否认性生活史。青霉素过敏，皮试（+）。2019 年 5 月当地医院住院期间因中度贫血（Hb68g/L），曾输注同型红细胞悬液 2U 纠正贫血，余无特殊。

［**入院后情况**］2019 年 5 月 30 日血常规：血红蛋白（Hb）87.0g/L；肿瘤标志物：糖类抗原 125（CA125）56.15U/ml，人附睾蛋白 4（HE4）543.5pmol/L，癌胚抗原（CEA）、糖类抗原 19-9（CA19-9）、糖类抗原 15-3（CA15-3）、甲胎蛋白（AFP）均未见异常；尿人绒毛膜促性腺激素（HCG）（-）；性激素：卵泡刺激激素（FSH）9.17nmol/L，黄体生成素（LH）13.89nmol/L，雌二醇（E_2）292.3nmol/L；凝血、肝肾功能、电解质、血脂、糖化血红蛋白、二便常规均未见明显异常。

2019 年 5 月 30 日妇科彩超：内膜厚约 55mm，欠均质，子宫增大（110mm × 86mm × 85mm）；宫腔及宫颈内所见请结合临床考虑（宫颈段内膜明显增厚，内见混合性结构 57mm × 47mm），未排除不良病变可能；双附件区未见明显异常。

2019 年 5 月 31 日全身正电子发射计算机断层显像（PET-CT）：①子宫明显增大伴腔内软组织肿块形成（6.9cm × 3.7cm × 11.8cm），代谢明显增高，符合子宫内膜癌；肿瘤累及子宫颈、阴道上 1/2，伴子宫腔少量积液、直肠下段管腔受挤压变形。②双侧腋窝及双侧腹股沟区多个小淋巴结，代谢无增高，考虑淋巴结反应性增生改变。③双侧胸腔少量积液。④脾增大。⑤躯干中轴骨代谢弥漫性轻度增高，考虑贫血所致反应性改变。⑥余全身未见明确异常高代谢病灶。（图 1-1）

入院后给予止血及纠正贫血处理，考虑患者出血原因为子宫内膜恶性肿瘤。患者子宫内膜恶性肿瘤（子宫内膜样腺癌）诊断明确，结合妇科检查及 PET-CT 结果考虑肿瘤累及子宫颈、阴道上 1/2，其病灶大、范围广，且合并中度贫血，下一步的治疗方案如何选择：是直接手术治疗，还是新辅助治疗后择期再行手术治疗？故启动 MDT。

［**目前诊断**］①子宫内膜恶性肿瘤（子宫内膜样腺癌，中分化）；②中度贫血。

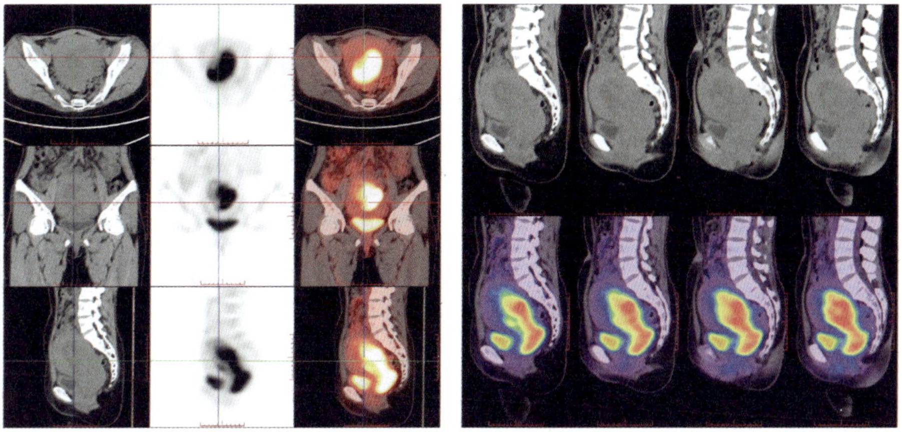

图 1-1　2019 年 5 月 31 日全身 PET-CT

【MDT 记录】

［讨论提纲］

（1）该患者 PET-CT 检查特点解读。

（2）该患者考虑子宫内膜癌，肿瘤病灶大且累及宫颈及阴道上 1/2，手术难度大，评估新辅助放化疗指征及疗程。

（3）评估手术时机，围手术期注意事项。

［具体讨论内容］

（1）核医学科冉鹏程副主任医师：患者 PET-CT 见子宫明显增大，宫腔内可见较大不规则软组织肿块，边界模糊，累及子宫颈、阴道上 1/2，PET 示病灶放射性摄取不均匀增高，结合活检病理符合中分化子宫内膜样腺癌，病灶涉及子宫体、宫颈及阴道上 1/2，宫旁组织、双侧附件及盆腔淋巴结未见异常密度影及放射性摄取增高影，直肠下段管腔受挤压变形。双侧腹股沟区可见多个小淋巴结，代谢无增高，考虑淋巴结反应性增生改变。脾增大，躯干中轴骨代谢弥漫性轻度增高，均考虑贫血所致反应性改变。

（2）妇科肿瘤专科肖静主任医师：患者未婚育年轻女性，否认性生活史，在外院行宫腔镜下子宫内膜、宫颈、阴道壁活检术，病理均提示子宫内膜样腺癌，结合妇科检查及 PET-CT 结果，考虑子宫内膜肿瘤病灶累及宫颈及阴道上 1/2，属于中晚期内膜癌，治疗原则以尽可能切除子宫双附件、腹膜后淋巴结及减瘤术，术中尽可能切净肿瘤，为术后放化疗创造条件。该患者肿瘤病灶大，术中完整切除肿瘤难度大，出血风险较高，术中挤压导致扩散风险较大，直接手术操作可能难以保证无瘤，建议先用新辅助化疗缩小病灶后评估再择期手术治疗。

（3）肿瘤内科李柳宁主任医师：新辅助化疗在内膜癌的应用相对较少，对于该患者病灶大累及范围广，评估无法行满意肿瘤手术切除时，在术前应用新辅助化疗缩小病灶，也是一种很好的选择。子宫内膜样腺癌一线化疗方案选择紫杉醇联合卡铂（TC 方案）化疗，建议先行 2 程化疗后，复查盆腔磁共振成像（MRI）评估病灶大小，再争取手术机会。

（4）放疗科高蕾主任医师：晚期内膜癌新辅助治疗仍以化疗为首选，放疗较少用，但若第 1 程新辅助化疗后评估疗效欠佳，可考虑行新辅助化疗联合后装放疗以缩小病灶，再行手术治疗。另外，化疗期间注意阴道出血情况，若阴道大出血，可考虑阴道后装治疗缩小局部病灶，尽快止血。

［**MDT 意见**］①患者目前考虑为中晚期子宫内膜样腺癌，暂不适宜手术，建议先行两程新辅助化疗后复查盆腔 MR 评估病灶大小、争取手术机会，化疗方案选择 TC 方案一线化疗药物，化疗期间注意阴道出血情况，若阴道大出血，可考虑阴道后装治疗缩小局部病灶，尽快止血。②若第 1 程 TC 化疗后评估新辅助化疗效果欠佳，可考虑行新辅助化疗联合后装放疗缩小病灶，再择期行手术治疗。

【病例追踪】

2019 年 6 月 3 日行第 1 程新辅助化疗（TC 方案）：紫杉醇 210mg 静脉滴注 + 卡铂 500mg 静脉滴注。

［**第 1 程化疗后评估**］2019 年 6 月 21 日妇科检查：外阴正常，阴道无法窥检，指检阴道前壁上段黏膜欠平整，前穹隆变浅，宫颈肥大，宫颈口可扪及分叶状结节样肿瘤约 1.5cm × 1.5cm，子宫增大如孕 4 个月，质地中，活动度一般，压痛（–），双侧附件区未及异常。三合诊：宫旁组织软，直肠黏膜光滑，未及明显赘生物，指套退出无血染。

妇科彩超（图 1-2）：子宫大小（100mm × 90mm × 94mm），宫颈及宫腔未排除不良病变可能（内膜明显增厚，厚约 47mm，欠均质，内见稠液性暗区 17mm × 9mm，基底线欠清晰。宫颈段内膜明显增厚，内见混合性结构 42mm × 17mm，边界尚清，肿块内丰富血流信号）。双附件区未见明显异常。

2019 年 6 月 24 日行第 2 程新辅助化疗（TC 方案）：紫杉醇 210mg 静脉滴注 + 卡铂 600mg 静脉滴注。

［**第 2 程化疗后评估**］2019 年 7 月 18 日妇科检查：外阴正常，指检阴道黏膜基本光滑，宫颈光滑，未扪及肿物，子宫增大如孕 3^- 个月，质地中，活动度一般，压痛（–），双侧附件区未及异常。三合诊：直肠黏膜光滑，未及明显赘生物，指套退出无血染。

妇科彩超（图 1-3）：子宫增大（80mm × 70mm × 80mm），宫腔及宫颈内所见请结合临床考虑，未排除不良病变可能（内膜厚 32mm，内见液性暗区 14mm × 13mm，基底线欠清晰；宫颈前唇探及混合性结构 20mm × 18mm × 26mm，肿块内见丰富血流信号）。双附件区未见明显异常。

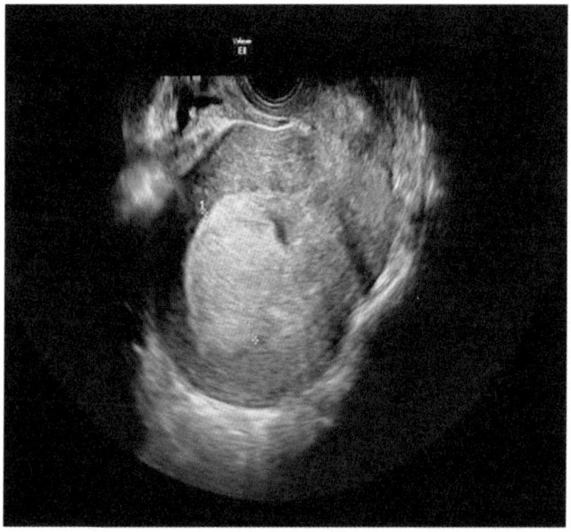

图 1-2 2019 年 6 月 21 日超声图像（第 1 程新辅助化疗后）

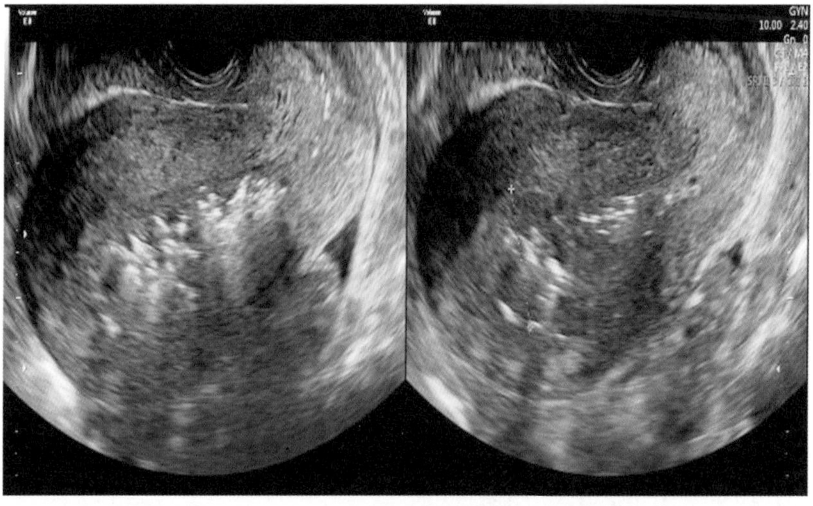

图 1-3 2019 年 7 月 18 日超声图像（第 2 程新辅助化疗后）

2019 年 7 月 23 日行开腹手术，术中探查见肝、胆、脾、肠管、网膜、横膈、腹膜表面未扪及异常，腹膜后淋巴结未扪及明显肿大，子宫增大如孕 3^- 个月，表面光滑，双侧卵巢、输卵管外观基本正常，双侧附件与盆壁及肠管粘连。行子宫广泛根治性切除术 + 双侧输卵管卵巢切除术 + 盆腔淋巴结清扫术 + 腹主动脉旁淋巴结切除术（肠系膜下动脉水平），术程顺利。

台下剖视子宫，见宫腔内弥漫肿瘤质脆病灶约 7cm × 6cm，局灶组织坏死，肿瘤侵犯子宫浅肌层，宫颈黏膜及肌层、阴道未见明显占位病变，切除阴道长约 3.0cm。

2019 年 7 月 23 日术后病理:(广泛全子宫 + 双侧附件)送检组织呈化疗后改变，仅见极少量中分化子宫内膜样腺癌残留。①肿瘤位置：子宫体。②肿瘤大小：宫腔内可见灰黄结节样肿物，肉眼范围约 6cm × 6cm，镜下大部分为坏死无结构区域，伴纤维组织增生和慢性炎症细胞浸润，符合化疗后改变，仅见极少量癌残留，最大径约 8mm(注：内膜 + 宫颈已广泛取材)。③组织学类型：子宫内膜样腺癌；中分化。④肌层浸润深度：<1/2 肌层(浸润深度 0.3cm/ 肌层厚度 3.5cm)。⑤子宫颈累及：子宫颈管及子宫颈未见癌。⑥其他器官：增生期状态子宫内膜，子宫内膜息肉，子宫腺肌病；(左侧附件)输卵管慢性炎，伴副中肾管囊肿；卵巢滤泡囊肿。(右侧附件)输卵管慢性炎，卵巢滤泡囊肿。⑦切缘：(阴道残端)未见癌；(左侧主韧带残端、右侧主韧带残端、右侧骶韧带残端、左侧骶韧带残端)均未见癌累及；左、右宫旁组织未见癌。⑧淋巴管 - 血管侵犯：未证实。⑨淋巴结：送检各组淋巴结均未见癌转移。⑩附加免疫组化：雌激素受体(ER)(30%+)，孕激素受体(PR)(30%+)，P53(–)，Ki67(10%+)，MSH2(未见表达缺失)，MSH6(未见表达缺失)，MLH1(未见表达缺失)，PMS2(未见表达缺失)。结合化疗前辅助检查及术后病理明确诊断：子宫内膜癌(子宫内膜样腺癌，G_2，ⅢB 期，累及阴道)，根据治疗指南后续需补充放化疗。

2019 年 8 月—10 月行 4 程 TC 方案静脉化疗：紫杉醇注射液 + 卡铂注射液。化疗过程顺利。

2019 年 9 月—11 月，我院行 5 次阴道后装放疗。

2019 年 11 月、2020 年 11 月、2021 年 11 月、2022 年 11 月复查，未见明显肿瘤复发征象。

【总结及思考】

[**病例特点**]

(1) 育龄期女性，未婚育，否认性生活，长期月经失调病史，本次因不规则阴道出血，外院诊断子宫内膜癌入院。

(2) 妇科检查：外阴正常，阴道无法窥检，指检阴道上段，宫颈肥大，直径约 6cm，宫旁有间隙，宫颈口可扪及分叶状结节样肿瘤约 3cm × 1.5cm，子宫增大如孕 4 个月，质地中，活动度一般，压痛(–)，双侧附件区未及异常。三合诊：直肠黏膜光滑，未及明显赘生物，指套退出无血染。

(3) 妇科彩超及盆腔核磁共振提示宫颈、宫腔占位性病变。全身 PET-CT 提示子宫明显增大伴腔内软组织肿块形成，代谢明显增高，符合子宫内膜癌；肿瘤累及子宫颈、阴道上 1/2。

(4) 宫腔镜指示下的子宫内膜、宫颈、阴道壁活检病理提示(宫腔内组织、宫颈组织、阴道壁组织)均考虑子宫内膜样腺癌。

［**诊断思路**］本患者转诊我院时子宫内膜样腺癌诊断已明确，且病变累及宫颈、阴道壁，根据子宫内膜癌的国际妇产科联盟分期（FIGO 分期）（2009），分期至少为ⅢB 期（阴道受累）。盆腹腔或其他部位有无受累，常需借助影像学的检查进一步评估，目前临床常用的检查手段有（《子宫内膜癌诊治指南2022 年版》）：

（1）超声检查：目前比较强调绝经后出血患者以超声进行初步检查。经阴道超声检查可以了解子宫大小，宫颈管、宫腔内有无赘生物，子宫内膜厚度，肌层有无浸润，附件肿物大小及性质、异常血流信号等，为最常用的无创辅助检查方法。

（2）盆腔 MRI 检查：是子宫内膜癌的首选影像学检查方法。MRI 能够清晰显示子宫内膜及肌层结构，用于明确病变大小、位置，肌层侵犯深度、宫颈/阴道是否侵犯，是否侵犯子宫体外、阴道、膀胱及直肠，以及盆腔内的肿瘤播散，观察盆腔、腹膜后区及腹股沟区的淋巴结转移情况，有助于肿瘤的鉴别诊断（如内膜息肉、黏膜下肌瘤、肉瘤等），评价化疗的疗效及治疗后随诊。

（3）计算机体层成像（CT）检查：CT 对早期病变诊断价值仍有限。CT 的优势在于显示中晚期病变，评价病变侵犯子宫外、膀胱、直肠情况，显示腹/盆腔、腹膜后及双侧腹股沟区淋巴结转移，以及腹盆腔其他器官及腹膜转移情况。对于有 MRI 禁忌证的患者应选择 CT。子宫内膜癌常规行胸部 X 线摄片，但为了排除肺转移，必要时应行胸部 CT 检查。

（4）正电子发射断层显像（PET）检查：较少用于子宫内膜癌初诊患者。但存在下列情况时，可推荐有条件者在治疗前做 PET 检查：①有临床合并症不适合行手术治疗的患者；②怀疑存在非常见部位的转移，比如骨骼或中枢神经系统；③活检病理提示为高级别肿瘤，包括低分化子宫内膜癌、乳头状浆液性癌、透明细胞癌和癌肉瘤。PET 不推荐常规应用于子宫内膜癌治疗后的随访，仅当怀疑出现复发转移时考虑行 PET 检查。

此患者术前已行盆腔 MRI 检查，由于子宫内膜恶性肿瘤患者发现时多为早期，而患者年仅 35 岁确诊子宫内膜恶性肿瘤且累及阴道壁，属晚期恶性肿瘤，为了明确是否存在其他非常见部位的转移，因此进一步完善 PET 检查并基本排除其他部位转移可能。

［**治疗思路**］患者年轻，未婚育，病理为子宫内膜样腺癌，属中晚期内膜癌（考虑ⅢB 期），治疗方案应当如何选择。

1. **能否保留生育功能？** 根据《2022NCCN 子宫肿瘤临床实践指南（第 1 版）》，符合下列所有条件才能保留生育功能。

（1）分段诊刮标本经病理专家核实，病理类型为分化良好（G_1）的子宫内膜样腺癌。

（2）经 MRI（首选）或超声评估病灶局限于子宫内膜。

（3）影像学检查未发现可疑的转移性病灶。

（4）无药物治疗或妊娠禁忌。

（5）充分告知保留生育功能并非子宫内膜癌的标准治疗方式。

患者病理提示子宫内膜样腺癌（G_2），且影像学及病理已证实病灶超出子宫范围，因此，不能保留生育功能。

2. **是否能首选手术治疗？** 手术是子宫内膜恶性肿瘤的首选治疗方法，患者病灶超出子宫体，并证实子宫颈、阴道受侵，且宫颈病灶大于 6cm，阴道壁 1/2 受累，若行手术治疗，手术难度大、易挤压导致肿瘤扩散，违背无瘤原则，不适宜立即手术治疗。

3. **若要缩小病灶为手术治疗创造可能性，此患者是选择新辅助化疗还是放疗？** 根据《2022NCCN 子宫肿瘤临床实践指南（第 1 版）》，子宫内膜恶性肿瘤初始治疗，病变超出子宫不适合手术者，治疗方案建议有：①局部转移者，先盆腔外照射 ± 阴道近距离照射 ± 全身治疗，然后再评估是否手术治疗；②远处转移者，先行全身治疗后再评估，根据治疗效果选择手术切除和 / 或放疗。

（1）新辅助化疗在子宫内膜癌中的应用：新辅助化疗是指在实施局部治疗方法（如手术或放疗）前所做的全身化疗，目的是使肿块缩小及早杀灭看不见的转移细胞，以利于后续的手术、放疗等治疗。目前新辅助化疗在治疗子宫内膜癌的临床疗效、适应人群、化疗方案、疗效、化疗后手术时机的选择等方面仍然存在很多争议。

在 2015 年关于子宫内膜癌的美国国立综合癌症网络（NCCN）指南中首次提出，如怀疑恶性肿瘤扩散到子宫外者，肿瘤局限于腹腔内，手术为子宫内膜癌的全面分期手术 + 初次肿瘤细胞减灭术（PDS），若无法行 PDS 的患者可行术前新辅助化疗，为晚期的子宫内膜癌患者争取更多的手术机会。新辅助化疗可以提高晚期子宫内膜癌手术的彻底性，降低术后并发症，且还认为新辅助化疗后肿瘤消退的程度是评估预后的指标。一项多中心回顾性队列研究显示：通过观察 32 例晚期子宫内膜癌（28 例为ⅣB 期）选择新辅助化疗 + 间歇性肿瘤细胞减灭术患者的无进展生存期（PFS）、总生存率，在行间歇性肿瘤细胞减灭术（IDS）时，23 名（71.9%）患者实现了完全细胞减灭。在中位随访的 31.0 个月中，有 23 例复发和 11 例死亡，相当于 PFS 中位数为 19.7 个月，3 年总生存率为 69.7%。

显然，新辅助化疗对于中晚期子宫内膜癌患者是适用的。因此本患者的治疗方案为新辅助化疗后再行手术治疗，术后再加上辅助治疗，取得了 PFS 超过 3 年的较好效果。

（2）放疗在子宫内膜癌中的应用：子宫内膜癌的放疗分为辅助性放疗和

根治性放疗。辅助性放疗多用于子宫内膜癌术后患者，其目的为对可能潜在的亚临床病灶区域进行预防照射，以提高疗效；对残留病灶区域进行照射，以减少复发。根治性放疗，常用于合并内科疾病无法进行手术或不能耐受根治性手术的患者，可以通过阴道超声、MRI 和 CT 等影像学检查判断有无肌层侵犯、宫外侵犯及淋巴结转移等情况，从而进行综合评估后选择治疗方法。总的治疗原则包含 4 点：①肿瘤局限于子宫体，G_1~G_2 级肿瘤，如果没有肌层浸润或浸润深度≤50%，影像学检查未发现淋巴结肿大，可仅进行腔内照射；②肌层浸润深度 >50% 或 G_3 级肿瘤或子宫颈受侵，需要给予盆腔外照射和腔内照射；③肿瘤扩散到宫外，但局限于盆腔，建议行盆腔外照射和腔内照射，酌情考虑化疗；④肿瘤扩散超出盆腔，治疗原则上以化疗为主，根据患者具体情况酌情考虑放疗。

NCCN 指南提出，对于晚期子宫内膜癌初始治疗不能手术者，可选择新辅助放疗再评估可否手术的治疗方案，但迄今为止相关研究很少。一项回顾性队列研究显示：通过观察 30 例宫颈严重受累的子宫内膜癌患者（临床分期为Ⅱ期 11 例，ⅢB 期 6 例，ⅢC1 期 9 例，ⅢC2 期 4 例）行盆腔新辅助放疗和近距离放疗后再行筋膜外子宫切除术的 5 年局部控制率、无病生存率、总生存率和疾病相关生存率分别为 90.5%、78.5%、92.6% 和 96.2%，中位随访时间为 62 个月，其中有 6 例复发，2 例（6.7%）患者有 3 级以上的急性放疗相关并发症（全部为 3 级），2 例（6.7%）患者出现 3 级以上的术后并发症。研究表明，在明显累及宫颈的子宫内膜癌患者中，新辅助放疗伴筋膜外子宫切除术可提供良好的局部控制和较低的治疗相关并发症。

因此，新辅助放疗对于晚期子宫内膜癌亦是一种可选择的替代治疗方案。临床上对于晚期子宫内膜癌患者的治疗应全面评估患者全身状态及肿瘤情况，给患者制订合适的个体化治疗方案，提高肿瘤患者生存质量。但对于准备近期手术的患者进行外照射治疗，局部的炎症水肿状态仍然使手术医师有所担忧。

（胡玲娟　朱秀君）

参考文献

1. 谢玲玲，林荣春，林仲秋.《2022 NCCN 子宫肿瘤临床实践指南（第 1 版）》解读[J]. 中国实用妇科与产科杂志，2021，37（12）：1227-1233.

2. Lim H，Bang SH，Kim Y，et al. Clinical implications of neoadjuvant chemotherapy in advanced endometrial cancer：a multi-center retrospective cohort study[J]. BMC Cancer，2022，27，22（1）：703.

3. Brodeur MN, Samouëlian V, Dabi Y, et al. Neoadjuvant radiotherapy and brachytherapy in endometrial cancer with gross cervical involvement: a CHIRENDO research group study[J]. International Journal of Gynecologic Cancer, 2020, 31(1): 78-84.

二、子宫内膜癌随访中发现可疑孤立转移病灶1例

【病例介绍】

何某,女,58岁。住院号3081×××874。入院时间:2018年3月5日。

[**主诉**]子宫内膜中分化腺癌Ⅲa期术后化疗后12个月,发现盆腔肿物2天。

[**诊疗过程**]2016年10月27日因"月经紊乱4个月,不规则阴道出血20天"在我院住院。

术前妇科检查:外阴正常,阴道通畅,中量血污,宫颈可见质软赘生物大小约1.5cm×1.5cm,子宫前位,增大如孕3个月,质中,活动一般,无压痛,双附件区未扪及异常。(注:妇科检查取子宫颈细胞时子宫颈赘生物脱落,送病理检查)

(宫颈脱落赘生物)病理诊断:符合腺癌,倾向为子宫内膜样腺癌。免疫组化:CK7(-),波形蛋白(Vimentin)(+),ER(90%+),PR(90%+),P16(+),CEA(-),P53(+),Ki67(90%+)。

液基薄层细胞学检查(TCT):良性反应性改变(中度炎症)。

2016年10月31日腹部+泌尿系CT平扫+增强:①子宫腔内占位,考虑子宫内膜癌可能性大(累及宫体及宫颈,侵犯至肌层);右侧输尿管中段受压;②子宫多发肌瘤(肌壁间);③左侧附件良性囊性病变,考虑卵巢囊腺瘤与囊肿鉴别;④肝、胆、脾、胰、双肾及膀胱未见明显异常。

2016年11月1日因"子宫内膜恶性肿瘤"在我院行腹腔镜下保留膀胱神经的根治性子宫广泛切除术+双侧附件切除术+盆腔淋巴结根治性切除术+腹主动脉旁淋巴结切除术+大网膜切除术。

术中所见:肝表面光滑,肠管网膜外观无异常,子宫增大如孕3个月,双侧附件外观正常。双侧附件与盆壁粘连,降结肠系膜表面见2cm×2cm质脆菜花样赘生物,直肠窝近右侧骶韧带表面腹膜见质脆菜花样赘生物约1cm×1cm。

术后病理诊断:①肿瘤位置:可见2个肿物,分别位于子宫体下段及子宫底。②肿瘤大小:子宫体下段肿物肉眼范围约直径6cm,子宫底肿物肉眼范围约直径6.5cm。③组织学类型:符合子宫内膜样腺癌。④组织学分级:中分化。⑤肌层浸润深度:a. 子宫体下段肿物浸润深度1.1cm/肌层厚度2.0cm,肌层浸润深度>1/2肌层;b. 子宫底肿物浸润深度0.3cm/肌层厚度2.5cm,肌

层浸润深度 <1/2 肌层。⑥宫颈累及：子宫颈管可见癌，子宫颈未见癌。⑦子宫多发性平滑肌瘤；左卵巢黄素化滤泡囊肿，未见癌；右卵巢白体形成，未见癌；左输卵管未见癌；右输卵管未见癌。⑧切缘：阴道残端未见癌累及，左主韧带、左骶韧带、左圆韧带、右主韧带、右骶韧带、右圆韧带均未见癌累及。⑨淋巴管 - 血管侵犯：未证实。⑩淋巴结：腹主动脉旁右侧淋巴结 0/11，右侧盆腔淋巴结 0/15，左侧盆腔淋巴结 0/21，腹主动脉旁左侧淋巴结 0/2，左侧髂总淋巴结 0/3。⑪附加免疫组化（标记 2 个肿物）：ER（80%+），PR（90%+），CEA（–），Vimentin（+），P53（少量 +），WT-1（–）。子宫多发性中分化腺癌，符合子宫内膜样腺癌。结肠表面结节送检为腺癌结节。免疫组化：CK7（–），CK20（–），CDX2（少量 +），ER（+）。直肠子宫陷凹肿物送检为腺癌结节。大网膜未见癌。腹腔冲洗液未见明显异型肿瘤细胞。根据术后病理，明确诊断为子宫内膜癌（子宫内膜样腺癌，中分化，Ⅲa 期），有化疗指征。

2016 年 11 月 16 日行第 1 程 TC 方案化疗（紫杉醇 240mg 静脉滴注、第 1 天 + 卡铂 600mg 静脉滴注、第 1 次）。CA19-9 为 34.68U/ml，HE4 为 271.5pmol/L，CA125 为 90.77U/ml，CEA、AFP、CA15-3、神经元特异性烯醇化酶（NSE）、鳞癌相关抗原（SCC）无异常。

2016 年 12 月 7 日行第 2 周期 TC 方案化疗（紫杉醇 240mg+ 卡铂 600mg），CA125 为 57.68U/ml，HE4 未见异常。

2016 年 12 月 28 日行第 3 周期 TC 方案化疗（紫杉醇 210mg+ 卡铂 600mg），CEA、CA19-9、卵巢癌筛查二项（CA125 和 HE4）无异常。

2017 年 1 月 18 日行第 4 周期 TC 方案化疗（紫杉醇 240mg+ 卡铂 600mg），CEA、CA19-9、卵巢癌筛查二项无异常。

2017 年 2 月 8 日行第 5 周期 TC 方案化疗（紫杉醇 240mg+ 卡铂 600mg），卵巢癌筛查二项、CEA、CA19-9 无异常。

2017 年 3 月 1 日行第 6 周期 TC 方案化疗（紫杉醇 240mg+ 卡铂 600mg），卵巢癌筛查二项无异常。“子宫内膜癌术后”复查，对比 2016 年 11 月 21 日片，胸腹及女性盆腔 CT 平扫 + 增强示：①子宫内膜癌术后改变，阴道残端毛糙，局部未见明确肿块；左侧髂窝囊性病灶，考虑淋巴囊肿，体积较前明显缩小；盆腔少量积液，较前增多。②肝、胆、脾、胰未见明显异常。③左肺上叶尖后段小结节，建议随访复查。④左肺尖少许纤维灶，右肺中叶少许慢性炎症。

2017 年 5 月 26 日疗效评价为完全缓解（CR），进入随诊复查：卵巢癌筛查二项、CEA、AFP、CA15-3、CA19-9、SCC 正常；NSE 17.94ng/ml；妇科彩超：子宫切除术后，盆腔未见明显肿块；阴道残端液基薄层细胞学检查（TCT）未见上皮内病变或恶性细胞；阴道残端人乳头瘤病毒（HPV）全阴性。

2017 年 8 月 25 日复查：CEA、AFP、CA19-9、CA15-3、NSE、SCC、卵巢癌

筛查二项未见明显异常；妇科彩超：子宫切除术后，盆腔未见明显肿块。心脏彩超：射血分数（EF）71%，左室壁增厚，二尖瓣、三尖瓣少量反流；腹部 + 泌尿系彩超：胆囊结石声像（大小约 11mm × 4mm）。肝、脾、胰未见明显异常。双肾、膀胱未见明显异常。乳腺彩超：右乳低回声结节，乳腺影像报告与数据系统（BI-RADS）3 类（考虑增生病灶可能），考虑双侧乳腺囊性增生声像；右侧腋窝乳腺样组织，考虑副乳腺。颈部淋巴结彩超：双侧颈部淋巴结可显示。甲状腺彩超：甲状腺内无回声结节，甲状腺影像报告与数据系统（TI-RADS）2 类（考虑胶质潴留囊肿）。

2017 年 12 月 1 日我院复查：卵巢癌筛查二项、AFP、CEA、CA15-3、CA19-9、SCC、NSE 正常；心脏彩超：左室壁增厚，二尖瓣少量反流，三尖瓣少量反流（EF 81%）。经阴道彩超：子宫切除术后，盆腔未见明显肿块。腹部 + 泌尿系彩超：胆囊结石声像（大小约 10mm × 4mm），肝、脾、胰未见明显异常，双肾、膀胱未见明显异常。

2018 年 3 月 5 日我院复查：CEA、AFP、CA15-3、CA19-9、NSE、SCC、卵巢癌筛查二项无明显异常。CA125、HE4、CA19-9 变化情况见图 1-4。

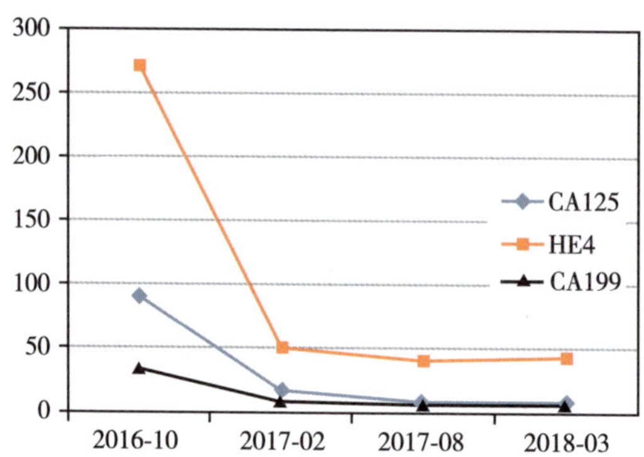

图 1-4 CA125、HE4、CA19-9 变化情况

"子宫内膜癌术后化疗后"复查，对比 2017 年 2 月 28 日盆腔 CT 片，盆腔增强 CT 示：①子宫内膜癌术后改变，术区未见明确复发征象；左侧盆壁髂外血管旁新见一肿大淋巴结（大小约 2.2cm × 1.3cm），未除外转移，请结合临床。②原左侧髂窝小囊性病灶现未见明确显示；原盆腔少量积液已吸收。（图 1-5）

"子宫内膜癌术后化疗后"复查，对比 2016 年 10 月 28 日—2017 年 2 月 28 日盆腔 CT 片，PET-CT 示：①子宫及双侧附件切除术后，术区未见明确复发征象；左侧盆壁（左侧髂外血管内侧）轻度增大淋巴结（大小约 1.8cm × 1.5cm），代谢明显增高，考虑淋巴结转移。②胆囊小结石。③右侧髂骨近骶髂关节面下局部骨质改变，考虑致密性骨炎。④余全身未见明确异常高代谢病灶。（图 1-6）

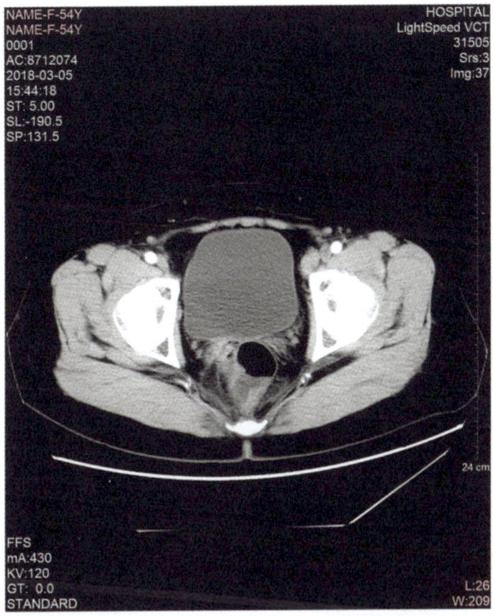

图 1-5　2018 年 3 月 5 日盆腔增强 CT

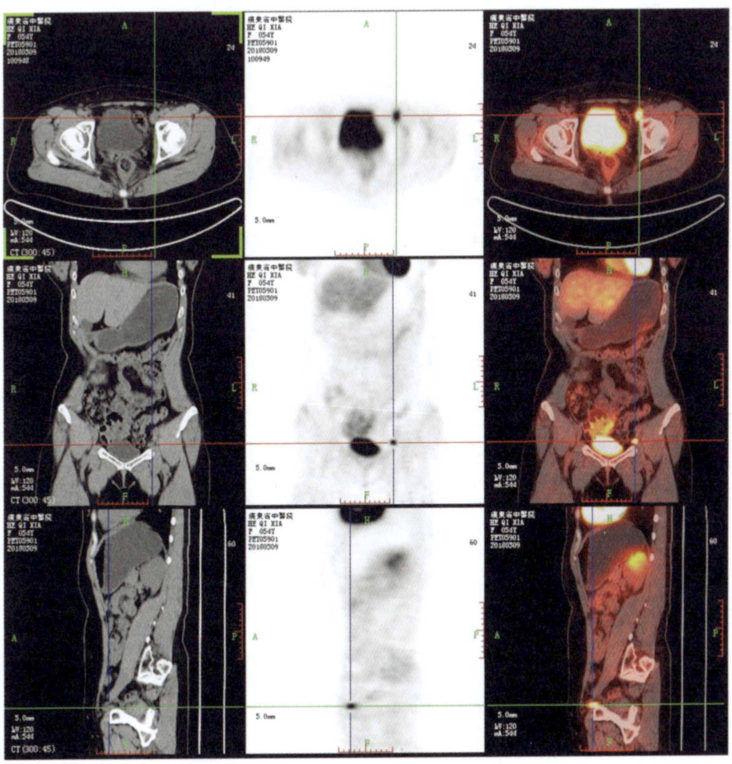

图 1-6　2018 年 3 月 5 日 PET-CT

［**其他情况**］高血压病史，现口服苯磺酸氨氯地平（络活喜）5mg，每日1次，平时未规律监测血压。2017年8月25日我院检查有胆囊结石、乳腺腺病、甲状腺结节，其余无特殊病史。否认药物、食物及皮肤接触物过敏史。

个人史、家族史均无特殊。

［**体格检查情况**］①全身浅表淋巴结未及肿大。心肺未及异常。脐上2cm、双少腹及双侧平脐水平旁开5cm左右各可见一横行长约0.5~1cm手术瘢痕，腹平软，无明显压痛及反跳痛。②妇科检查（三合诊）：外阴正常，阴道通畅，阴道分泌物少，阴道残端愈合良好，盆腔空虚，未扪及明显包块。直肠指检直肠黏膜光滑，未及肿物，指套无血染。

［**目前诊断**］①盆腔肿物性质待查（子宫内膜癌转移病灶？）；②子宫内膜恶性肿瘤，腺癌（Ⅲa期，中分化，术后化疗后）；③高血压2级（中危组）；④胆囊结石；⑤甲状腺结节；⑥乳腺腺病；⑦致密性骨炎。

【MDT记录】（2018年3月13日）

该患者诊断为子宫内膜样腺癌Ⅲa期，中分化，术后化疗后，目前盆腔CT平扫+增强及全身PET-CT检查结果均考虑淋巴结转移可能，但患者肿瘤标志物水平并未升高，是否为转移病灶？下一步如何处理？故启动MDT。

［**讨论提纲**］

（1）该病例的影像检查特点解读。

（2）该患者下一步的处理。

［**具体讨论内容**］

（1）影像科刘玉品主任医师：结合目前患者影像学特征来看，子宫及双侧附件缺如，阴道残端未见明确占位征象，盆底筋膜增厚。原左侧髂窝类圆形低密度灶现未见明确显示。左侧盆壁（髂外血管旁）见一增大淋巴结，大小约2.2cm×1.3cm，增强扫描不均匀强化。余腹膜后未见肿大淋巴结。盆腔未见积液征。膀胱充盈良好，膀胱壁光滑、无明显增厚，膀胱内未见异常密度。所见骨盆各骨未见骨质破坏征象。PET-CT提示左侧髂外血管内侧轻度增大淋巴结，代谢明显增高，结合患者本次盆腔CT平扫+增强及患者PET-CT，左侧盆壁髂外血管旁淋巴结转移征象较明确。

（2）腹部外科黄有星副主任医师：根据患者目前盆腔增强CT及PET-CT等结果，目前淋巴结转移未除外，病灶孤立，可切除，可考虑行腹腔镜下的探查术，以明确病理诊断。

（3）放疗科李工主任医师：患者目前情况较稳定，2016年、2017年NCCN对于内膜癌Ⅲ期的术后补充治疗是全身治疗和/或外照射放疗加减阴道近距离放疗，对于孤立病灶并且是腺癌，放疗敏感性不如鳞癌，但前提是需要病理证实；如探查术后证实为孤立病灶复发转移，可考虑术后12周以内予以放疗，或术后予以同期放化疗，且应与患者及其家属及时沟通，晚期肿瘤复发预后可能不良等情况。

（4）肿瘤内科柴小姝主任医师：结合患者情况，考虑目前肿瘤孤立，以手术切除为主，根据术后结果及其他各方面情况，密切观察患者病情，术后根据情况补充化疗。

（5）妇科肿瘤专科肖静主任医师：结合患者初治晚期肿瘤，治疗结束 1^+ 年，肿瘤标志物水平未升高，但影像学检查高度怀疑复发，需要尽快明确诊断，髂血管旁小肿物穿刺风险高，考虑病灶位于左侧髂外血管旁，孤立，与周围组织界限尚清晰，故选择腹腔镜探查，切除病灶送病理明确诊断，若为复发转移，则考虑术后进一步辅助局部或全身治疗；若探查术后病理结果未提示肿瘤复发，则考虑随访观察。

［**MDT 意见**］患者目前诊断为子宫内膜样腺癌（Ⅲa 期，中分化，术后化疗后），考虑子宫内膜癌左侧髂外血管旁转移病灶不除外转移可能，予以行腹腔镜探查术，祛除病灶，明确病理诊断，术后根据病理结果及术中情况再考虑进一步放化疗等治疗方案。

【病例追踪】

排除禁忌证后，2018 年 3 月 14 日行腹腔镜探查术，术中腹腔镜下见：肠管与阴道残端及左侧髂血管粘连。分离粘连后循髂外血管远端见其内侧有大小约 2cm × 1.8cm 肿物，外侧、下侧与血管、左侧闭孔神经远端致密粘连。分解盆腔粘连，紧贴左髂外静脉内侧锐性分离肿物，见肿物向腹股沟管深部生长。避开神经血管，小心逐步分离，完整切除置入取物袋中取出，术程顺利。

［**术后病理诊断**］（左髂窝肿物）触及淋巴结 5 枚，均未见癌转移。患者于 2018 年 3 月 22 日出院。

［**出院后随访**］患者出院后每 3~6 个月复查 1 次（2018 年 6 月、2018 年 9 月、2018 年 12 月、2019 年 3 月、2019 年 6 月、2019 年 9 月、2019 年 12 月、2020 年 6 月、2020 年 11 月、2021 年 7 月、2021 年 12 月），至 2022 年 6 月规律复查，肿瘤标志物均正常，影像学未见肿物复发转移征象。

【总结及思考】

［**病例特点**］

（1）患者因“子宫内膜中分化腺癌Ⅲa 期术后化疗后 12 个月，发现盆腔肿物 2 天”入院。

（2）体格检查：全身浅表淋巴结未及明显肿大。妇科检查：外阴正常，阴道通畅，阴道残端愈合良好，盆腔空虚，未扪及明显肿物。三合诊：直肠黏膜光滑，指套退检无血染。

（3）实验室检查提示卵巢癌筛查二项、CEA、AFP、CA15-3、CA19-9、

SCC、NSE 均未见明显异常。

（4）影像学检查盆腔增强 CT 提示左侧盆壁髂外血管旁新见一肿大淋巴结，未除外转移。PET-CT 提示左侧盆壁（左侧髂外血管内侧）轻度增大淋巴结，代谢明显增高，考虑淋巴结转移。

［**总结与思考**］

1. **子宫内膜癌患者的规范治疗**　子宫内膜癌在中国居女性生殖系统恶性肿瘤的第 2 位，在发达国家居首位。据 2019 年国家癌症中心统计，中国子宫内膜癌发病率为 10.28/10 万，死亡率为 1.9/10 万。相关危险因素包括持续雌激素暴露、代谢异常（如肥胖、糖尿病）、初潮早、未育、绝经延迟、携带子宫内膜癌遗传易感基因，如林奇综合征（Lynch syndrome）以及高龄等。约 70% 的子宫内膜癌诊断时肿瘤局限于子宫体，属临床早期，预后较好。子宫内膜癌的主要治疗手段为手术和放化疗。近年来，随着临床研究的开展，靶向治疗和免疫治疗也在晚期和复发转移的子宫内膜癌中显示出良好的疗效。此外，基因检测的广泛应用，不仅为林奇综合征等遗传性子宫内膜癌的诊断提供依据，更为子宫内膜癌的分子分型和靶向药物的选择提供指引。国内学者在对《2020 ESGO-ESTRO-ESP 子宫内膜癌患者管理指南》解读中指出，建议采用包括 3 种 MMR 蛋白（PMS2、MSH6 和 P53）免疫组化检测，同时行分子检测进行分子分型；认为分子分型对高级别和 / 或高危组子宫内膜癌患者的辅助治疗具有指导意义。临床医师需要综合分析患者的临床、病理学、分子特征等因素，在规范诊疗的基础上为患者制订个体化的治疗措施。

2. **子宫内膜癌患者的随访、复发特点及评估依据**　子宫内膜癌早期及局部复发大多可以治愈，通过治疗后的定期随访，尽早发现复发，可以改善临床结果，减少不必要的检查或检验。可以节约成本，提高经济效益。研究显示，与有症状复发患者相比，无症状复发患者的 3 年生存率显著性提高。因此，重视子宫内膜癌患者治疗后的随访，根据危险因素进行分层随访，制订最优的个性化方案，早期发现、早期治疗复发对于患者的预后很重要。

目前，对于子宫内膜癌治疗后随访项目主要包括症状评估、体格检查、细胞学检查、肿瘤标志物、影像学检查等。症状多为复发的重要表现，在随访中症状评估占据重要作用。国外很多学者通过多项研究表明，子宫内膜癌的复发多为有症状复发。体格检查也是评估复发的重要手段，它具有简单易行的特点。每次随访时检查有无肿大淋巴结以及进行妇科检查，包括阴道扩张器检查、双合诊、三合诊检查都是非常必要的。细胞学检查对评估子宫内膜癌复发转移的意义不大，目前临床上不作常规随访项目。而对于肿瘤标志物的评估而言，众多研究显示，复发的子宫内膜癌患者的血清 CA125 水平高于非复发患者，因此血清 CA125 可以用于检测复发，有学者认为不同肿瘤生长模式 CA125 水平不同，最初诊断时较高的 CA125 浓度可能与原发肿瘤的乳头状生长模式以及疾病高复发相关。但目前仍存在争议。人附睾蛋白 4（HE4）是较 CA125 更好的预测指标。有研究表明，血清 HE4 监测到复发时间比临床确诊要早。随访期间，血清 HE4 水平较高患者的复发风险明显高于血清 HE4 水平较低患者。因此，HE4 不仅有检测复发的潜能，能比临床更早地检测复发，还有预测复发和预后的作用。而 CA125 与 HE4 联合监测复发性能更佳。研究者发现，CA125 与 HE4 两种生物标志物的联合使用检测复发的灵敏度及特异度效能更高，但仍需要更多的研究去证实。在影像学检查方面，CT、MRI、PET-CT 等都是对子宫内膜癌复发转移评估较为有效的检查手段。CT 具有较高的空间分辨力，可以用于检测盆腹腔淋巴结的复发或者肺复发。但也有学者研究认为，通过 CT 检测复发率不是特别高，且成本较高，因此不推荐 CT 为常规随访方法。MRI 是评估复发的一种重要手段。MRI 有较好的软组织的分辨率，清晰显示盆腹腔的解剖，不仅在可疑复发时可以通过 MRI 进行进一步评估，确定局部复发程度，帮助指导制订下一步的最佳治疗方案，而且对于复发预测有一定的作用。PET-CT 相比 CT 有更好的诊断性能及更好地区别局部复发或治疗后的纤维化，但其有更大的电离辐射。而 PET/MRI 结合则既可以取 PET 对代谢功能的反映作用又可以结合 MRI 较高的软组织分辨率、空间分辨率及解剖关系反映能力，具有更高的安全性及更少的伪影，对子宫内膜癌复发有更高的检出率、灵敏度和特异度，并且可以区分局部复发及远处复发。经阴道高频超声检查能够利用阴道探头直接接触被检查器官，减少了体形肥胖、肠腔气体和膀胱多重反射的干扰，在早期评估子宫内膜癌肌层浸润深度方面显示出了一定的价值。彩色多普勒在评估淋巴结性质方面的作用需引起重视。

癌症治疗强调个体化，同样在随访中也不可忽视。根据不同复发风险采取不同随访方案，即个体化随访，可以在不降低生存结局的基础上降低患者经济负担，这对节约医疗资源有一定意义。

［**启示**］子宫内膜癌治疗后复发患者，通常以系统治疗为主，需要综合考虑复发的部位、病灶数量、既往是否接受过放疗、相关分子指标等情况，由 MDT 会诊讨论制订治疗方案。本例患者影像学检查高度倾向为左髂血管旁出现的肿大淋巴结，未排除子宫内膜癌孤立病灶复发转移可能。但患者临床专科检查未见明显阳性发现，肿瘤标志物未见明显异常。原则上对复发转移孤立病灶可考虑手术切除和 / 或外照射，联合系统治疗。但难点是如何充分评估其为复发。大的专科医院比较重视病理证实，但有的地方受限于手术设备及技能等方面，可能对影像学依赖更大，更容易根据影像学来判定复发后给予后续放化疗。该病例虽影像学高度怀疑为孤立病灶复发转移，但经 MDT

联合会诊，制订个体化方案，考虑先行手术切除病灶取得病理，术后再根据病理行相应系统治疗，充分重视对肿瘤患者治疗后并发症、心理健康问题、社会需求等方面的帮助，将经济效益考虑到治疗方案中，形成个性化方案，后经术后病理证实影像学所见高度转移病灶，(左髂窝肿物)触及淋巴结5枚，均未见癌转移。患者后续规律随访，均未见肿物复发转移征象。由此病例我们从中得到启示：①临床上在评估是否为肿瘤的复发上，需从症状、查体、辅助检查等方面综合进行评估，制订个体化的治疗方案，不可仅凭肿瘤标志物水平升高或影像学发现可疑复发病灶就进行系统治疗，或是反复有症状影像学找不到病灶就不密切追踪。②反观该患者病情，MDT 当时并未有分子分型提出，本病例为高级别子宫内膜癌患者，是否考虑与分子分型相关，分子分型对推测预后和指导治疗两个方面起主要作用，但在指导治疗方面，目前与分子分型相关的治疗推荐远远不能满足临床所需，仅在低危组和中危组有相关推荐，还需要积极开展更多的临床试验。所以这也是值得我们反思的问题。综上所述，在综合分析患者的临床、病理学、分子特征等因素的前提下为患者制订个体化的治疗措施，对于肿瘤患者的治疗务必要客观严谨，即使是个体化治疗也要有所依据。

（董燕　孙艳梅）

参考文献

1. Jeppesen MM, Mogensen O, Hansen DG, et al. Detectionof recurrence in early stage endometrial cancer-the role of symptoms and routine follow-up[J]. Acta Oncol, 2017, 56(2): 262-269.
2. Salani R, Khanna N, Frimer M, et al. An update on post-treatment surveillance and diagnosis of recurrence in women with gynecologic malignancies: Society of Gyne-cologic Oncology (SGO) recommendations[J]. Gynecol Oncol, 2017, 146(1): 3-10.
3. Simsek SY, Serbetcioglu G, Alemdaroglu S, et al. Clinico-pathologic characteristics of recurrent endometrioid en-dometrial cancer patients and analysis of methods used durıing surveillance[J]. J Gynecol Obstet Hum Reprod, 2019, 48(7): 473-477.
4. Lubrano A, Benito V, Pinar B, et al. Efficacy of endome-trial cancer follow-up protocols: time to change? [J]. RevBras Ginecol Obstet, 2021, 43(1): 41-45.
5. Ayrk Aydrn H, Erdog an G, Pestereli HE, et al. Role of less commonly agreed risk factors on disease recurrence in en-dometrial cancer: a propensity scorematched comparison[J]. Turk J Obstet Gynecol, 2019, 16(1): 55-62.
6. Abbink K, Zusterzeel PL, Geurts-Moespot AJ, et al. HE4 is superior to CA125 in the detection of recurrent disease in high-risk endometrial cancer patients[J]. Tumour Biol,

2018，40(2)：1-10.

7. Quan Q，Liao Q，Yin W，et al. Serum HE4 and CA125 combined to predict and monitor recurrence of type Ⅱ endometrial carcinoma[J]. Sci Rep，2021，11(1)：1-8.
8. Hunn J，Tenney ME，Tergas AI，et al. Patterns and utility of routine surveillance in high grade endometrial cancer[J]. Gynecol Oncol，2015，137(3)：485-489.
9. 彭许梅，李士建，李飒，等.经阴道高频超声在术前评估子宫内膜癌分期及淋巴结转移的诊断价值[J].肿瘤影像学，2021，30(1)：36-41.
10. 程傲霜，李晶，林仲秋.《2020 ESGO-ESTRO-ESP 子宫内膜癌患者管理指南》解读[J].中国实用妇科与产科杂志，2021，37(3)：336-341.

第二节　宫　颈　癌

一、ⅣB 期宫颈癌复发后综合治疗 1 例

【病例介绍】

何某，女，54 岁。住院号 6085××698。入院时间：2020 年 9 月 21 日。

［主诉］宫颈乳头状鳞状细胞癌ⅣB 期根治性放化疗后 20 天。

［诊疗过程］2019 年 5 月因尿频、尿不尽于我院泌尿外科住院，SCC 27.6ng/ml，完善盆腔 MRI 增强、PET-CT(图 1-7)检查，提示子宫颈部占位(最大径线为 3.7cm)，考虑宫颈癌，肿瘤累及子宫体、阴道中下段、直肠前壁、膀胱后壁及尿道近内口处管壁，双侧髂总(外)血管旁、双侧腹股沟区、(约平 L_{2-4} 椎体)腹膜后间隙、纵隔(4R、7 区)多个增大淋巴结转移，S_4、S_3 椎体右侧份局部骨转移可能性大。

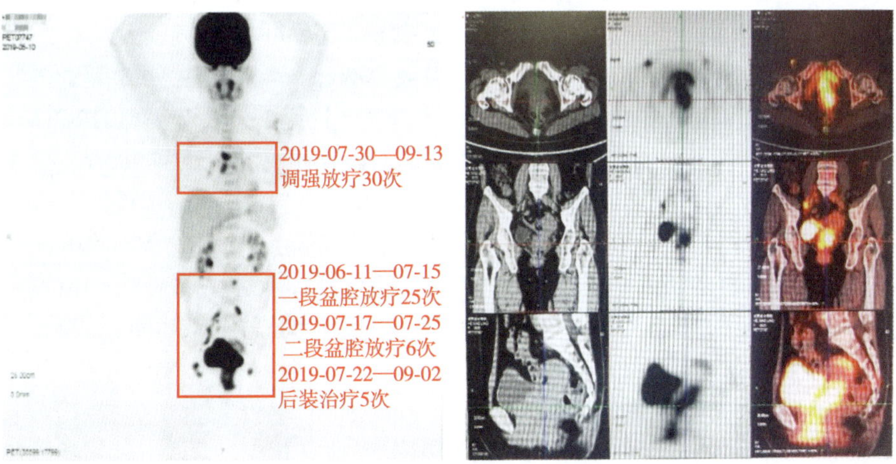

图 1-7　2019 年 PET-CT(初治)

2019年5月6日行膀胱活检+宫颈活检术，术中见：尿道外口水肿僵硬并狭窄，尿道5—7点位黏膜僵硬，尿道内口5—7点位肿物，表面组织脆，触及易出血，余膀胱各壁黏膜光滑，可见少许小梁，输尿管口清晰可见。阴道明显狭窄窥器无法暴露，触及阴道口5点位皮下硬性肿物，移动度差，大小约3cm×2cm，阴道镜见宫颈呈火山口状凹陷，黏膜糜烂，触及易出血，肿物大小约5cm×6cm，扪及双侧宫旁受累，肿物压迫直肠前壁。术后病理：（宫颈肿物）符合乳头状鳞状细胞癌。（膀胱颈肿物）符合高级别浸润性癌，考虑低分化鳞状细胞癌与高级别浸润性尿路上皮癌鉴别。免疫组化结果：P63（+），CK20（-），P53（10%+），Ki67（75%+），GATA-3（+），P16（+）。明确诊断：宫颈乳头状鳞状细胞癌ⅣB期。

2019年5月16日行输尿管镜+双侧输尿管双J管置管术，后至放疗科行根治性放化疗。

2019年6月11日—7月15日完成一段盆腔放疗（PGTVnd1，2-1，2-2：6 000cGy/25次；PGTVnd3-1，4-1，4-2，5，6：6 000cGy/25次；PGTV-bladder：6 000cGy/25次；PGTV-S4：4 500cGy/25次；PCTV：4 500cGy/25次；控制直肠剂量，膀胱V45<50%，双侧股骨头膀胱共V45<50%）。其间于6月13日、7月4日行2程靶向治疗（具体方案：贝伐珠单抗300mg，静脉滴注，每3周1次）；6月13日、6月18日、6月27日、7月4日行4程同期化疗（具体方案：顺铂注射液40mg，静脉滴注，每周1次）。

2019年7月11日放疗科二次CT定位考虑盆腔淋巴结残留，7月17日—7月25日行二段盆腔放疗（PGTVnd1，2：1 080cGy/6次；PGTVnd3-1，4-1，4-11，4-2：1 260cGy/6次；控制直肠、双侧股骨头剂量）。其间于7月19日行第5程同期化疗及第3程靶向治疗（具体方案：顺铂注射液40mg，静脉滴注，每周1次；贝伐珠单抗注射液300mg，静脉滴注，每3周1次）。7月25日行靶向治疗（具体方案：贝伐珠单抗注射液300mg，静脉滴注，每3周1次），7月22日、8月5日、8月19日、8月26日、9月2日行5次后装治疗［HRCTVG（4.5+3.5）Z（4+3.5）6针，肿瘤区（GTV）600cGy，控制直肠$2cm^3$<430cGy，膀胱$2cm^3$<600cGy］。

2019年7月30日—9月13日针对纵隔淋巴结转移灶行调强放疗（GTVnd4R：60Gy/30次；控制脊髓剂量40Gy、双肺V20<25%，双肺平均剂量<13Gy）。8月15日、9月5日行靶向治疗（具体方案：贝伐珠单抗注射液300mg，静脉滴注，每3周1次，体重45kg），8月22日、9月5日行同期化疗（具体方案：顺铂注射液40mg，静脉滴注，每周1次）。

2019年9月25日—9月27日行第1程补充化疗，具体方案：紫杉醇150mg、第1天+顺铂30mg、第1~3天，复查MRI平扫+增强提示宫颈病灶较前明显缩小(范围约 1cm×0.8cm×1.9cm);10 月 12 日复查 SCC 下降至正常(0.6ng/ml)。因Ⅳ度骨髓抑制(血红蛋白 54g/L,血小板计数 61×10^9/L)至放疗科输血治疗,后于 2019 年 11 月—2020 年 4 月改用卡培他滨片化疗(1.5g,口服,每日 2 次,第 1~14 天)。其间未监测 SCC。

2020 年 5 月 11 日复查 SCC 2mg/ml,5 月 13 日复查 PET-CT(图 1-8)提示原发肿瘤病灶活性基本完全受抑制改变,仅 4R 区淋巴结少许肿瘤活性残存,右侧锁骨上区新增稍增大淋巴结影,代谢轻度增高,需注意淋巴结转移。5 月 22 日—24 日行靶向治疗+化疗(具体方案:贝伐珠单抗 400mg 静脉滴注、第 1 天+紫杉醇 180mg 静脉滴注、第 1 天+顺铂 30mg 静脉滴注、第 1~3 天)。7 月 21 日—9 月 1 日行右侧锁骨上区淋巴结放疗(60Gy/30 次),其间于 7 月 30 日、8 月 6 日、8 月 13 日行化疗(具体方案:顺铂 40mg,每周 1 次),8 月 10 日查 SCC 1.6mg/ml。现放疗结束。患者为求进一步诊治,于 2020 年 9 月 21 日入住我科。

[**入院查体**] T 36.6℃,P 90 次 /min,R 18 次 /min,BP 115/76mmHg,BMI 20.4,PS 评分 1 分。

专科检查:全身浅表淋巴结未及肿大,心肺听诊未及明显异常。全腹平软,无压痛,无反跳痛,妇科检查:外阴萎缩,右侧大阴唇近会阴处稍有红肿,右侧小阴唇下段见坏死组织约 3cm×2cm,创面苍白,无出血,触痛明显,阴道粘连缩窄,无法探入。肛腹诊:宫颈未触及明显结节,宫旁软,直肠黏膜光滑,指套退出无血染。

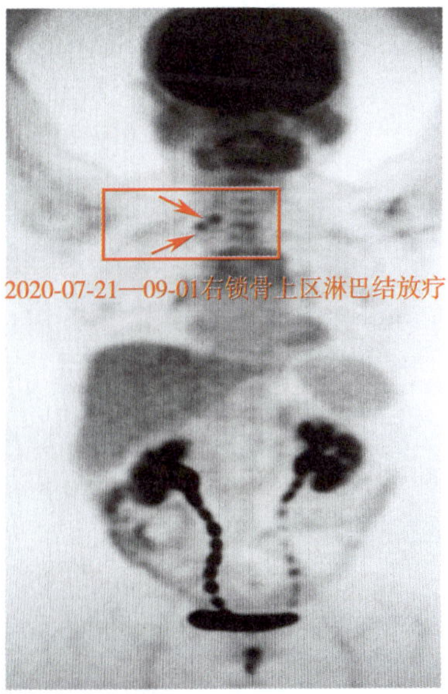

图 1-8　2020 年 5 月 PET-CT
(右锁骨上区淋巴结)

[**既往史及月经婚育史**] 否认糖尿病、冠心病、高血压等内科病史;否认肝炎、结核等传染病史;否认其他手术室及重大外伤、输血史。既往月经规律,49 岁自然绝经,已婚育,G2P0A2。

[**家族史**] 父亲喉癌病史,已逝世。

[**入院后情况**] 2020 年 9 月 21 日肿瘤标志物 SCC 1.1ng/ml。

2020 年 9 月 21 日妇科彩超:子宫萎缩,宫腔少量积液,宫颈大小约 18mm×14mm×16mm,见点状血流信号。

2020 年 9 月 23 日 PET-CT(图 1-9),结合本院系列 CT、MRI 增强(2019 年 7 月 16 日、2020 年 9 月 22 日);本次腹部增强 CT+ 计算机体层成像尿路造影

(CTU)及 PET-CT：①子宫颈较前新发小结节状中度高代谢灶(直径约 1cm)，增强呈轻度强化改变，需注意肿瘤复发可能；建议密切随诊复查。②阴道走行区小团片状高代谢灶，请结合妇科专科检查。③原右侧锁骨上、下区轻度增大淋巴结较前消失。④上纵隔 4R 区轻度增大淋巴结且代谢略增高，基本同前，建议密切随诊。⑤C_7~T_6、腰骶椎骨骼代谢减低、盆腔脂肪间隙模糊欠清，考虑放疗后改变。⑥双侧尿路 J 管留置；CTU 示双侧输尿管下段未见明确受侵犯征象。⑦左肺上叶下舌段少量纤维灶，基本同前。⑧余全身未见明确异常高代谢病灶。

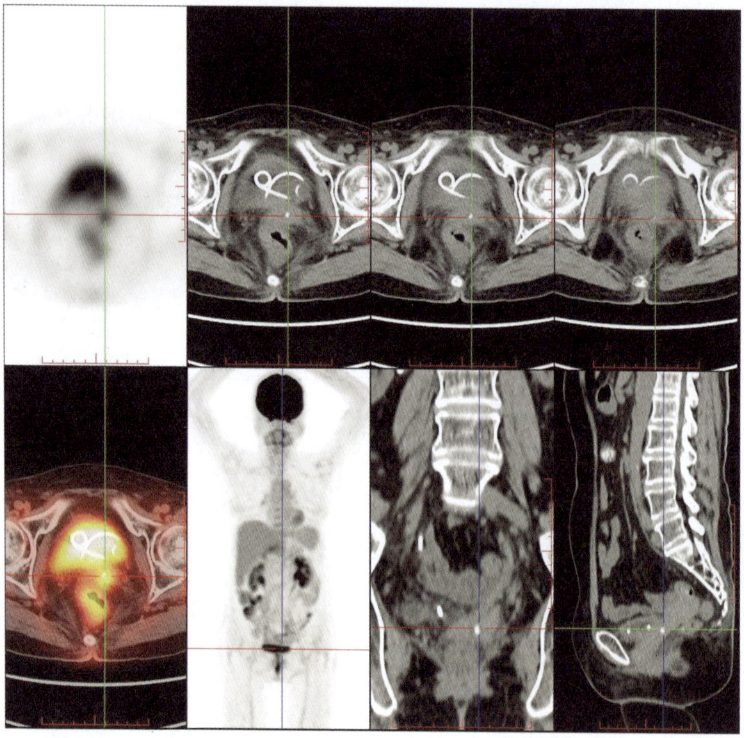

图 1-9 2020 年 9 月 PET-CT(首次复发)

[**目前诊断**] ①恶性肿瘤维持性化疗；②宫颈乳头状鳞状细胞癌($cT_{3b}N_1M_1$，FIGO 分期ⅣB 期，放化疗后)；③锁骨上、下淋巴结继发恶性肿瘤(右侧)；④纵隔淋巴结继发恶性肿瘤(放疗后)；⑤外阴溃疡(右侧，放化疗后)；⑥手术史(双侧输尿管支架置入术)

【**MDT 记录**】(2020 年 9 月 28 日)

患者本次入院考虑复发宫颈癌，既往骨髓抑制严重，下一步治疗方案该如何选择？予组织 MDT。

［**讨论提纲**］

（1）该例患者的影像学病灶范围解读。

（2）复发宫颈癌治疗方案的选择：手术治疗？再次放化疗？化疗＋靶向治疗？

［**具体讨论内容**］

（1）核医学科张继武副主任医师：根据患者末次PET-CT结果，患者原右侧锁骨上、下区轻度增大淋巴结较前消失，骨转移病灶控制，上纵隔4R区轻度增大淋巴结且代谢略增高，基本同前，子宫颈较前新发小结节状中度高代谢灶，增强呈轻度强化改变，考虑肿瘤复发可能性大，阴道走行区小团片状高代谢灶，需结合妇科检查鉴别炎症改变。

（2）放疗科高蕾主任医师：患者为宫颈鳞状细胞癌ⅣB期，2019年6月开始在我科行根治性放化疗治疗，其中放疗剂量已足量，根据患者情况，不建议补充放疗治疗。考虑患者行根治性放化疗后年余，宫颈局部组织纤维化期，血运差，若行姑息性切除子宫手术，建议充分与患者及家属告知术后术口愈合不良可能，术后需加强营养促进手术切口恢复。建议宫颈局部活检，明确病理诊断，建议继续化疗＋靶向治疗。

（3）基因联合实验室刘晗主治医师：患者为宫颈癌患者，主要与高危HPV感染有关，其父亲喉癌多与EB病毒感染有关，与基因关系相对不大。结合患者病情，可行泛癌组织688基因检测＋程序性死亡受体配体1（PD-L1）免疫组化检查帮助后续治疗。

（4）麻醉科黄小玲主治医师：根据患者目前检查，心功能尚可，可耐受手术，各项检验指标未见明显手术绝对禁忌，建议完善双下肢静脉彩超评估血栓情况。

（5）肿瘤内科张力文副主任医师：患者为晚期宫颈癌患者，经放化疗后患者一般情况可，肿瘤活性明显下降。建议行局部活检进一步明确病理诊断，手术对取得病灶组织有一定价值，可进行PD-L1、错配修复（MMR）、微卫星不稳定性（MSI）检测，评估是否适合行程序性死亡受体1（PD-1）抑制剂免疫治疗。根据治疗经过，患者对化疗不耐受，骨髓抑制明显，而免疫治疗基本可避免此并发症，且免疫治疗多不限肿瘤类型，可考虑治疗。

（6）营养科何盈犀主治医师：经询问患者进食情况，患者近期进食营养结构不佳，蛋白摄入较低，营养质量不高，营养干预是有必要的。建议早晨加牛奶鸡蛋，午餐高蛋白摄入，如肉类，但需考虑患者肾功能肌酐稍高，注意蛋白摄入，密切观察肾功能变化。术后可根据患者进食补充瑞能［肠内营养乳剂（TPF-T）］1瓶，每日2次。

（7）腹部外科黄有星副主任医师：根据目前辅助检查结果，目前子宫颈病灶考虑肿瘤复发可能，外科可手术协作，手术需与家属充分沟通及讲明手术风险大，预后差。

（8）妇科肿瘤专科肖静主任医师：患者诊断宫颈乳头状鳞状细胞癌[$cT_{3b}N_1M_1$，FIGO 分期ⅣB 期（纵隔淋巴结转移、骶椎转移），同步放化疗后]。根据患者妇科检查情况及 PET-CT 结果，子宫颈局部肿瘤复发可能，妇科检查宫旁组织尚有弹性，综合上述专家的意见，建议取得复发病灶组织进一步病理检查及基因检测，如 PD-L1、MMR、MSI 等，拟行姑息性全子宫 + 双附件切除手术，注意做好术前相关的准备，术前与患者及家属详细沟通病情，如术后伤口愈合不良，告知手术相关风险及并发症可能，做好相关知情同意并签署文书，术中探查必要时请外科上台协助手术，做好相关的术前准备。

【病例追踪】

2020 年 9 月 29 日行开腹探查术，术中见：肝膈表面、网膜、肠管、腹膜均光滑，未见明显增生物，盆腔腹膜后淋巴结未及明显增大；子宫萎缩，子宫后壁与肠管疏松粘连，双侧附件与侧盆壁、子宫后壁、肠管表面广泛疏松粘连，双侧宫旁增厚，膀胱腹膜反折与子宫前壁致密粘连，双侧髂血管及输尿管周围组织僵硬，呈放疗后改变。遂行姑息性全子宫 + 双附件切除手术 + 盆腔粘连松解术 + 肠粘连松解术。

[**术后病理**]（全子宫 + 双附件）宫颈萎缩，仅见小灶（直径约 1.5mm）鳞状细胞癌残留，位于约 4 点位宫颈壁内，深度接近 1/2 位置，未见脉管内癌栓，切缘阴性；另见萎缩性子宫内膜，平滑肌瘤；双侧输卵管慢性炎，卵巢白体形成。免疫组化结果：细胞角蛋白（CK）（少数 +），CD31（－），D2-40（－）。

经抗感染、营养支持等处理后，于 2020 年 10 月 12 日出院。

[**出院后随访**] 2021 年 1 月 8 日复查 SCC 4.20ng/ml，妇科检查提示阴道侧壁粗糙、呈颗粒状改变，右侧宫旁组织质硬，PET-CT 提示阴道残端未见异常高代谢灶，阴道中上段团片状高代谢灶，考虑炎性改变，建议活检病理或密切随诊，右上纵隔（2R 区）新发轻度增大淋巴结转移可能（较大者直径约 0.6cm）。考虑肿瘤复发，综合妇科肿瘤专家梁立治会诊意见、患方意愿，于 2021 年 1 月 25 日—2021 年 2 月 1 日行伊立替康 + 洛铂化疗（具体方案：伊立替康 80mg+ 洛铂 50mg，第 1 天，静脉滴注 + 伊立替康 100mg，第 8 天，静脉滴注）。

2021 年 2 月 8 日因化疗后Ⅳ度骨髓抑制伴发热住院，三系均低，予抗感染、升白细胞、升血小板、输血等处理后指标回升，动态复查炎性指标持续升高，反复发热，中段尿细菌培养出白念珠菌，考虑全身炎症反应综合征、泌尿道感染，经药学部会诊，根据药敏结果予以药物足疗程抗感染治疗，静脉滴注免疫球蛋白、白蛋白加强免疫力，配合中医药治疗后恢复出院。

2021 年 3 月 30 日查 SCC 5.40ng/ml，妇科检查提示阴道残端赘生物，因既往化疗过程中反复出现严重化疗毒副反应，告知患方可选择治疗方案包括更改方案继续化疗，或参加临床试验，或免疫治疗，告知各方案利弊，患方经慎重考虑后选择免疫治疗，取阴道残端肿物行 PD-L1 检测，排除禁忌证后于 2021 年 4 月 2 日行免疫治疗（具体方案：信迪利单抗注射液 200mg，静脉滴注，每日 1 次），过程顺利，后患者出现肺部感染，足疗程抗感染后出院。

2021 年 4 月 22 日查 SCC 6.2ng/ml，PD-L1 检测按宫颈癌综合阳性评分（CPS）≥1 的标准判定为阳性，肿瘤细胞阳性比例分数（TPS）<1%，CPS 20，拟行免疫治疗，复查胸部增强 CT 提示双肺新发斑片、小结节病灶（较大者位于右肺下叶，直径约 0.4cm），未除外转移瘤，纵隔（4R、7 区）多个小淋巴结影，大致同前。因患者反复发热、咳嗽，完善纤维支气管镜等检查，考虑合并肺部感染，予抗感染治疗后出院，未行免疫治疗。

2021 年 5 月 20 日至中山大学肿瘤防治中心行盆腔肿瘤粒子植入术。

2021 年 6 月 30 日于我院肿瘤内科住院，复查 SCC 3.3ng/ml，PET-CT（图 1-10）提示原阴道中上段团片状高代谢灶消失，原上纵隔 2R 区、右侧肺门区多个轻度增大淋巴结，以及原右肺多个小结节消失，腹膜后 L_2 水平新增稍大淋巴结影（大小约 0.8cm × 0.4cm），考虑肿瘤控制可。与患方沟通病情后，于 2021 年 7 月—2022 年 3 月共行 11 次全身免疫 + 靶向治疗可乐组合治疗

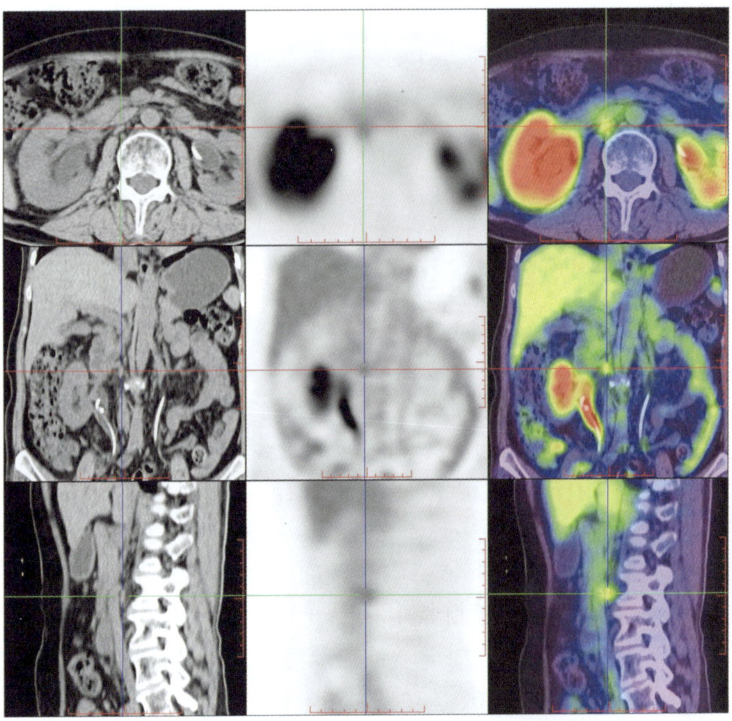

图 1-10　2021 年 6 月 PET-CT（二次复发）

（具体方案：帕博利珠单抗 200mg，静脉滴注，每 3 周 1 次 + 甲磺酸仑伐替尼胶囊 8mg，口服，每日 1 次），其间监测 SCC 最低 3.1ng/ml（2021 年 8 月 10 日），后动态复查逐渐升高至 6ng/ml（2022 年 3 月，见图 1-11）。

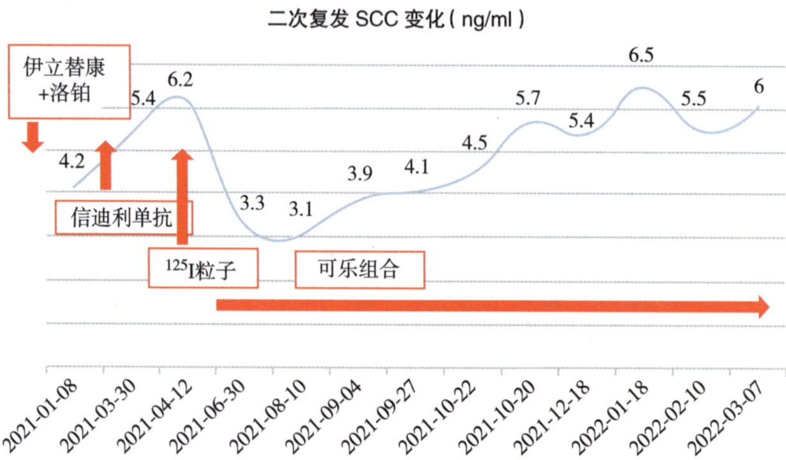

图 1-11　二次复发 SCC 变化

2022 年 3 月因阴道漏尿至外院就诊，尿路 CT 增强提示膀胱后壁 - 阴道瘘可能，全身 PET-CT 提示膀胱后壁与阴道残端窦道形成，未见异常高代谢癌灶及淋巴结，新增双肺斑片影及左肺上叶磨玻璃样小结节，考虑感染性疾病；于 3 月 28 日行膀胱镜检查 + 膀胱阴道瘘口组织活检术，术后病理提示送检物为少许纤维组织和炎性坏死组织；后于 4 月 8 日行机器人辅助腹腔回肠代膀胱术 + 肠吻合术 + 输尿管支架置入术 + 腹腔粘连松解术；后因阴道直肠瘘，于 5 月 10 日行横结肠造瘘术，5 月 27 日行双肾造瘘术，6 月 14 日行双侧输尿管软镜镜检 + 输尿管狭窄球囊扩张术 + 经皮肾镜输尿管支架置入术。治疗期间未监测 SCC、影像学变化。

2022 年 9 月返我院复查胸腹部 CT 增强提示：①宫颈癌术后，术区金属密度粒子影，局部结构欠清，大致同前；右下腹造口术后，造瘘肠管局部稍增厚；直肠局部管壁稍增厚，膀胱壁增厚，盆腔散在渗出灶，考虑放疗后改变。②双肺散在小结节影，较前增多，部分增大，考虑转移瘤可能；原双肺尖空洞病灶范围较前明显缩小；双下肺感染灶较前明显。③纵隔多发淋巴结影，较前增多，部分较前增大。④动脉期肝内新见多发斑片状强化影，考虑异常灌注。⑤双侧泌尿系双 J 管留置，上段位于双侧输尿管上段，下段位于小肠内，双侧肾盂、肾盏轻度扩张、积液，较前稍减轻。

2022 年 10 月于我院肿瘤内科住院，拟行下一程免疫治疗，入院后查 SCC

17ng/ml，胸腔及心包大量积液，因肿瘤终末期恶病质，肝肾衰竭、呼吸衰竭抢救无效过世。

【总结及思考】

［**病例特点**］

（1）绝经后女性，已婚育，宫颈乳头状鳞状细胞癌ⅣB 期根治性放化疗后 20 天。

（2）2019 年 6 月—2020 年 8 月行根治性放化疗：2019 年 6 月—9 月行盆腔放疗共 31 次，阴道后装治疗 5 次，调强放疗 30 次，同期行顺铂化疗 6 程，贝伐珠单抗靶向治疗 5 程；后行补充化疗期间，因Ⅳ度骨髓抑制，调整 TP 方案（紫杉醇与顺铂联合化疗方案）为二线药物卡培他滨；2020 年 5 月复查 PET-CT 考虑新发右锁骨上淋巴结转移，予 TP+ 靶向 + 右侧锁骨上区淋巴结放疗后，复查 SCC 转阴，临床疗效评估部分缓解（PR）。

（3）专科检查：全身浅表淋巴结未及肿大，心肺听诊未及明显异常。全腹平软，无压痛，无反跳痛，妇科检查：外阴萎缩，右侧大阴唇近会阴处稍有红肿，右侧小阴唇下段见坏死组织约 3cm × 2cm，创面苍白，无出血，触痛明显，阴道粘连缩窄，无法探入。肛腹诊：宫颈未触及明显结节，宫旁软，直肠黏膜光滑，指套退出无血染。

（4）辅助检查：2020 年 9 月 21 日肿瘤标志物 SCC 1.1ng/ml。2020 年 9 月 23 日 PET-CT（2019 年 5 月 10 日、2020 年 5 月 13 日），结合本院系列 CT、MRI 增强（2019 年 7 月 16 日、2020 年 9 月 22 日）；本次腹部增强 CT+CTU 及 PET-CT：①子宫颈较前新发小结节状中度高代谢灶（直径约 1cm），增强呈轻度强化改变，需注意肿瘤复发可能；建议密切随诊复查。②阴道走行区小团片状高代谢灶，请结合妇科专科检查。

［**诊断思路**］复发性子宫颈癌是指在初始手术和 / 或放化疗后，再次出现子宫颈、阴道等盆腔部位的肿瘤复发，淋巴结或远处转移。研究表明，根治性手术或放疗后的宫颈癌复发率 15%~61%。

本例患者初诊宫颈癌明确，病理证实病变侵犯膀胱，结合 PET-CT，依据宫颈癌 FIGO 分期（2018），诊断为ⅣB 期，首先，根据首次治疗方式的不同，宫颈癌复发分为术后复发、放（化）疗后复发，目前考虑根治性放化疗后宫颈癌复发，其次，需行全面影像学评估明确病变范围，判断复发部位类型（图 1-12），结合国际妇产科联盟（FIGO）指南及美国国立综合癌症网络（NCCN）指南，可选择影像学检查如下：

（1）盆腔 MRI 检查：对评估局部复发肿瘤大小、位置、宫旁及周围组织浸润诊断率高，但诊断淋巴结转移敏感度低。对于鉴别肿瘤复发与术后或放射引起局部组织纤维化有局限性。

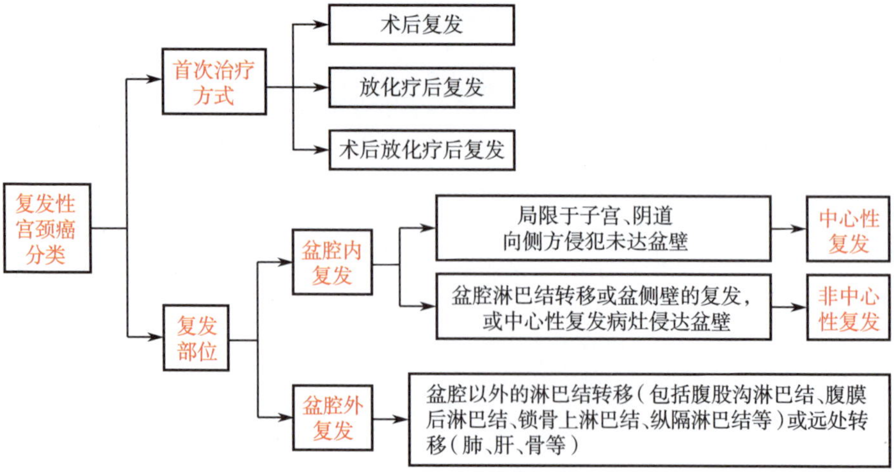

图 1-12　复发宫颈癌分类

（2）CT 检查：对软组织的分辨率不高，常不能准确区分肿瘤与正常子宫颈组织，对子宫颈浸润评估常出现假阳性及假阴性。对淋巴结转移评估特异性较高，但敏感度和阳性预测值低，尤其不能判断大小正常的转移淋巴结。

（3）PET-CT 检查：不仅能准确显示宫颈解剖结构、定位癌灶，而且提供组织功能代谢的重要信息，对宫旁浸润及晚期患者识别较 FIGO 分期更敏感，常用来评估病灶恶性程度、肿瘤分期、转移扩散或治疗后反应等。诊断转移淋巴结敏感度为 86%，特异度为 95%，但可能存在难以区分炎症淋巴结和转移淋巴结而导致假阳性。对临床可疑复发的宫颈癌患者，常作为首选。

（4）组织病理学检查：诊断金标准，但常难以取得满意的组织活检。

患者晚期宫颈癌，病灶广泛扩散，初治接受根治性放化疗后，因放疗后阴道粘连狭窄，无法暴露宫颈行活检明确诊断或取病理行免疫组化，两次复发诊断均依靠 PET-CT 评估，初次复发为 2020 年 9 月，子宫颈新发小结节考虑局部复发，复发类型为盆腔内中心性复发，二次复发为 2021 年 1 月，PET-CT 提示右上纵隔（2R 区）新发轻度增大淋巴结转移可能，复发类型为盆腔外复发。

［**治疗思路**］患者已绝经，初诊为宫颈乳头状鳞状细胞癌，分期ⅣB 期，属晚期宫颈癌，经根治性放化疗后，原发肿瘤病灶活性基本完全受抑制改变，右侧锁骨新增淋巴结消失，PET-CT 提示子宫颈新发小结节不除外局部肿瘤复发，下一步治疗方案应当如何选择。

1. 是否首选手术治疗？手术范围如何选择？　挽救性手术是复发宫颈癌，尤其是中心性复发患者的根治性治疗手段。依据 2022 年 NCCN 指南，放疗后中心性复发者可选择手术治疗，最可能从手术中获益的患者包括：盆腔中央复发，无侧盆壁固定或相关肾积水；无病间期较长；复发肿瘤直径小于 3.0cm，可考虑盆腔器官廓清术 ± 术中放疗（3 类证据）。中心性复发病灶直径≤2cm 的病例，经仔细选择也可以考虑行根治性子宫切除术或近距离放疗。

复发局限于盆腔者，可手术探查，如肿瘤未侵犯盆壁及淋巴结，可行盆腔脏器切除。根据肿瘤的位置，选择前、后或全盆腔廓清术（表 1-1），如肿瘤部位可以保证足够的手术切缘，可保留盆底和肛门括约肌。

表 1-1　无远处转移的局部复发宫颈癌切除术分类

	肛提肌下盆腔廓清术类型比较			肛提肌上盆腔廓清术类型比较	
	前盆腔	后盆腔	全盆腔	后盆腔	全盆腔
适应证	盆腔中心复发、部分经过筛选的不适合初始行放疗的 FIGO 分期ⅣA 期患者				
目的	根治				
子宫、附件	如果仍然存在则切除				
阴道	切除				
膀胱和尿道	切除				
直肠	切除				
肛门括约肌	切除	切除	切除	保留，如果可以，与结肠吻合	保留，如果可以，与结肠吻合
泌尿系统重建方案	回肠代膀胱术或可控性尿流改道术	不适用	结肠双腔湿性造口术、回肠膀胱术或可控性尿流改道术	不适用	结肠双腔湿性造口术、回肠膀胱术或可控性尿流改道术
胃肠系统重建方案	不适用	结肠末端造瘘术	结肠双腔湿性造口术或结肠末端造瘘术	结肠末端造瘘术或吻合术，联合暂时性回肠造口术	结肠双腔湿性造口术或结肠末端造瘘术或吻合术联合暂时性回肠造口术
阴道重建方案	肌皮瓣（腹直肌、股薄肌），或带网膜 J- 形瓣的中厚皮片移植				

本例患者为放化疗后既往放射野内中心复发，经 PET-CT 评估病灶局限于子宫颈，直径约 1cm，无腹膜后淋巴结转移，妇科检查提示宫旁柔软，依据指南可选择根治性子宫切除术，但患者前次放化疗后出现Ⅳ度骨髓抑制，现营养状态差，且放疗后盆腔局部组织纤维化，手术损伤、出血风险增高，输尿管瘘、直肠阴道瘘等并发症发生率增高，能否选择个体化手术方案？

有文献报道了 36 例放疗后局部肿瘤未控或中心型复发患者的相关研究，其中 29 例接受筋膜外全子宫切除术，结果表明其手术并发症发生率（21.6%）显著低于广泛性子宫切除术患者（70%），中位生存时间（22 个月）与广泛性子宫切除术（26 个月）差异无统计学意义。本例患者最终实施了个体化手术治疗，行姑息性子宫切除术 + 双侧附件切除术，术后无并发症，总生存期达 42 个月，亦证实了该项研究结论。

2. **是否可行再次放疗？** 对既往有放疗史，孤立复发或寡转移宫颈癌患者，可考虑选择立体定向放疗 / 螺旋断层放疗（SBRT/TOMO）或术中放疗（IORT）。立体定向放疗是一种盆腔外照射以 1~5 次实施非常高剂量照射的方式，术中放疗（IORT）指在开腹手术时，对有肿瘤残留风险的瘤床或无法切除的孤立残留病灶进行单次大剂量放疗，尤其适合放疗后复发的病例。但目前证据较低，不作为常规推荐。

本例患者初治已行同期放化疗，其间曾出现Ⅳ度骨髓抑制，首次复发为刚完成初治放疗后，提示肿瘤侵袭性强，再次放疗可追加的放疗剂量不多，且肿瘤对放疗敏感性下降，不仅可能无法控制复发肿瘤，还可能引起肠瘘等一系列严重并发症，故不推荐再次放疗。

患者二次复发为盆腔外复发，根据《复发宫颈癌近距离治疗专家共识》推荐：对盆腔外复发者，同步放化疗后 3 个月肿瘤残存者，或放疗后复发者，可行放射性 ^{125}I 粒子近距离治疗（RIS-BT）。近年来，RIS-BT 逐渐应用于复发宫颈癌的治疗，主要具备以下 3 点优势：①可根据肿瘤的形态、大小调整剂量分布，使放射范围尽可能局限在病灶内，减少对周围组织损伤；②半衰期较长，利于肿瘤组织接受更长时间照射；③治疗范围有限，易于防护。

LIU 等报道 ^{125}I 粒子植入治疗 16 例复发宫颈癌患者，术后 3 个月评估均未见疾病进展，其中完全缓解（CR）7 例（43.8%），部分缓解（PR）6 例（37.5%），疾病稳定（SD）3 例（18.8%）。Tong 等研究纳入 33 例盆腔放疗史的复发宫颈癌患者，接受 ^{125}I 粒子植入后，中位随访 16 个月，1 个月、3 个月、6 个月、12 个月和 18 个月的局部控制率分别为 84.5%、74.2%、60%、55.5%、33.3%，局部肿瘤中位无进展生存期（PFS）和总生存期（OS）分别为 7 个月和 12 个月。

因此，本例患者二次复发后因无法耐受化疗，存在免疫治疗禁忌证，接受了 ^{125}I 粒子植入，使肿瘤病情获得了一定程度控制。粒子植入后加上免疫治疗、姑息手术治疗，OS 达到 18 个月，证实了其治疗有效性。

3. **是否可行化疗及靶向治疗？** 单纯化疗仅仅能达到姑息治疗作用，不作为首选，如患者拒绝手术治疗，可选择化疗，联合治疗可延长生存期，一线治疗中位 OS 为 10~13 个月，化疗联合贝伐珠单抗治疗中位 OS 延长约 17 个月。目前首选方案为紫杉醇 + 顺铂 + 贝伐珠单抗治疗（1 类证据），对于不耐受紫杉醇或顺铂的患者，可采用拓扑替康替代。本例患者对一、二线化疗方案不敏感，二次复发时更换为三线化疗，均出现严重的骨髓抑制，不耐受化疗。

4. **是否可行免疫治疗？** 免疫治疗不作为一线治疗方案，2018 年 NCCN 指南新增了帕博利珠单抗治疗二线治疗 PD-L1 阳性的复发转移性宫颈癌，2021 年 KEYNOTE-826（NCT03635567）研究结果显示在一线治疗的 PD-L1 阳性宫颈癌患者中，帕博利珠单抗联合化疗 ± 贝伐珠单抗，对比化疗 ± 贝伐珠单抗，患者死亡风险降低了 36%，显著延长 OS 和 PFS。2022 年 NCCN 指南新增一线联合治疗，如 PD-L1 阳性（CPS≥1）首选帕博利珠单抗 + 顺铂或卡铂 + 紫杉醇 ± 贝伐珠单抗（2 类证据）。新增二线治疗：纳武单抗用于 PD-L1 阳性患者。

本例患者首次复发术后短期内再次复发转移，从前期治疗效果来看，患者对放疗敏感性尚可，二次复发为盆腔外远处转移复发，更推荐全身系统治疗、营养支持及姑息治疗，患者无法耐受再次化疗，复发后传统治疗手段作用有限，因此我们更改为免疫治疗，因患者合并感染，存在免疫治疗禁忌证，遂先行粒子植入术，考虑免疫单药的客观缓解率（ORR）较低，术后改用免疫联合抗血管生成治疗（可乐组合：帕博利珠单抗 + 甲磺酸仑伐替尼胶囊）控制病情 9 个月，2022 年 3 月 PET-CT 评估疗效为 PR，提示抗 PD-1/PD-L1 治疗复发性子宫颈癌的良好应用前景。

［**总结**］本例患者诊治历程真实反映了复发转移性宫颈癌治疗的艰难性。初治确诊宫颈鳞癌ⅣB 期，应用同期放化疗，达完全缓解（CR）；短时间内宫颈局部复发，采取姑息手术治疗后，疾病缓解稳定 3 个月；再次复发远处转移后，因不耐受全身化疗，改行粒子植入术，后应用可乐组合免疫加靶向治疗，挽救性治疗获得了较好疗效，延长了患者生存期，最终获得了 42 个月的 OS。遗憾的是，因阴道直肠瘘、阴道膀胱瘘，患者终止了免疫及靶向联合治疗，最终因多器官衰竭病逝（图 1-13）。

本例患者为复发性转移性宫颈癌的综合治疗提供了较好的思路，临床上对于复发宫颈癌，应全面评估肿瘤复发的部位、病理类型、既往治疗情况和患者一般状态等，制订更精准的个体化治疗方案。

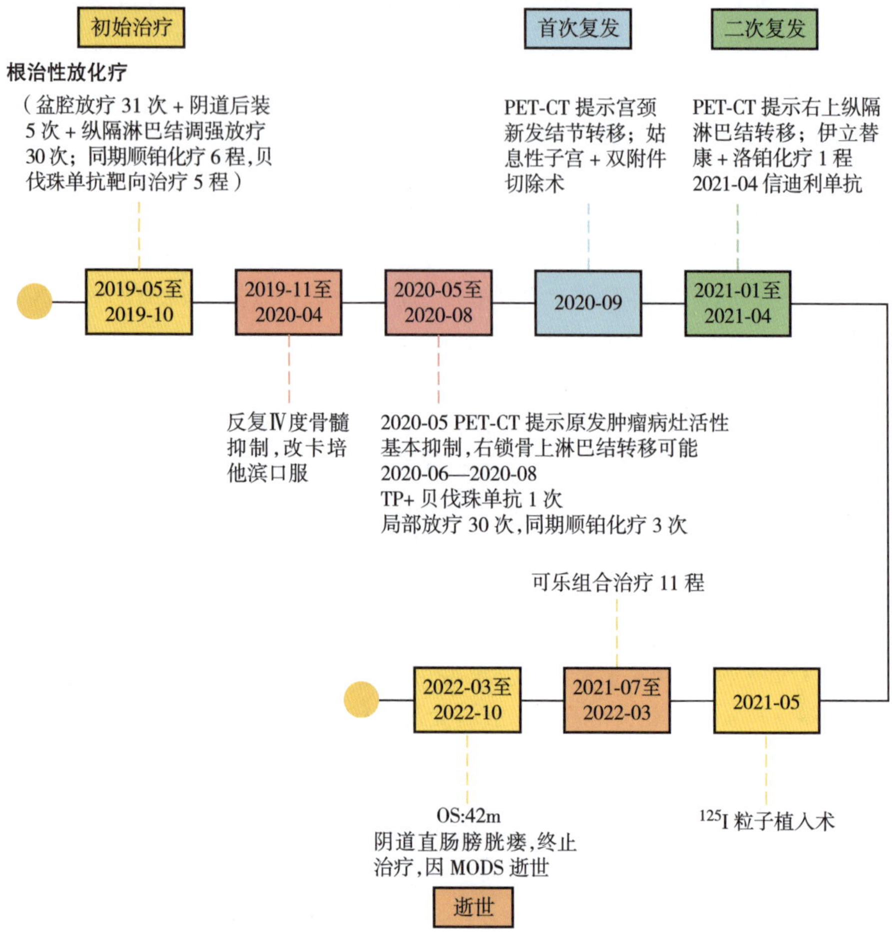

图 1-13　诊治概况图

（陈思达　孙艳梅）

参 考 文 献

1. 谢鹏，郭秋芬，张师前．复发性子宫颈癌的综合治疗[J]. 中国实用妇科与产科杂志，2022，38(5)：499-503.

2. Pfaendlerks，Tewariks. Changing paradigmsin the systemic treatment of advancedcervical cancer[J]. Am J Obstet Gynecol，2016，214(1)：22-30.

3. 刘萍，李朋飞．子宫颈癌治疗前评估的规范化[J]. 中国实用妇科与产科杂志，2021，37(1)：41-44.

4. 周晖，刘昀昀，罗铭，等.《2022 NCCN 子宫颈癌临床实践指南（第 1 版）》解读[J]. 中国实用妇科与产科杂志，2021，37(12)：1220-1226.
5. 白萍，马莹，李巍，等．子宫颈癌全量放疗后局部肿瘤未控或中心型复发患者的手术治疗[J]．中华肿瘤杂志，2010，32(1)：52-55.
6. 江萍，张福泉，程光惠，等．复发宫颈癌近距离治疗专家共识[J]．中华放射肿瘤学杂志，2020，29(9)：721-729.
7. 周蓉，赵东艳，祝巧娟，等．^{125}I粒子植入治疗复发性宫颈癌的研究进展[J]．现代医药卫生，2022，38(10)：1700-1703.
8. Liu Y, Jiang P, Zhang H, et al. Safety and efficacy of 3D printed templates assisted CT-guided radioactive iodine-125 seed implantation for the treatment of recurrent cervical carcinoma after external beam radiotherapy[J]. J Gynecol Oncol, 2021, 32(2): e15.
9. Tong L, Liu P, Huo B, et al. CT-guided 125 I interstitial brachytherapy for pelvic recurrent cervical carcinoma after radiotherapy[J]. Onco Targets Ther, 2017, 10: 4081-4088.

二、宫颈癌晚期全身多发转移伴肾衰竭的治疗方案选择

【病例介绍】

吴某，女，68岁。住院号3136×××960。入院时间：2020年4月2日。

［**主诉**］绝经18年，间断阴道出血伴双下肢水肿8年余，加重伴少尿1周。

［**诊疗过程**］2012年患者无明显诱因下开始出现少量阴道血至今，量不多，色鲜红，日用1~2片卫生巾，湿表面，无伴发热、腹痛、消瘦等不适。

2020年3月25日因双下肢水肿外院住院，查癌胚抗原5.5ng/ml，糖类抗原125(CA125)64.8U/ml，细胞角蛋白19片段22.72ng/ml，神经元特异性烯醇化酶28.8ng/ml，鳞状上皮细胞癌抗原290.70ng/ml。泌尿系彩超：双肾积水，双侧输尿管上段及中段近端扩张积液，远端输尿管显示不清。腹部彩超：考虑慢性胆囊炎合并多发性结石。泌尿系CT：①考虑子宫多发肌瘤，与双侧输尿管下段分界不清；②双侧肾盂及输尿管明显扩张积液，建议进一步检查；③左肾小囊肿，双侧腹股沟区、肠系膜区及腹膜后见多发淋巴结。诊断为“急性肾衰竭，梗阻性肾病，双侧肾积水伴有输尿管狭窄”，3月26日开始行血液透析共计5次，排除手术禁忌于2020年3月31日拟行输尿管镜双侧内置双J管术，术中发现双侧输尿管口狭窄，双侧输尿管未能成功置入双J管。2020年4月2日转至我院就诊，考虑梗阻性肾病、双肾盂积水伴输尿管狭窄，入住泌尿外科行经肾镜+膀胱镜检查+肾造瘘术，解除梗阻后于2020年4月7日转我科。

患者神清，精神可，无发热恶寒，无胸闷气促，无心悸心慌，无腹胀腹痛，少许腰酸，阴道出血少，仅湿卫生巾表面，双下肢无水肿，纳眠可，大便调。

［**既往史**］既往高血压病史 8 年余，收缩压最高可达 180mmHg，现服拜新同（硝苯地平控释片）30mg、每日 1 次降压治疗，血压控制不详。否认糖尿病、血液病等内科病史。否认肝炎、结核等传染病史。手术史：30 年前在外院行输卵管结扎手术、卵巢囊肿剔除术（具体不详）。否认外伤、其他手术史及输血史。

［**目前在服药物**］阿托伐他汀钙片 20mg、每晚 1 次，硝苯地平控释片 30mg、每日 1 次，叶酸片 5mg、每日 3 次，多糖铁复合物胶囊 0.15g、每日 1 次，盐酸胺碘酮片（可达龙）0.2g、每日 1 次，尿毒清颗粒（无糖）1 袋、每日 4 次，海昆肾喜胶囊 0.44g、每日 3 次，碳酸氢钠片 0.5g、每日 3 次。

［**过敏史、个人史、家族史、经带胎产史**］G3P2（顺产 2 胎）A1，独居 10 余年，已结扎。

［**入院后情况**］T 36.7℃，P 97 次 /min，R 20 次 /min，BP 156/86mmHg。

查体：心界向左下扩大，心律不齐，未及杂音。双肺呼吸音清，未闻及明显干湿啰音。腹平软，无压痛及反跳痛。双肾造瘘管固定通畅。全腹平软，右下腹压痛（+），无反跳痛，麦氏点压痛（–），移动性浊音（–）。双侧腹股沟多发质硬、成串肿大淋巴结，无压痛，活动欠。余浅表淋巴结未扪及明显肿大。

（消毒下）妇科检查：外阴阴道口及阴道满布菜花样结节状质脆肿物，接触性出血，阴道狭窄，宫颈形态消失，宫体前位，大小如育龄期，宫旁阴道旁结节感，直达盆壁。予阴道口左侧壁取活检。

病理：（阴道左侧壁组织）高级别鳞状上皮内病变［外阴上皮内瘤变（VIN）3 级］。免疫组化结果：P16（+），Ki67（80%+）。

（1）肿瘤标志物：2020 年 4 月 8 日 HE4 826.9pmol/L，CA125 52.25U/ml，绝经前 ROMA 85.7%，绝经后 ROMA 98.6%，CEA 5.76ng/ml，AFP 1.94ng/ml，CA15-3 12.72U/ml，CA19-9<0.60U/ml，NSE 15.3ng/ml，SCC>70.00ng/ml。

（2）影像学检查："双肾造瘘术后"复查，结合患者自带外院胸腹 CT 平扫（2020 年 3 月 23 日、30 日、31 日），2020 年 4 月 8 日我院 PET-CT 示：①子宫体 / 颈明显增大且表面凸凹不平，子宫代谢弥漫性明显增高，考虑恶性肿瘤性病变；病灶蔓延、侵犯阴道下段、膀胱后壁、双侧输尿管下段；累及双侧卵巢；与邻近乙状结肠壁、直肠前壁粘连；请结合活检或手术病理。②双侧髂外 / 总血管旁、（约平 L_2~L_4 椎体水平）腹膜后间隙多个轻度增大淋巴结，代谢轻度增高，考虑淋巴结转移。③上纵隔（3A、4R 区）、右侧锁骨上、下区、右侧腋窝多个轻度增大淋巴结，代谢轻度增高，需注意淋巴结转移可能，建议密切随访。④右心房壁代谢弥漫性增高，考虑生理性摄取，建议心脏超声复查。⑤双侧基底节区、放射冠区多发腔隙性脑缺血变性灶；轻度脑萎缩。⑥左肺上叶下舌段少量慢性炎症。⑦左侧胸腔少量积液(含叶间积液)，伴左肺下叶节段性不张；心包腔内少量积液。⑧胆囊结石。⑨双肾造瘘术后；左肾囊肿。⑩双侧腹股沟区淋巴结炎性增生。⑪躯干骨骨质疏松；脊柱退行性变；L_5 双侧椎弓根峡部裂，伴 L_5 椎体轻度不稳前移。⑫胸腹部、所见双下肢皮下间隙轻度水肿。⑬余全身未见明确异常高代谢病灶。

2020 年 4 月 9 日妇科彩超：子宫增大(45mm × 56mm × 73mm)。宫颈段探及不规则混合性结构大小约 34mm × 43mm × 54mm，边界欠清，内部回声不均匀，未排除宫颈恶性肿瘤可能，请结合病理考虑。阴道前后壁上段增厚，见较丰富血流信号。双侧附件区未见明显异常。

颈部淋巴结彩超：右侧锁骨上、下区探及数个淋巴结回声，较大约 10mm × 5mm(锁骨上，距离体表 5mm)、7mm × 4mm(锁骨上)、10mm × 8mm(锁骨下)、7mm × 6mm(锁骨下)，边界清，形态规则，淋巴门显示不清，结构不良，未除外转移性淋巴结可能。彩色多普勒血流成像(CDFI)：淋巴结内可见少许血流信号。予行颈淋巴结切除术(右侧)，病理：切除右侧颈部淋巴结 4 枚，取其中 2 枚较大者，见转移性鳞状细胞癌。

颈内静脉彩超：右侧颈内静脉走行正常，内见导回声，内见中等回声团附壁，范围约 38mm × 6mm。CDFI：局部血流信号充盈缺损。超声提示：右侧颈内静脉置管术后，右侧颈内静脉附壁血栓形成。左侧颈内静脉未见明显异常。

(3)心脏功能评估：2020 年 4 月 2 日我院脑利尿钠肽(BNP)475.7pg/ml。

心电图：①窦性心律不齐；②房性期前收缩；③T 波异常。

动态心电图：①窦性心律。②频发室上性期前收缩(包括房性期前收缩)，房性期前收缩偶伴室内差异性传导；部分成对房性期前收缩；个别房性期前收缩二联律、三联律及房性心动过速。阵发性室上性心动过速，考虑为房室结折返性心动过速(慢 - 快型)可能性大。③偶发单源室性期前收缩。④模拟Ⅱ、Ⅲ、aVF、V_5、V_6 导联可见持续性 T 波异常；未见发作性 ST 段异常。

2020 年 4 月 9 日我院心脏彩超：左心增大；左室壁增厚；主动脉瓣中量反流并轻度狭窄；二尖瓣、三尖瓣少量反流；左室舒张功能减退；少量心包积液。左心功能测量：射血分数(EF)65%，左室短轴缩短率(FS)35%，E/A<1。心包腔探及少量液性暗区，左室后壁之后宽约 7mm。

2020 年 4 月 4 日脑利尿钠肽前体(Pro-BNP)12 966.0pg/ml。2020 年 4 月 5 日 BNP 509.6pg/ml。2020 年 4 月 8 日 BNP 430.0pg/ml。2020 年 4 月 12 日 BNP 134.2pg/ml，Pro-BNP 405.5pg/ml。

(4)肝、肾功能：见表 1-2。

表 1-2　肝、肾功能

	谷丙转氨酶（U/L）	谷草转氨酶（U/L）	总蛋白（g/L）	白蛋白（g/L）	尿素（mmol/L）	肌酐（μmol/L）
2020年4月2日	5	19	64.1	38.5	8.70	668
2020年4月3日					10.20	715
2020年4月4日					12.10	714
2020年4月5日	<5	15			11.90	634
2020年4月6日					12.00	522
2020年4月8日	<5	14	64.1		12.10	440
2020年4月12日						326

（5）凝血指标：见表 1-3。

表 1-3　凝血指标

	凝血酶原时间/秒	国际标准化比值（INR）	纤维蛋白原（g/L）	活化部分凝血活酶时间/秒	凝血酶时间/秒	D-二聚体（mg/L）	纤维蛋白降解产物（mg/L）
正常值	10.0~13.0	0.8~1.2	2~4	23.0~37.0	14~21	0~0.5	0~5
2020年4月2日	11.0	0.93	5.75	26.7	17.0	2.71	8.10
2020年4月8日						1.58	4.80

（6）血常规：见表 1-4。

表 1-4　血常规

	白细胞计数（×10⁹/L）	中性粒细胞计数（×10⁹/L）	血小板计数（×10⁹/L）	血红蛋白（g/L）
2020年4月2日	10.27	8.56	236	74
2020年4月2日	8.28	5.95	181	63
2020年4月3日	6.78	4.40	184	63

续表

	白细胞计数（$\times 10^9$/L）	中性粒细胞计数（$\times 10^9$/L）	血小板计数（$\times 10^9$/L）	血红蛋白（g/L）
2020年4月4日	6.28	4.20	189	57
2020年4月5日	6.06	3.66	194	75
2020年4月5日	6.23	4.30	199	67
2020年4月6日	6.13	4.42	213	68
2020年4月8日	6.27	4.02	236	71
2020年4月12日	4.66	2.66	283	72

［**目前诊断**］①宫颈恶性肿瘤Ⅳ期，鳞状细胞癌；②肾盂积水伴输尿管狭窄，不可归类在他处者（双侧）；③急性肾衰竭；④梗阻性肾病；⑤高血压3级（很高危组）；⑥心脏瓣膜病［a. 主动脉瓣重度关闭不全伴轻度狭窄；b. 二尖瓣关闭不全（中度）］；⑦中度贫血；⑧颈内静脉血栓形成。

治疗上予可达龙（盐酸胺碘酮片）口服控制心率，予尿毒清颗粒、海昆肾喜胶囊、碳酸氢钠片口服护肾，法安明（达肝素钠注射液）抗凝，人促红素皮下注射纠正肾性贫血等治疗。

【**MDT记录**】（2020年4月14日）

患者目前晚期宫颈恶性肿瘤诊断明确，结合指南，可选择：①若适合局部治疗，可考虑局部切除 ± 个体化放疗，或局部消融治疗 ± 个体化放疗，或个体化放疗 ± 全身系统治疗，也可考虑辅助性系统性治疗。②不适合局部治疗者，全身系统性治疗或支持治疗。若化疗，则化疗方案首选紫杉醇+铂类。本患者合并心功能、肾功能不良、静脉血栓形成，具体治疗方案设计如何选择，故启动MDT。

［**讨论提纲**］

（1）若行化疗，化疗过程如何保护心肾功能及选择抗凝方案？

（2）鳞状细胞癌放疗敏感，放疗时机、范围、剂量如何选择？

［**具体讨论内容**］

（1）肾内科包崑主任医师：患者目前诊断明确，肾功能受损考虑为肿瘤侵犯导致输尿管下段梗阻，进而导致急性肾后性肾衰竭，现已手术解除梗阻，肌酐持续下降，目前已无透析指征，可予重组促红细胞生成素纠正肾性贫血，余继续目前护肾方案。但若拟行进一步化疗，化疗药物肾毒性可能再次加重肾脏负担，建议重新评估左肾功能，是否可行进一步挽救。化疗过程肾衰可能加重，注意足量水化，必要时可继续透析，肾替代方案亦成熟，应以治疗恶性肿瘤原发病为主。若下一步行放疗，局部可引起进一步组织粘连、畸形或放射性膀胱炎，需注意肾功能保护。

（2）心血管内科赖仁奎副主任医师：综合患者各方面病情，评估患者心脏结构可能存在异常，建议进一步完善相关检查，目前心功能尚可，化疗尚可耐受，化疗过程注意心电监测，保护心肌细胞。心律失常方面，可达龙视心率调整剂量，视肾功能予抗凝方案。

（3）放疗科高蕾主任医师：结合患者目前影像学检查，目前盆腔局部肿瘤负荷大，远处转移局限颈部淋巴结，合并基础疾病多，心脏功能、肾功能均未完全受控状态，建议先行局部放疗减轻肿瘤负荷后评估化疗指征。

（4）肿瘤内科张力文副主任医师：全面综合评估病情，患者分期ⅣB期，影像学尚未提示肝肺等脏器累及，病灶局限纵隔及颈区淋巴结，可考虑全身治疗 + 放疗。宫颈癌的化疗方案为紫杉醇联合铂类化疗，目前心律失常，且肾功能受损严重，中度贫血，化疗风险高，故建议首选放疗，待肾功能恢复，心功能及贫血改善后重新评估病情择期化疗。

（5）甲状腺血管外科林鸿国副主任医师：患者留置颈部透析管13天，彩超可见血栓形成，D-二聚体明显升高，恶性肿瘤患者高凝状态，建议积极抗凝，抗凝方案注意固护肾功，建议抗凝治疗2周，停药24小时后可拔除颈部透析管。

［**MDT意见**］患者宫颈恶性肿瘤诊断及分期明确，有进一步放化疗指征，现合并心肾功能不全，化疗风险大，可考虑先行局部放疗，进一步评估后再评估化疗方案及时机，遵肾内科、甲状腺血管外科意见予以抗凝，择期拔除颈部透析管。

【病例追踪】

患者合并高血压、心脏病、心律失常及贫血，2020年4月24日因阴道出血明显，在放疗区紧急行后装放疗止血，并因右肾造瘘管漏液行双肾造瘘管更换术，予对症处理后于当天开始行盆腔放疗，至5月29日完成第一段放疗计划，共25次。后放疗过程顺利，未出现不良反应。予持续护肾纠钾止血治疗，患者病情好转。

2020年6月8日颈部淋巴结彩超：右侧颈部Ⅴb区多发肿大淋巴结，考虑转移性淋巴结。右侧颈部Ⅴa、Ⅳ区肿大淋巴结，结构不良。左侧颈部未见异常肿大淋巴结声像。6月1日予第1次同期化疗增敏（奈达铂注射液40mg，静脉滴注，每周1次），6月1日—9日完成共6次残留肿大淋巴结增量放疗。6月15日、6月22日、6月29日行后装治疗。因个人原因，拒行第5次后装治疗。后建议患者行2程化疗后再进一步行右上锁骨上淋巴结放疗。

2020年7月20日行静脉化疗（Cr 137μmol/L），方案为贝伐珠单抗

400mg+ 紫杉醇 180mg+ 卡铂 300mg，化疗全程予可达龙控制心律失常，金水宝片、尿毒清颗粒护肾利尿；拜新同控制血压，阿托伐他汀钙片稳斑，多糖铁纠正贫血，患者中段尿培养提示咽峡炎链球菌菌株比例 $>10^5$CFU/ml，根据药敏予头孢曲松抗感染治疗后出院，后因个人原因未如期返院行第 2 程化疗。

2022 年 8 月 10 日行颈部淋巴结转移瘤 CT-SIM，拟针对右侧锁骨上区肿瘤转移灶、淋巴结引流区行调强放疗 + 同期化疗。8 月 26 日血常规：白细胞计数（WBC）2.71×10^9/L ↓，中性粒细胞计数（NEUT）1.53×10^9/L ↓，血红蛋白（Hb）72g/L ↓；肌酐（Cr）139μmol/L ↑。且有颈静脉血栓病史，遂未行同期贝伐珠单抗化疗，拟改行尼妥珠单抗注射液（泰欣生）200mg、静脉滴注、每周 1 次靶向治疗[表皮生长因子受体（EGFR）免疫组化结果（+）]。8 月 26 日始行右侧锁骨上、纵隔淋巴结放疗，共 25 次；9 月 4 日、9 月 10 日、9 月 17 日、9 月 24 日泰欣生靶向治疗 4 次。其间反复出现泌尿系感染，于 2020 年 9 月 30 日行双 J 管置入术。后续患者因个人原因拒绝返院后续治疗，亦未按期返院评估。

2020 年 11 月 25 日患者复查 SCC 14.10ng/ml，全身 PET-CT+CTU 提示原子宫体 / 颈病灶、原双侧髂外、总血管旁、腹膜后间隙、上纵隔、右侧锁骨上、下区、右侧腋窝转移淋巴结缩小、大部消失，新发双肺多发转移瘤，合并膀胱 - 阴道瘘形成，综合检查结果，考虑肿瘤进展。结合患者病情，合并重度贫血、放射性膀胱炎、膀胱阴道瘘、泌尿道感染、带状疱疹、消化道出血，与患者及家属沟通病情，化疗禁忌证存在，患者家属亦无化疗意愿，表示知晓预后，并要求积极全身支持治疗为主。先后于 2021 年 3 月 15 日、2021 年 5 月 2 日因重度贫血、少尿、下消化道出血返院，行输尿管支架置换术、输血、抑酸止血护胃、抗感染等治疗，复查胸腹部 CT 大致同前。

2021 年 9 月 21 日患者“宫颈鳞癌ⅣB 期放疗后 16 个月”，因“反复尿频尿急 1 年，加重伴尿痛 1 个月”再次入院，入院时基础状态差、免疫力低下，合并脓毒血症，肿瘤进展导致后期心衰。最终，2021 年 10 月 2 日于急诊科医治无效宣布临床死亡。

【总结及思考】

［**病例特点**］

（1）患者女性，68 岁，因“绝经 18 年，间断阴道出血伴双下肢水肿 8 年余，加重伴少尿 1 周”入院。

（2）症状：患者神清，精神可，无胸闷气促，无心悸心慌，无腹胀腹痛，少许腰酸，阴道出血少，仅湿卫生巾表面，双下肢无水肿，纳眠可，大便正常。

（3）查体：双侧腹股沟多发质硬、成串肿大淋巴结，无压痛，活动欠。（消毒下）妇科检查：外阴阴道口及阴道满布菜花样结节状质脆肿物，接触性出血，阴道狭窄，宫颈形态消失，宫体前位，大小如育龄期，宫旁阴道旁结节感，直达盆壁。予阴道口左侧壁取活检。

（4）辅助检查：2020 年 4 月 9 日我院颈部淋巴结（右侧）病理：转移性鳞状细胞癌。2020 年 4 月 2 日我院 PET-CT：①子宫体 / 颈明显增大且表面凸凹不平，子宫代谢弥漫性明显增高，考虑恶性肿瘤性病变；病灶蔓延、侵犯阴道下段、膀胱后壁、双侧输尿管下段；累及双侧卵巢；与邻近乙状结肠壁、直肠前壁粘连；请结合活检或手术病理。②双侧髂外 / 总血管旁、（约平 L_2~L_4 椎体水平）腹膜后间隙多个轻度增大淋巴结，代谢轻度增高，考虑淋巴结转移。③上纵隔（3A、4R 区）、右侧锁骨上、下区、右侧腋窝多个轻度增大淋巴结，代谢轻度增高，需注意淋巴结转移可能，建议密切随访。

［**诊治思路**］

（1）患者首发梗阻性肾衰竭，结合妇科检查、全身 PET-CT 结果、右颈部淋巴结病理，宫颈鳞状细胞癌诊断明确，影像学及临床指征活检已证实转移，临床分期晚，根据妇科肿瘤诊疗指南，后续治疗建议选择全身化疗 ± 个体化放疗。

（2）化疗方案首选紫杉醇 + 铂类，患者合并心功能、肾功能不良、静脉血栓形成，化疗风险高；晚期宫颈癌患者主要目的是减轻症状和提高生活质量，尽量延长生存时间。结合患者目前影像学检查，目前盆腔局部肿瘤负荷大，远处转移局限颈部淋巴结但根治性切除困难，合并基础疾病多，心脏功能、肾功能均未完全受控状态，鳞状细胞癌放疗敏感，先行局部放疗减轻肿瘤负荷后评估化疗指征。

［**诊治过程思考**］

1. 晚期宫颈癌治疗策略　晚期宫颈癌患者首选放、化疗，对于ⅡB 期以上的晚期宫颈癌患者通常不采用手术治疗，推荐的治疗方案为放化疗。

（1）放疗：①根治性放疗：适用于部分 ⅠB_3 期和 ⅡA_2 期和ⅡB~ⅣA 期患者，以及全身情况不适宜手术的 ⅠA_1~ⅠB_2/ⅡA_1 期患者；②辅助放疗：适用于手术后病理检查发现有中、高危因素的患者，也可用于子宫颈大块病灶的术前放疗；③姑息性放疗：适用于晚期患者局部减瘤放疗或对转移病灶姑息放疗。放疗包括体外照射及腔内放疗。体外照射放疗以三维适形放疗及调强放疗为主，主要针对子宫、宫旁及转移淋巴结。腔内放疗多采用铱 -192（^{192}Ir）高剂量率腔内及组织间插值放疗，主要针对宫颈、阴道及部分宫旁组织给以大剂量照射。外照射和腔内放疗的合理结合，使病变部位的剂量分布更符合肿瘤生物学特点，可提高局部控制率。

（2）化疗：主要用于晚期、复发转移患者的根治性同期放化疗，也可用于手术前后的辅助治疗。常用抗癌药有顺铂、卡铂、紫杉醇、拓扑替康等，多采用静脉联合化疗，也可用动脉局部灌注化疗。

（3）靶向治疗或免疫治疗与其他治疗方法的联合治疗：常联合靶向药物治疗如贝伐珠单抗。方案如顺铂 / 紫杉醇 / 贝伐珠单抗、顺铂 / 紫杉醇、拓扑替康 / 紫杉醇 / 贝伐珠单抗、卡铂 / 紫杉醇等。2022 年版 NCCN 指南中对复发和转移性宫颈癌的一线化疗方案增加了贝伐珠单抗，二线化疗新增加了拉罗曲替尼或恩取替尼，用于 NTRK 基因融合阳性肿瘤。推荐患者进行 MMR/MSI 或 PD-L1 和神经营养因子受体络氨酸激酶（NTRK）基因融合检测。

2. **局部晚期宫颈癌治疗策略**　局部晚期宫颈癌（LACC）患者具有肿瘤局部范围大、高危因素多，治疗难度高且预后不佳的特点。目前，国际上对于 LACC 的治疗方案仍存在较大争议，尚无统一的标准。

（1）同步放化疗是中晚期宫颈癌的标准治疗模式：由于局部晚期宫颈癌的手术难度大，根治性放疗是传统的常规治疗模式，但宫颈癌治疗后局控率低和远处转移率高，单纯的根治性放疗 5 年生存率较低。较多研究表明，以铂类为基础的同步放化疗作为局部晚期宫颈癌的标准治疗模式，可以降低宫颈癌的转移风险，提高患者的 5 年生存率。20 世纪 90 年代开始，中外学者开展了大量的前瞻性随机对照研究，均表明以铂类为基础的同步放化疗可以明显改善中晚期宫颈癌患者的预后，因此同步放化疗作为中晚期宫颈癌的标准治疗模式。

（2）联合的铂类同步单药周疗，以顺铂为基础：根据宫颈癌临床实践指南，推荐顺铂为基础的同步放化疗作为中晚期宫颈癌的标准治疗方案。顺铂因抗癌谱广，作用强的特点广泛应用于各种恶性肿瘤，但顺铂的胃肠道反应及肾毒性较大，且必须进行水化。有研究表明奈达铂同步放化疗治疗宫颈癌的疗效优于顺铂同步放化疗，但大多数研究表明顺铂和奈达铂同步治疗的疗效相似，顺铂的肾毒性及胃肠道反应发生率明显高于奈达铂，而奈达铂的血液毒性发生率明显高于顺铂。与顺铂相比，奈达铂具有更好的耐受性。单药周化疗的药物剂量较小，可以避免化疗产生的严重不良反应导致放疗进程的中断。因此铂类单药周化疗因其疗效好，不良反应小的特点成为常用的同步放化疗方案之一。但对于照射野外或血液中可能存在的隐匿性转移灶作用较小，导致了患者的无进展生存和总生存期下降。卡铂由于其低毒性可替代顺铂治疗复发晚期宫颈癌，尤其是既往接受过顺铂化疗及需要保护肾脏功能者。奥沙利铂是第三代铂类，在临床试验中，奥沙利铂和顺铂相比具有水溶性高、细胞毒性强且患者具有较轻的胃肠道反应、耳毒性及肾毒性，因而在化疗期间也避免了大量的补液、利尿等，患者可有较好的耐受性。

综上所述，在局部晚期宫颈癌患者的同步放化疗中，为了降低患者重度骨髓抑制的发生率，且为了患者经济利益考虑，建议选用以铂类为主的同步周化疗。但在临床应用中，我们仍需根据患者的病情及身体耐受情况，个体化地给予不同方式不同剂量的同步化疗方案，以提高治疗效果，改善患者生活质量。

3. **晚期宫颈癌合并梗阻性肾衰竭治疗策略** 晚期宫颈癌的浸润和压迫可导致输尿管梗阻、肾积水，导致肾功能不全甚至肾衰竭以及感染等，严重影响患者生活质量和限制了后续放化疗治疗的应用。

行输尿管支架置入术是解除输尿管梗阻最常用的方式；有创伤小、恢复快、体表不需要留置引流管，对日常生活影响比较小等优点。然而，晚期肿瘤患者输尿管梗阻有其特殊性，肿瘤侵犯膀胱，无法找到输尿管开口，或肿瘤压迫输尿管致其管腔严重狭窄，部分患者置入输尿管支架困难，从而导致输尿管置管失败，需要进一步处理。以往针对输尿管置管失败患者，常用3种治疗方法，即血液透析、经皮肾造瘘术（PCN）以及尿流改道。这3种治疗方法各有利弊，在临床上的运用亦无章可循，更多是依赖接诊医师的治疗经验。

（1）可耐受全身麻醉及腹腔镜手术，优先考虑行尿流改道术，较为有效、彻底、长期稳定地改善患者肾功能，为患者进一步接受晚期宫颈癌的综合治疗创造条件，延长患者生存期及提高生活质量。

（2）无法耐受全身麻醉或腹腔镜手术，首先考虑行单侧PCN，待患者肾功能及基本情况改善后，需重新进行全面评估：根据接诊手术医师的技术特点，可选择行尿流改道术或对侧PCN，为患者进一步接受晚期宫颈癌的综合治疗创造条件。

（3）基本情况极差（血钾浓度≥6.5mmol/L，24小时尿量≤100ml且持续24小时以上），无法耐受上述两种手术时，首先考虑行临时血液透析治疗以挽救生命，待患者肾功能及基本情况改善后，需重新进行全面评估后考虑再行尿流改道术或双侧PCN，为患者进一步接受晚期宫颈癌的综合治疗创造条件。

（温丹婷 孙艳梅）

参 考 文 献

1. 周晖，刘昀昀，罗铭，等.《2020NCCN子宫颈癌临床实践指南（第1版）》解读[J].中国实用妇科与产科杂志，2020，36（2）：131-138.
2. 周莉，陆安伟.局部晚期宫颈癌治疗的争议与对策[J].中国实用妇科与产科杂志，2019，35（10）：1116-1119.
3. Hu K，Wang W，Liu X，et al. Comparison of treatment outcomes between squamous

cell carcinoma and adenocarcinoma of cervix after definitive radiotherapy or concurrent chemoradiotherapy[J]. Radiat Oncol, 2018, 13(1): 249.

4. 杜银萍，贾雪梅 . 中晚期宫颈癌调强放疗和常规盆腔野放疗的急性不良反应及近期疗效比较[J]. 南京医科大学学报：自然科学版，2020，40(11)：1654-1658.
5. 武雅琴，韩晶晶，朱必清，等 . 宫颈癌腹主动脉旁淋巴结转移静态调强放疗与容积旋转调强放疗的剂量学比较[J]. 南京医科大学学报：自然科学版，2018，38(9)：1275-1279.
6. Tangjitgamol S, Tharavichitkul E, Tovanabutra C, et al. A randomized controlled trial comparing concurrent chemoradiation versus concurrent chemoradiation followed by adjuvant chemotherapy in locally advanced cervical cancer patients: ACTLACC trial[J]. J Gynecol Oncol, 2019, 30(4): e82.
7. Biau J, Thivat E, Millardet C, et al. A multicenter prospective phase Ⅱ study of postoperative hypofractionated stereotactic body radiotherapy(SBRT)in the treatment of early-stage oropharyngeal and oral cavity cancers with high risk margins: the STEREO POSTOP GORTEC 2017-03 trial[J]. BMC Cancer, 2020, 20(1): 730.
8. Kalaghchi B, Abdi R, Amouzegar-Hashemi F, et al. Concurrent chemoradiation with weekly paclitaxel and cisplatin for locally advanced cervical cancer[J]. Asian Pac J Cancer Prev, 2016, 17(S3): 287-291.
9. Donnelly ED, Refaat T, Gentile M, et al. Evaluation of outcomes in patients with carcinoma of the cervix treated with concurrent radiation and cisplatin versus cisplatin/5-FU compared with radiation alone[J]. AM J Clin Oncol, 2015, 38(5): 437-441.
10. Hashmi H, Maqbool A, Ahmed S, et al. Concurrent cisplatin-based chemoradiation in squamous cell carcinoma of cervix[J]. J Coll Physicians Surg Pak, 2016, 26(4): 302-305.
11. Shrivastava S, Mahantshetty U, Engineer R, et al. Cisplatin chemoradiotherapy vs radiotherapy in FIGO stage ⅢB squamous cell carcinoma of the uterine cervix: A randomized clinical trial[J]. JAMA Oncol, 2018, 4(4): 506-513.
12. Abu-Rustum NR, Yashar CM, Bean S, et al. NCCN Guidelines Insights: Cervical Cancer, Version 1. 2020[J]. J Natl Compr Canc Netw, 2020, 18(6): 660-666.
13. Koshiyama M, Kinezaki M, Uchida T, et al. Chemosensitivity testing of a novel platinum analog, nedaplatin(254-S), in human gynecological carcinomas: a comparison with cisplatin[J]. Anticancer Res, 2005, 25(6C): 4499-4502.
14. 汤锐明，刘殷红，王馨，等 . 宫颈癌术后放疗联合奈达铂不同化疗方案的疗效比较研究[J]. 中国肿瘤外科杂志，2017，9(3)：167-170.
15. 李金砖，陈绍俊 . 顺铂与奈达铂同步放化疗治疗宫颈癌的疗效与安全性比较[J]. 广西医学，2019，41(9)：1078-1081.
16. Li P, Zhang R, Nie Z, et al. Comparison of nedaplatin-and cisplatin-based concurrent chemoradiotherapy in locally advanced cervical cancer patients: A propensity score analysis[J]. Int J Gynecol Cancer, 2018, 28(5): 1029-1037.
17. 王海蓉，戴东方，武雅琴 . 放疗联合多方案化疗治疗局部晚期宫颈癌的临床研究[J]. 中国肿瘤外科杂志，2022，14(5)：435-440.
18. 赵卫东．局部晚期宫颈癌术前化疗药物及方案的选择[J]. 中国实用妇科与产科杂志，2018，34(11)：1203-1207.
19. Kuo DY, Blank SV, Christos PJ, et al. Paclitaxel plus oxaliplatin for recurrent or metastatic cervical cancer: a New York Cancer Consortium Study[J]. Gynecol Oncol, 2010, 116(3): 442-446.
20. Ikeda A, Kawai K, Ando S, et al. Management of ureteral obstruction in advanced testicular tumor with lymph node metastasis[J]. Jpn J Clin Oncol, 2012, 42(8): 748-752.
21. Lang EK, Winer AG, Abbey-Mensah G, et al. Long-term results of metallic stents for malignant ureteral obstruction in advanced cervical carcinoma[J]. J Endourol, 2013, 27(5): 646-651.
22. 杨春华，王侠，章龙珍，等．宫颈癌放疗合并梗阻性肾病的处理策略[J]. 中国校医，2016，30(11)：859-860.
23. Docimo SG, Dewolf WC. High failure rate of indwelling ureteral stents in patients with extrinsic obstruction: experience at 2 institutions[J]. J Urol, 1989, 142(2 Pt 1): 277-279.
24. Aravantinos E, Anagnostou T, Karatzas AD, et al. Percutaneous nephrostomy in patients with tumors of advanced stage: treatment dilemmas and impact on clinical course and quality of life[J]. J Endourol, 2007, 21(11): 1297-1302.
25. 蒋晨，钟一村，傅琦博，等．晚期宫颈癌伴梗阻性肾功能衰竭患者输尿管置管失败后的治疗策略分析[J]. 上海交通大学学报：医学版，2015，35(12)：1926-1930.

第三节 卵 巢 癌

一、综合治疗铂耐药型复发性卵巢透明细胞癌ⅢC 期 1 例

【病例介绍】

李某，女，48 岁。住院号 3156× × ×155。入院时间：2021 年 5 月 20 日。

[**主诉**] 卵巢癌ⅢC 期复发后术后化疗后 20 个月，二次复发周余。

[**诊疗过程**] 2018 年 4 月下腹部胀痛。

2018 年 5 月当地医院查妇科彩超：左附件区混合性包块(6.8cm×4.8cm×3.3cm)，伴盆腔多发性回声团，考虑卵巢癌并淋巴结转移可能。全腹 MRI 增强：左侧附件区占位性病变(3.5cm×4.9cm×8.0cm)，考虑左侧卵巢癌并腹膜转移、左侧盆壁淋巴结转移。肿瘤标志物：CA125 为 73.8U/ml，CA15-3 为 23.9U/ml，CA19-9 为 22.81U/ml。

2018 年 5 月当地医院行剖腹探查术，术中见：淡黄色混浊腹水约 200ml，横膈、肝脾、肠管、腹膜光滑，未见结节，盆腔淋巴结未及肿大；左卵巢肿瘤样

结节 7cm × 7cm × 5cm，肿块与腹膜粘连，右卵巢、双输卵管未见异常，子宫表面光滑，质中；膀胱左侧表面见一结节 1.5cm × 1.5cm × 1.0cm，直肠前壁左侧可及结节 1cm × 1cm × 1cm，大网膜见肿瘤结节 6cm × 7cm × 6cm。遂行全子宫切除 + 双侧附件切除 + 大网膜切除 + 腹壁肿物切除 + 盆腔淋巴结清扫术，未提供手术是否达到 R0。术后病理：（左侧卵巢肿物）卵巢透明细胞癌，部分为子宫内膜样腺癌（约占 20%），局部鳞状上皮化生，同侧输卵管未见癌累及；（大网膜）送检大网膜见有癌结节；（左侧腹壁肿物）送检纤维脂肪组织内见癌浸润。（子宫 + 右侧附件）右侧卵巢见癌侵犯，右侧输卵管未见侵犯；双侧宫旁组织见癌侵犯及子宫内膜异位组织，宫颈管后壁子宫浆膜层见癌侵犯。腹水 TCT：送检腹水中见恶性肿瘤细胞。（左侧盆腔）淋巴结 17 枚（0/17），均未见转移癌；（右侧盆腔）淋巴结 17 枚（0/17），均未见转移癌。免疫组化结果：ER（部分强 +，约占 20%），PR（部分强 +，约占 20%），人表皮生长因子受体 2（Her2）（1+），P53（部分 +，野生型），MLH（+），MSH2（–），MSH6（–），P16（部分 3+），PMS2（+）。诊断考虑：卵巢癌ⅢC 期（透明细胞癌，部分内膜样腺癌 20%）。

2018 年 MMR 检测阴性。

2018 年 5 月 28 日行术后第 1 程 TC 方案化疗（紫杉醇 270mg、静脉滴注，卡铂 600mg、静脉滴注）。

2018 年 6 月 19 日、2018 年 7 月 9 日、2018 年 7 月 30 日、2018 年 8 月 20 日、2018 年 9 月 10 日：行术后第 2~6 程 TC 方案化疗。

术后第 3 程化疗后 CA125 波动在 6.9~8.97U/ml（正常范围）。化疗结束后，当地医院考虑达到完全缓解（CR），定期复查。

2019 年 2 月 28 日外院查 CA125 为 55U/ml。

2019 年 3 月 22 日外院查全身 PET-CT：肝包膜下多发结节并代谢活跃，考虑转移，其中肝 S4 旁病灶累及肝及膈肌。双侧髂外血管旁及双腹股沟多个小淋巴结，代谢未见明显异常，建议随诊。双侧扁桃体代谢活跃，双颈区多个淋巴结代谢略活跃，疑炎性改变。疑结节性甲状腺肿。

2019 年 4 月 1 日中山大学肿瘤防治中心行剖腹探查术，术中见：肝 S4a 段所对应膈肌可见肿瘤 1 枚，大小约 4.5cm × 4.0cm，肝肾隐窝可见种植瘤一枚，约 1.5cm × 1.0cm × 1.0cm，肝表面光滑，未见肿瘤种植，术中超声扫描肝未见明显占位性病变。遂行膈肌肿物切除 + 腹腔肿瘤切除 + 膈肌修补术。考虑达到 R0 减灭术。

术后病理：①（膈肌肿物）镜下：纤维结缔组织中见异型细胞片巢状分布，细胞质透亮，核圆形或卵圆形，可见坏死，结合病史及免疫组化结果，符合卵巢透明细胞癌转移。②（腹腔肿物）淋巴结 1 枚，1/1 查见透明细胞癌转移。免疫组化结果：CK7（+），CA125（+），Pax-8（+），WT1（−），P53（约 40%+），P16（+），ER（−），PR（−），Napsin A（−），Ki-67（约 80%+）。

2019 年 5 月 9 日、2019 年 6 月 6 日、2019 年 7 月 4 日、2019 年 8 月 1 日、2019 年 8 月 29 日、2019 年 9 月 3 日行 6 程多美素（70mg，静脉滴注，第 1 天）单药化疗，肿瘤指标降至正常。（多美素即盐酸多柔比星脂质体注射液）

2019 年 9 月—2021 年 4 月于我院门诊维持中药 + 切脉针灸等治疗，CA125 波动于 4.96~8.3U/ml，一直为无瘤状态。

2021 年 5 月 12 日外院复查 CA15-3 为 38U/ml，NSE 为 19ng/ml，CA724、CA125、CA19-9、AFP、CEA、HE4 未见异常。全腹 CT 增强：下腔静脉左旁肿物（2.5cm × 4.0cm），考虑转移淋巴结，肝门区、腹主动脉旁淋巴结较前增大，性质待定。

2021 年 5 月 17 日我院 PET-CT（图 1-14）：①全子宫 + 双附件切除术后 + 膈肌 / 腹腔肿瘤切除术后改变，术区未见异常高代谢灶。②（约平 T_{10}~T_{12} 椎体）下腔静脉左旁 - 右侧膈肌脚间隙肿块（4.4cm × 3.5cm × 4.0cm），代谢明显增高，考虑转移瘤；瘤灶与邻近下腔静脉、右侧膈肌脚、右侧肾上腺粘连。③（约平 T_{12} 椎体）腹膜后间隙、肝门区多个轻度增大淋巴结，较大者代谢轻度增高（直径约 1.0cm），需注意淋巴结转移。④疑结节性甲状腺肿；建议必要时超声复查。⑤双肺多个肺大疱形成；脂肪肝。⑥双侧腹股沟区淋巴结炎性 / 反应性增生。⑦余全身未见明确异常高代谢病灶。

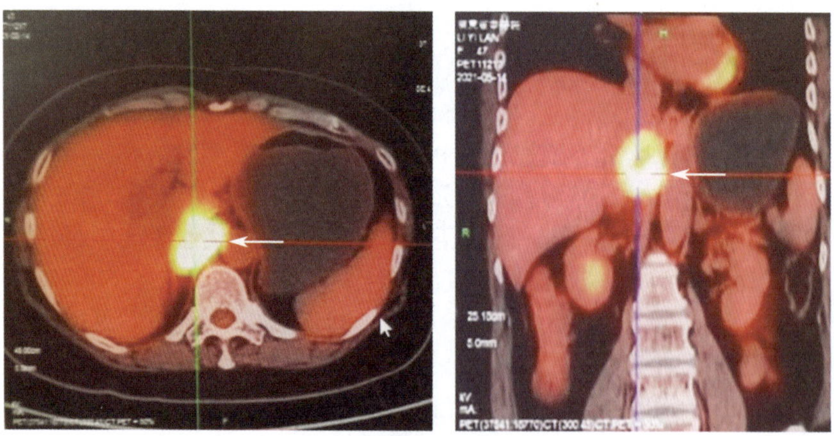

图 1-14　下腔静脉左旁肿块（4.4cm × 3.5cm × 4.0cm）

2021 年 5 月 24 日我院全腹 MRI 增强：①（约平 T_{10}~T_{12} 椎体）下腔静脉左旁 - 右侧膈肌脚间隙肿块（4.3cm × 3.9cm × 4.8cm），结合病史，考虑转移瘤，侵犯下腔静脉、右侧膈肌脚、右肾上腺体部、肝 S1 段。②肝 S6 血管瘤（直径约 1.1cm)，S2-3 交界区囊肿(0.5cm × 0.5cm))。③肝门区、腹膜后多发小淋巴结。

2021 年 5 月 26 日我院上腹部 CT 增强 + 腹主动脉 CT(图 1-15)：①(约平 T_{10}~T_{12} 椎体)下腔静脉左旁 - 右侧膈肌脚间隙肿块(4.6cm × 3.9cm)，结合病史，考虑转移瘤，病灶内见起自腹主动脉细小肝动脉分支穿行，侵犯下腔静脉、右侧膈肌脚、右肾上腺体部、肝 S1 段。②腹主动脉及其主要分支未见明显异常。③肝门部及腹膜后多发小淋巴结，建议随访复查。④肝 S6 血管瘤；S2-3 交界区囊肿(0.5cm × 0.5cm)。

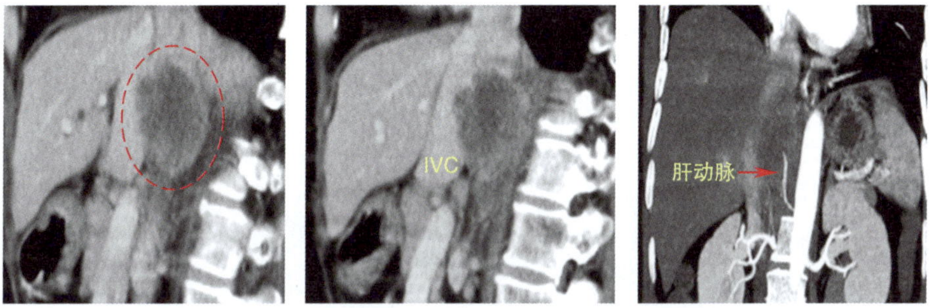

图 1-15　下腔静脉(IVC)左旁肿块(4.6cm × 3.9cm)

［**既往史及月经婚育史**］无基础疾病，G3P0A3(自然流产 3 次)。

［**家族史**］膀胱癌家族史(父亲、叔叔、姑妈均膀胱癌)。

［**入院专科检查**］T 36.5℃，P 87 次 /min，R 20 次 /min，BP 118/86mmHg，BMI 27.2，PS 评分 0 分。

全身浅表淋巴结未及明显肿大，全腹平软，无压痛及反跳痛，移动性浊音(-)。妇科检查：外阴正常，阴道通畅，阴道残端愈合良好，盆腔空虚，未及明显肿物，无压痛，双附件区未及明显异常。三合诊：直肠黏膜光滑，指套退出无血染。

［**目前诊断**］①卵巢恶性肿瘤，混合性子宫内膜样腺癌和透明细胞癌(术后化疗后，二次复发)；②甲状腺肿物(TI-RADS 4B 类)。

【MDT 记录】(2021 年 5 月 25 日)

卵巢透明细胞癌为特殊组织亚型的卵巢癌，患者为铂耐药型复发，已行再次肿瘤细胞减灭术，本次复发肿瘤局限，但病灶侵犯下腔静脉管腔，为明确下一步治疗方案，遂启动 MDT。

［**讨论提纲**］

(1)下一步治疗方案，是否能再次行满意减瘤术？

(2)如何选择化疗、放疗、靶向治疗方案？

［具体讨论内容］

（1）影像科周懂晶副主任医师：下腔静脉左旁 - 右侧膈肌脚间隙肿块，代谢明显增高，直径约 5cm，考虑转移瘤，病灶中央有稍低密度影，代谢减低，考虑病灶中央坏死，肿瘤侵犯肝 S1 段、下腔静脉管腔左侧壁见小突起，考虑肿瘤侵犯进入静脉管腔，MRI 见血管显像清，基本可排除影像学中假阳性可能，必要时可进一步完善血管造影检查，明确病变范围。

（2）核医学科冉鹏程副主任医师：肿物累及右肾上腺且与膈肌关系明显，考虑右侧膈肌与肿物粘连，肝门淋巴结、腹膜后淋巴结肿大，代谢增高，必要时需病理确诊是否为肿瘤转移。肝右段一小结节，考虑血管瘤，结合 PET-CT，余全身未见明显病灶。

（3）病理科杨海峰主任医师：患者外院病理玻片我院已会诊，结合病史，符合透明细胞癌，目前诊断明确。基因检测方面，患者 2018 年 DNA 错配修复（MMR）基因检测阴性，现外院已行高通量基因测序检测，建议根据结果回复情况辅助应用相应靶向药物治疗。必要时筛查潜在治疗靶点。

（4）甲状腺血管外科林鸿国副主任医师：患者甲状腺彩超提示甲状腺右下叶肿物边尚光整，包膜完整，考虑为不典型恶性肿瘤可能，目前患者主要矛盾在下腔静脉旁肿物，即便为甲状腺恶性肿瘤亦不危及患者生命，延期手术不影响患者预后，目前穿刺治疗意义不大，可暂不处理。

（5）腹部外科黄有星副主任医师：患者现年轻，一般情况良好，可耐受手术，但结合影像学显示，患者肿物局限于上腹部，从下腔静脉左侧连至右侧膈肌脚，但与下腔静脉关系密切，且穿透血管向管腔内侵袭，考虑手术风险大，有损伤周围大血管、血管壁破裂、术中出血多、血管置换的可能；多次手术，术中周围组织粘连严重，有不能达到满意肿瘤细胞减灭可能。目前肿瘤晚期，手术治疗非首选治疗手段，可评估是否可放化疗控制病情。若患方强烈要求手术，术前注意与患者及家属沟通手术风险及并发症。

（6）肿瘤科张力文副主任医师：患者卵巢透明细胞癌预后差，第一次术后化疗后 5 个月出现肿瘤复发，考虑为铂耐药型复发，二次术后予多美素单药化疗后肿瘤病情控制 20 个月，考虑多美素及中药针灸维持治疗有效，且多美素未达最高剂量，尚有应用指征，下一步可选择继续予多美素单药化疗，或者紫杉醇 + 奈达铂化疗控制病情。但目前肿瘤穿透下腔静脉血管，即便内科治疗风险也很大，肿瘤病灶缩小后，随时有血管破裂、危及生命风险，故暂不考虑加用贝伐珠单抗。化疗前需与患者及家属充分沟通病情。

（7）放疗科高蕾主任医师：患者外院基因检测结果未出，可追踪结果回复，以指导靶向治疗。影像学检查提示肿物较局限，若行手术，可术后辅助放疗。若不能手术，结合患者病史，考虑多美素治疗有效，可先行化疗 2~3 程后评估病情，必要时再行辅助放疗。

（8）妇科肿瘤专科肖静主任医师：同意各位专家意见，患者卵巢透明细胞癌诊断明确，结合目前相关辅助检查结果，考虑二次术后化疗后再次复发，预后差。肿瘤病灶虽然局限，但邻近下腔静脉及右侧膈肌，且肿瘤穿透下腔静脉管壁，加之既往多次手术史，周围组织粘连严重，手术风险大，有术中血管破裂，大出血风险，无法达到满意肿瘤细胞减灭可能。患者二次术后多美素治疗后20个月肿瘤复发，考虑多美素治疗有效，可继续予多美素方案化疗。但化疗期间亦有血管破裂风险。与患者及家属充分沟通病情，建议可先行化疗控制病情，注意追踪基因检测结果，评估有无靶向治疗可能。

［**MDT 意见**］患者手术风险极大，结合患者既往病史，建议继续予多美素化疗控制病情，但治疗期间注意血管破裂风险，暂不予贝伐珠单抗治疗，需与患者及家属充分沟通病情；若多美素无效，可加用局部放疗；追踪基因检测结果，评估有无靶向、免疫治疗获益可能。

【病例追踪】

于2021年5月26日、6月23日行2程多美素单药方案化疗，具体方案：多美素70mg，静脉滴注，每日1次。

2021年7月16日外院复查全腹CT增强：下腔静脉左旁肿物（4.1cm×3.2cm），考虑转移淋巴结；肝门区、门腔间隙、腹主动脉旁淋巴结，较前相仿，性质待定；左肺下叶类结节（直径约7mm），性质待定，建议随访。肿瘤指标降至正常。

2021年7月17日基因检测（表1-5）：①体细胞变异：312个基因的全部外显子，38个基因的内含子、启动子或融合断点区域，709个基因的全部外显子区。②胚系变异：36个基因的全部外显子区。③肿瘤突变负荷（TMB）。④微卫星不稳定性（MSI）。

表1-5 基因检测

检测内容	结果
基因组变异	54个体细胞变异，其中3个（PTCH1、PTEN、PI3KCA）与靶向药相关，证据等级C/D 0个胚系变异
免疫检查点抑制剂分子标志物	3个与PD-1/PD-L1抑制剂相关（TMB-H，TP53突变） TMB-H（51.84Muts/Mb，99%） 微卫星稳定性（MSS）
多腺苷二磷酸核糖聚合酶（PARP）抑制剂	未发现与靶向用药相关变异

考虑患者肿瘤基因变异高通量测序提示体细胞变异，其中 3 个与 PD-1/PD-L1 抑制剂相关。

与患者及家属沟通病情，建议可加用 PD-L1 免疫抑制剂治疗，患方知情并签字同意。2021 年 7 月 21 日、8 月 18 日、9 月 15 日、10 月 13 日分别行第 3~6 程多美素化疗（70mg，静脉滴注，每日 1 次）。7 月 28 日、8 月 18 日、9 月 8 日、9 月 29 日、10 月 20 日分别行第 1~5 次 PD-1 免疫抑制剂治疗（信迪利单抗，200mg，静脉滴注），之后每 21 天做 1 次免疫治疗至今。

2021 年 8 月 17 日我院全腹 CT 增强（对比 2021 年 5 月 26 日）：①卵巢癌根治术后，术区未见肿瘤复发迹象，建议复查。②下腔静脉肝内段左旁 - 右侧膈肌脚间隙（约平 T_{10}~T_{12} 椎体）肿块（4.7cm × 4.0cm，原 4.6cm × 3.9cm），考虑转移瘤，侵犯下腔静脉、右侧膈肌脚、右肾上腺体部、肝 S1 段，较前相仿。③肝门部及腹膜后多发小淋巴结，建议随访复查。④肝 S6 血管瘤；S2-3 交界区囊肿（0.5cm × 0.5cm）；同前。⑤所见双下肺散在多发肺大疱；左肺下叶基底段多发小结节，建议复查。

2021 年 10 月 12 日我院全腹 MRI 增强（对比 2021 年 5 月 24 日）：①（约平 T_{10}~T_{12} 椎体）下腔静脉左旁 - 右侧膈肌脚间隙肿块（4.0cm × 2.6cm × 4.6cm，原 4.3cm × 3.9cm × 4.8cm），结合病史，考虑转移瘤，较前缩小，侵犯下腔静脉、右侧膈肌脚、右肾上腺体部、肝 S1 段。②肝 S6 血管瘤（直径约 1.1cm），S2-3 交界区囊肿（0.5cm × 0.5cm）。③肝门区、腹膜后多发小淋巴结。④卵巢癌术后化疗后，子宫及双附件术后缺如，盆腔少量积液。

2021 年 11 月 12 日开始行放疗。放疗方案：①肿瘤区（GTV）：T_{11} 旁下腔静脉肿瘤侵犯范围；②剂量：PGTV 6 600cGy/33 次，控制双肾 V18<20%，脊髓 <40Gy，直肠剂量 V45<50%，肠道剂量 V45<30%，双侧股骨头 V45<10%，共 33 次。

2022 年 4 月复查 CT 提示达到部分缓解（对比 2021 年 8 月 17 日）：①卵巢癌根治术后，术区未见肿瘤复发迹象，建议复查。②下腔静脉肝内段左旁 - 右侧膈肌脚间隙（约平 T_{10}~T_{12} 椎体）肿块（2.2cm × 1.6cm × 2.5cm，原 4.7cm × 4.0cm），考虑转移瘤，侵犯下腔静脉、右侧膈肌脚、右肾上腺体部、肝 S1 段；病灶较前缩小，与周围结构较前清晰。③肝门部及腹膜后多发小淋巴结，同前。④肝 S6 血管瘤；S2-3 交界区囊肿（0.5cm × 0.5cm）；同前。⑤所见双下肺散在多发肺大疱；左肺下叶基底段多发小结节，建议复查。⑥双肺下叶微小结节影，考虑炎性改变，建议复查。（图 1-16）

2022 年 12 月复查 CT（对比 2022 年 4 月 7 日）：①卵巢癌根治术后，术区未见肿瘤复发迹象，建议复查。②下腔静脉肝内段左旁 - 右侧膈肌脚间隙（约平 T_{10}~T_{12} 椎体）结节（1.6cm × 1.2cm，原 2.2cm × 1.6cm），考虑转移瘤，侵犯下

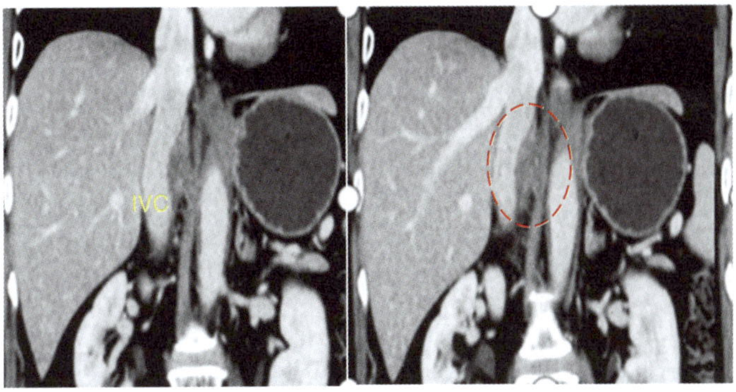

图 1-16　下腔静脉左旁肿块（2.2cm × 1.6cm × 2.5cm）

腔静脉、右侧膈肌脚、右肾上腺体部、肝 S1 段；病灶较前缩小，与周围结构较前清晰。③肝门部及腹膜后多发小淋巴结，同前。④原肝 S6 血管瘤现显示欠清，建议复查；S2-3 交界区囊肿（0.5cm × 0.5cm）；同前。⑤所见双下肺散在多发肺大疱；右肺中叶、左肺舌段、下叶后基底段少量纤维灶。⑥原双肺下叶微小结节未见明显显示，建议复查。

2023 年 3 月复查 CT（对比 2022 年 12 月 15 日）：①卵巢癌根治术后，术区未见肿瘤复发迹象，建议复查。②下腔静脉肝内段左旁 - 右侧膈肌脚间隙（约平 T_{10}~T_{12} 椎体）结节（1.3cm × 1.0cm，原 1.6cm × 1.2cm），考虑转移瘤，侵犯下腔静脉、右侧膈肌脚、右肾上腺体部、肝 S1 段；病灶较前缩小，与周围结构较前清晰。③肝门部及腹膜后多发小淋巴结，同前。④肝 S2-3 交界区囊肿（0.5cm × 0.5cm）；同前。⑤轻度脂肪肝。

治疗期间动态复查腹部 CT、MRI、彩超，达到部分缓解。下腔静脉左旁肿块大小变化见表 1-6。

表 1-6　下腔静脉左旁肿块大小变化趋势

	肿物大小		
	CT	MRI	彩超
2021 年 5 月		4.6cm × 3.9cm	
2021 年 8 月	4.7cm × 4.0cm		
2021 年 9 月			6.2cm × 4.2cm × 3.8cm
2021 年 10 月		4.0cm × 2.6cm × 4.6cm	
2021 年 11 月			5.1cm × 3.8cm × 3.7cm

续表

	肿物大小		
	CT	MRI	彩超
2022 年 3 月			6.7cm × 3.5cm × 1.8cm
2022 年 4 月	2.2cm × 1.6cm × 2.5cm		2.7cm × 1.6cm × 1.3cm
2022 年 5 月			2.7cm × 1.6cm × 1.2cm
2022 年 6 月			2.8cm × 1.6cm × 1.6cm
2022 年 7 月			2.1cm × 1.8cm × 1.6cm
2022 年 8 月			2.4cm × 1.8cm × 1.4cm
2022 年 9 月			2.1cm × 1.8cm × 1.2cm
2022 年 10 月			2.2cm × 1.6cm × 1.2cm
2022 年 11 月			2.0cm × 1.3cm × 1.9cm
2022 年 12 月	1.6cm × 1.2cm		
2023 年 1 月			1.8cm × 1.2cm × 1.7cm
2023 年 2 月			1.7cm × 1.3cm × 1.0cm
2023 年 3 月	1.3cm × 1.0cm		
2023 年 5 月			1.7cm × 1.2cm × 1.4cm

其间动态复查下腔静脉彩超监测靶病灶变化，达到部分缓解。肿瘤指标处于正常范围。患者出现手足瘙痒、脱皮等症状，予中药外洗、针灸等治疗，症状可缓解。

【总结及思考】

［病例特点］

（1）48 岁女性，卵巢透明细胞癌诊断明确，铂耐药型复发，外院行再次肿瘤细胞减灭术，术后予 6 个疗程多美素化疗后通过中药针灸维持治疗，无进展生存期（PFS）达 20 个月，后第二次复发。

（2）查体：全身浅表淋巴结未扪及明显肿大。妇科检查：外阴正常，阴道通畅，阴道残端愈合良好，盆腔空虚，未及明显肿物，无压痛，双附件区未及明显异常。三合诊：直肠黏膜光滑，指套退出无血染。

（3）本次复发病灶局限，但位置特殊，影像学提示病灶在下腔静脉 - 右侧膈肌脚间隙，侵犯下腔静脉管腔，与周围组织粘连。

（4）基因检测结果：检出54个体细胞变异，其中3个（PTCH1、PTEN、PI3KCA）与靶向药相关（证据等级C/D），0个胚系变异；3个与PD-1/PD-L1抑制剂相关，肿瘤突变负荷高（TMB-H，51.84Muts/Mb，99%）；微卫星稳定性（MSS）；未检测出PARP抑制剂获益变异。

［**治疗思路**］本例患者已行再次肿瘤细胞减灭术，病理诊断为卵巢透明细胞癌，初次复发治疗达到完全缓解，定期复查，结合影像学，本次考虑为再次复发。

卵巢透明细胞癌（OCCC）是一种少见、特殊组织学亚型的卵巢癌，常与子宫内膜异位症有关，在卵巢癌的多个组织学亚型中，发病率居第2位，仅次于卵巢高级别浆液性癌（HGSC），Ⅲ、Ⅳ期患者的5年PFS分别为33%、0，易发生耐药是其晚期患者预后更差的主要原因。

复发性卵巢癌无法像初次治疗一样具有优先推荐的方案，而其总体生存时间不仅与复发肿瘤的部位、数量、大小有关，还与既往诊治情况、初次手术后肿瘤残留情况、乳腺癌相关基因（BRCA）的状态等有关，治疗方案需要充分考虑初次治疗的具体状况。对于复发性卵巢透明细胞癌，研究发现单部位复发患者的中位复发后OS为54.4个月，而淋巴结复发者为30.1个月，该患者第1次复发为铂耐药型复发，再次肿瘤细胞减灭术后，予多美素单药治疗6个疗程后，PFS长达20个月，目前生存已超过47个月，现二次复发，从以下几个治疗方面考虑：

1. 复发卵巢癌再次手术获益大吗？ 再次肿瘤细胞减灭术对复发性卵巢癌是否获益的讨论一直是争议热点。相关的高水平证据研究有3项，分别是GOG-0213、DESKTOP Ⅲ、SOC-1。DESKTOPⅢ是国际多中心对铂敏感型复发卵巢癌患者的Ⅲ期随机对照研究，结果显示再次肿瘤细胞减灭术联合化疗组与单纯化疗组相比，中位无进展生存期（mPFS）及中位总生存期（mOS）均延长；而亚组分析显示，完全切除（R0切除）者mOS明显延长（61.9个月VS 28.8个月），提示R0切除是再次肿瘤细胞减灭术是否获益的最重要因素。国内SOC-1研究也同样证实了该结论。Kajiyama等评估了25例接受再次肿瘤细胞减灭术且达到R0切除的复发OCCC患者OS为30.1个月，非R0切除为10.4个月。因此治疗前的评估非常重要，术前评估不能R0切除者，手术并不能改善患者的预后，应选择直接化疗。

对于绝大部分铂耐药型复发患者而言，二次手术应慎重，一般仅作为缓解症状的治疗手段之一，如发生肠梗阻、肠瘘后的造瘘手术。但也有小样本回顾性研究探讨了再次肿瘤细胞减灭术获R0切除可延长铂耐药型复发卵巢癌患者OS。因此，无论铂耐药或是铂敏感，选择可以达到R0切除的合适患者进行手术，是手术获益的关键。

结合此患者，初次复发属于铂耐药型复发，根据实际情况评估，完整切除病灶达到R0，术后给予无铂化疗取得良好的效果，也证实了铂耐药并非手术禁忌，需要谨慎评估，若能达到R0，对一些患者还是有益，当然，需要更高级别更多样本量的临床研究进一步证实。但对于本真实世界案例，患者从中医药维持治疗中获益，PFS达到20个月；本次入院PET-CT提示再次复发病灶虽局限在上腹部，但是病灶范围从下腔静脉左侧连至右侧膈肌脚，与下腔静脉关系密切，且穿透血管向管腔内侵犯，同时肝门淋巴结腹膜后淋巴结不排除转移瘤。患者较年轻，无基础疾病，虽可耐受手术，但手术风险极大，有损伤周围血管，血管壁破裂，术中出血多可能。同时多次手术病史，周围组织粘连严重，有不能达到R0切除可能，手术对患者风险大，且获益可能性小，因此考虑手术非首选方案。

2. **复发卵巢癌，如何选择化疗方案？** 二线化疗是复发性卵巢癌的标准治疗方法，然而复发性OCCC即使是铂敏感型复发，也对化疗反应率很低。铂敏感型复发性卵巢癌，首选以铂为基础的化疗，包括卡铂或顺铂联合紫杉醇、吉西他滨（gemcitabine，GEM）、聚乙二醇多柔比星脂质体（pegylated liposomal doxorubicin，PLD）加或不加贝伐珠单抗。CALYPSO研究显示，对比卡铂/脂质体多柔比星（CD方案）和卡铂/紫杉醇（CP方案），CD组PFS延长（11.3个月 VS 9.4个月），且CD组患者的耐受性更好。铂耐药是复发性卵巢癌治疗中最棘手的问题，可选择脂质体多柔比星、拓扑替康、依托泊苷和吉西他滨，但缓解率有限。意大利的一项多中心研究发现，铂耐药OCCC患者对非铂药物的反应率为33%。

结合本例患者，再次肿瘤细胞减灭术后使用脂质体多柔比星单药化疗6个疗程达到CR后，PFS达到20个月，考虑对PLD及中医药治疗有效，且PLD未达最高剂量，尚有应用指征，故本次复发后化疗方案选择PLD。

3. **应用有限的辅助放疗是否值得尝试？** 放疗在卵巢癌的治疗中并不常用，主要原因在于卵巢癌的复发转移以腹盆腔广泛播散为主，病灶难以局限，达不到常规放疗的适应证。有关卵巢癌放疗相关研究及循证指南屈指可数，随着放疗技术的进步发展与毒副作用减少，放疗也开始尝试性应用于复发性卵巢癌。OVAR-IMRT-02研究纳入20例减瘤术后行化疗到完全缓解（CR）的局部晚期卵巢癌患者行辅助调强全腹放疗，主要研究终点为耐受性，其间均未发生Ⅲ~Ⅳ级的肝肾损伤和消化道毒性，因此认为调强全腹放疗可为晚期卵巢癌患者的巩固治疗提供新的治疗选择。另有研究表明，辅助放疗并不能提高Ⅰ~Ⅱ期卵巢透明细胞癌的PFS和OS。因此辅助放疗在卵巢癌中的作用仍有争议，既往的研究大多样本量较少，或并非接受同一时期的放疗技术和方案，NCCN指南推荐仅在局灶性复发且对多种化疗方案耐药的病例考虑使用，多为姑息性治疗，应经过多学科会诊讨论决定，放疗方式及剂量个体化制订。该患者在接受 6 个疗程多美素和 PL-D1 免疫治疗后，目标肿物缩小，病灶局限但未消失，故选择加用受累野放疗。

4. **靶向治疗，未来可期**　靶向治疗是继手术、化疗、放疗后第四种肿瘤治疗模式。指南推荐卵巢癌患者均建议使用最近获得的肿瘤组织进行肿瘤分子检测，至少包括 BRCA1/2、MSI 或 dMMR，并可考虑进行同源重组修复缺陷（HRD）检测。其意义在于指导选择合适的靶向药物。

（1）多腺苷二磷酸核糖聚合酶抑制剂（PARPi）：PARPi 是近年来卵巢癌治疗领域的最大进展，可用于初始、复发治疗后的维持治疗，以及多线化疗后代替化疗（即“去化疗”），对于存在 BRCA 突变和 HRD 的晚期卵巢癌患者，一线使用 PARPi 进行维持治疗的意义已无争议。而 OCCC 的 BRCA 突变率低，缺乏 PARPi 维持治疗的相关前瞻性临床研究证据，但基于高级别卵巢浆液性癌为主的 PARPi 一线维持治疗的临床研究证据，建议对于 BRCA 突变者，达到完全缓解（CR）或部分缓解（PR）后选择尼拉帕利或奥拉帕利 ± 贝伐珠单抗。

（2）抗血管生成药：以贝伐珠单抗为代表的抗血管生成药物，单药或联合化疗是复发患者的首选（特别是合并腹水者），并不需要依赖肿瘤基因检测结果，在铂敏感或铂耐药患者中都有效。复发患者如果对化疗 + 贝伐珠单抗治疗有反应，可以继续使用贝伐珠单抗作为维持治疗直到疾病进展或者无法耐受毒性。根据 ICON-7 结果，一线化疗联合贝伐珠单抗可将客观缓解率（ORR）从 48% 提高到 67%。但治疗相关的毒副作用也不容忽视，包括高血压（5%~18%）、蛋白尿（0.7%~7%）、肠穿孔（0.3%~3%）、出血（0.4%~7%）、疲劳（8%）等。

本例患者因病灶穿透血管，使用贝伐珠单抗出血风险高，故未考虑使用贝伐珠单抗。

（3）PI3K/AKT/mTOR 抑制剂：是 OCCC 中备受关注的分子靶向药物，依维莫司在体外和体内均被证实对 OCCC 细胞具有抗肿瘤活性。GOG-268 评估了西罗莫司联合 TC 方案序贯西罗莫司维持在Ⅲ~Ⅳ期 OCCC 患者中的疗效，发现对手术达到 R0 患者预后最好，54% 的患者 PFS 超过 12 个月，但与历史对照并未体现出显著优势。

（4）免疫检查点抑制剂：卵巢癌被认为是“免疫冷性”肿瘤，免疫检查点抑制剂（ICI）在卵巢癌治疗中的使用率还不高，需根据基因检测结果选择可能有效的靶向药。现阶段在复发性卵巢癌中的研究结果提示肿瘤缓解率很低。NINJA 研究对比纳武利尤单抗与化疗在铂耐药型复发卵巢癌患者中的疗效和安全性，纳武单抗组显示出更长的缓解期（18.7 个月 VS 7.4 个月）和耐受性，但 PFS 和 OS 并无获益。KEYNOTE-100 研究帕博利珠单抗单药治疗复发性卵巢癌，总体人群的客观缓解率（ORR）为 8%，但亚组分析 19 例 OCCC 患者 ORR 达 15.8%。J Clin Oncol 发表关于纳武单抗联合伊匹单抗双免治疗复发卵巢癌的Ⅱ期随机对照研究结果显示，联合治疗组对比单药治疗，ORR 及 PFS 均延长，尤其是 OCCC 患者中双药效果更优于单药。ICI 给我们带来希望，但单药治疗效果有限，目前多把免疫治疗放在卵巢癌的后线治疗中，当其他药物治疗效果不佳时，根据患者的基因状态，选择单药或者联合其他药物一起使用。寻找预测性生物标志物、使用免疫调节剂、探索联合疗法等提高 ICI 有效性的措施正在被进一步深入研究。

针对该患者，本次复发已接受化疗、放疗等综合治疗，目标肿物较前减小，免疫检查点抑制剂分子标志物检测出 3 个与 PD-1/PD-L1 抑制剂相关，故使用 PD-L1 抑制剂治疗。

5. **中医介入，有望提高肿瘤患者生存期**　该患者铂耐药型复发后在接受化疗、放疗及免疫治疗过程中，坚持中药内服及外用，并接受切脉针灸治疗，尤其是在使用信迪利单抗期间，手足瘙痒、脱皮等周围神经炎症状较严重，中药外用和切脉针灸疗效明显。中医认为恶性肿瘤患者大多正虚邪实，正虚包括气虚、阳虚、阴虚等，邪实多由于瘀阻造成癥瘕积聚。同时经过手术创伤及放化疗损伤，正气削弱的同时也伴有一些化疗毒副反应，严重的毒副反应往往会导致治疗无法进行，甚至有患者产生抵触情绪，最终演变为依从性下降、放弃后续治疗，实为可惜，如果在此过程中，联合中医对其进行整体辨证、施以中医治疗，减轻患者的化疗毒副反应，增强免疫力，则可有助于化疗如期进行，并提高患者综合治疗后的生存质量，也可能使耐药复发率降低，或调整患者体质，延缓肿瘤复发。中西医结合治疗过程中将患者视为一个有机的整体，从中医整体观及循证医学双重角度入手，优势互补，使患者获益最大化。

该例患者为铂耐药型复发性卵巢透明细胞癌，综合化疗、放疗、免疫治疗三联组合治疗，并坚持中医药治疗，目前获得持续部分缓解，效果可喜，说明了卵巢癌复发需要个体化制订治疗方案，这与中医学“因人制宜”的思想密切相符。同时也证实了二线化疗、放疗联合免疫治疗对铂耐药型复发性卵巢透明细胞癌的有效性。但鉴于 OCCC 相对罕见，尤其是再次复发，预后差，治疗棘手，如何选择再次肿瘤细胞减灭术，如何抉择化疗方案，靶向治疗能否改变目前的治疗模式，获得更好的疗效，均仍在探索中。因此需要更多临床试验，以期通过个体化精准治疗来改善其临床预后。

（冯　丽　周丽丽）

参 考 文 献

1. Takano M, Kikuchi Y, Yaegashi N, et al. Clear cell carcinioma of the ovary: a restrospective multicentre experience of 254 patients with complete surgical staging[J]. Br J Cancer, 2006, 94(10): 1369-1374.
2. 郑文新，沈丹华，郭东辉，等．妇产科病理学[M]. 2 版．北京：科学出版社，2021：783-792.
3. Hogen L, Thomas G, Bernardini M, et al. The effect of adjuvant radiation on survival in early stage clear cell ovarian carcinoma[J]. Gynecol Oncol, 2016, 143(2): 258-263.
4. Coleman RL, Spirtos NM, Enserro D, et al. Secondary surgical cytoreduction for recurrent ovarian cancer[J]. N Engl J Med, 2019, 381(20): 1929-1939.
5. Harter P, Sehouli J, Meier W, et al. Randomized phase Ⅲ study to evaluate the impact of secondary cytoreductive surgery in recurrent ovarian cancer-final analysis of AGO DESKTOP Ⅲ/ENGOT-ov20[J]. Journal of Clinical Oncology, 2020, 38(15 suppl): 6000.
6. Shi T, Zhu J, Feng Y, et al. Secondary cytoreduction followed by chemotherapy versus chemotherapy alone in platinum-sensitive relapsed ovarian cancer(SOC-1): a multicentre, open-label, randomised, phase 3 trial[J]. The Lancet Oncology, 2021, 22(4): 439-449.
7. Kajiyama H, Suzuki S, Yoshikawa N, et al. Oncologic outcomes after secondary surgery in recurrent clear-cell carcinoma of the ovary[J]. Int J Gynecol Cancer, 2019, 29(5): 910-915.
8. Tuinetti V, Di Napoli M, Ghisoni E, et al. Cytoreductive surgery for heavily pre-treated, platinum-resistant epithelial ovarian carcinoma: a two-center retrospective experience[J]. Cancers(Basel), 2020, 12(8): 2239.
9. Pujade-Lauraine E, Wagner U, Aavall-Lundqvist E, et al. Pegylated liposomal Doxorubicin and Carboplatin compared with Paclitaxel and Carboplatin for patients with platinum-sensitive ovarian cancer in late relapse[J]. J Clin Oncol, 2010, 28(20): 3323-3329.
10. Esposito Francesca, Sabrina Chiara Cecere, Francescapaola Magazzino, et al. Second-line chemotherapy in recurrent clear cell ovarian cancer: results from the multicenter italian trials in ovarian cancer(MITO-9)[J]. Oncology, 2014, 86(5-6): 351-358.
11. Arians Nathalie, Meinhard Kieser, Laura Benner, et al. Adjuvant intensity modulated whole-abdominal radiation therapy for high-risk patients with ovarian cancer FIGO stage Ⅲ: final results of a prospective phase 2 study[J]. Radiation Oncology, 2019, 14(1): 179.
12. Liat Hogen, Gillian Thomas, Marcus Bernardini, et al. The effect of adjuvant radiation on survival in early stage clear cell ovarian carcinoma[J]. Gynecologic Oncology, 2016, 143(2): 258-263.
13. 张国楠，向阳，王登凤，等．卵巢透明细胞癌临床诊治中国专家共识(2022 年版)[J]. 中国实用妇科与产科杂志，2022，38(5)：515-523.
14. Burger RA, Brady MF, Bookman MA, et al. Incorporation of bevacizumab in the primary

treatment of ovarian cancer[J]. N Engl J Med, 2011, 365(26): 2473-2483.
15. Perren TJ, Swart AM, Pfisterer J, et al. A phase 3 trial of bevacizumab in ovarian cancer[J]. N Engl J Med, 2011, 365(26): 2484-2496.
16. Carol Aghajanian, Stephanie V Blank, Barbara A Goff, et al. OCEANS: a randomized, double-blind, placebo-controlled phase Ⅲ trial of chemotherapy with or without bevacizumab in patients with platinum-sensitive recurrent epithelial ovarian, primary peritoneal, or fallopian tube cancer[J]. J Clin Oncol, 2012, 30(17): 2039-2045.
17. Robert L Coleman, Mark F Brady, Thomas J Herzog, et al. Bevacizumab and paclitaxel-carboplatin chemotherapy and secondary cytoreduction in recurrent, platinum-sensitive ovarian cancer(NRG Oncology/Gynecologic Oncology Group study GOG-0213): a multicentre, open-label, randomised, phase 3 trial[J]. The Lancet Oncology, 2017, 18(6): 779-791.
18. Pujade-Lauraine E, Hilpert F, Weber B, et al. Bevacizumab combined with chemotherapy for platinum-resistant recurrent ovarian cancer: The AURELIA open-label randomized phase Ⅲ trial[J]. J Clin Oncol, 2014, 32(13): 1302-1308.
19. Farley JH, Brady WE, Fujiwra K, et al. A phase Ⅱ evaluation of temsirolimus in combination with carboplatin and paclitaxel followed by temsirolimus consolidation as first-line therapy in the treatment of stage Ⅲ-Ⅳ clear cell carcinoma of the ovary[J]. Journal of Clinical Oncology, 2016, 34(15 suppl): 5531.
20. Hamanishi J, Takeshima N, Katsumata N, et al. Nivolumab versus gemcitabine or pegylated liposomal doxorubicin for patients with platinum-resistant ovarian cancer: Open-label, randomized trial in Japan(NINJA)[J]. J Clin Oncol, 2021, 39(33): 3671-3681.
21. Matulonis UA, Shapira-Frommer R, Santin AD, et al. Antitumor activity and safety of pembrolizumab in patients with advanced recurrent ovarian cancer: results from the phase Ⅱ KEYNOTE-100 study[J]. Ann Oncol, 2019, 30(7): 1080-1087.
22. Nishio S, Matsumoto K, Takehara K, et al. Pembrolizumab monotherapy in Japanese patients with advanced ovarian cancer: Subgroup analysis from the KEYNOTE-100[J]. Cancer Sci, 2020, 111(4): 1324-1332.
23. Zamarin D, Burger RA, Sill MW, et al. Randomized phase Ⅱ trial of nivolumab versus nivolumab and ipilimumab for recurrent or persistent ovarian cancer: an NRG oncology study[J]. J Clin Oncol, 2020, 38(16): 1814-1823.

二、个体化治疗局灶复发性卵巢癌1例

【病例介绍】

陈某，女，53岁。住院号0145×××148。入院时间：2019年12月2日。

［**主诉**］双侧卵巢高级别浆液腺癌ⅢB期术后化疗后2年余，发现左侧腹股沟肿物4个月余。

［**诊疗过程**］2017 年 3 月发现左侧腹股沟处直径约 2cm 包块，无压痛，无发热肿胀。

2017 年 3 月 27 日我院查 HE4 为 251.4pmol/L，CA125 为 605.6U/ml。

2017 年 4 月 11 日全腹部 CT 平扫 + 增强：右侧附件区占位病变（4.2cm × 3.6cm），考虑交界性囊腺瘤可能性大，需与卵泡膜细胞瘤鉴别。

2017 年 4 月 11 日我院行腹式全子宫切除术 + 双侧输卵管卵巢切除术 + 大网膜活组织检查（横结肠下大网膜切除术 + 网膜囊赘生物切除）+ 盆腔淋巴结清扫术（并左侧腹股沟管旁肿物切除术）+ 腹膜后淋巴结清扫术（腹主动脉旁淋巴结清扫）+ 阑尾切除术。

术中所见：横膈、肝、胆、脾、双肾、肠管未扪及异常，横结肠下大网膜散在粟粒样赘生物，网膜囊表面见 5 粒粟粒样白色赘生物、盆腔及腹主动脉旁淋巴结未及明显肿大。子宫增大如孕 40^+ 天，右侧卵巢增大 5cm × 5cm，表面凹凸不平，但无破溃。左侧卵巢 3cm × 3cm。双侧输卵管外观正常。淡黄色腹水量约 50ml。左侧腹股沟管旁肿物 1.5cm × 1.2cm。术中剖视右侧卵巢肿瘤，多房性，囊实性。术中冰冻报告为：（右侧输卵管卵巢）卵巢高级别浆液性癌。输卵管未见癌侵犯。剖视子宫，见子宫肌壁间小肌瘤切面色白见漩涡样结构，内膜光滑，宫腔内见完整圆形节育环 1 枚。左侧卵巢 3cm × 3cm，囊实性，左侧输卵管外观正常。手术切除达 R0。

术后病理：①（子宫 + 左侧输卵管卵巢）左侧卵巢高级别浆液性癌。左侧输卵管可见癌侵犯。子宫平滑肌瘤；增生期状态子宫内膜；子宫颈慢性炎；左侧宫旁纤维组织内可见癌累及。免疫组化结果：P53（+），WT-1（+）；（右侧输卵管卵巢）卵巢高级别浆液性癌。输卵管未见癌侵犯。②（网膜囊赘生物）可见癌组织。③（大网膜）可见癌侵犯。④（左侧腹股沟管旁肿物）可见癌侵犯及脉管内癌栓。免疫组化结果：P53（+），WT-1（+）。⑤（左髂总淋巴结）送检淋巴结 3 枚，均未见癌转移。⑥（左髂外 + 腹股沟深淋巴结）送检淋巴结 8 枚，其中 3 枚可见癌转移（3/8）。⑦（左髂内淋巴结）送检纤维组织，未检及淋巴结，未见癌。⑧（左闭孔淋巴结）送检淋巴结 4 枚，均未见癌转移。⑨（右髂总淋巴结）送检淋巴结 3 枚，均未见癌转移。⑩（右髂外 + 腹股沟深淋巴结）送检淋巴结 5 枚，均未见癌转移。⑪（右髂内淋巴结）送检淋巴结 2 枚，均未见癌转移。⑫（右闭孔淋巴结）送检淋巴结 2 枚，均未见癌转移。⑬（腹主动脉旁淋巴结）送检淋巴结 9 枚，均未见癌转移。⑭（骶前淋巴结）送检淋巴结 2 枚，均未见癌转移。⑮（阑尾）慢性炎，未见癌累及。⑯（腹水）找到癌细胞（细胞学形态考虑为腺癌）。

患者双侧卵巢高级别浆液性癌，伴左侧输卵管、左侧宫旁纤维组织、网膜囊、大网膜、左侧腹股沟、左髂外侵犯。根据 2013 年 FIGO 分期，手术分期为

ⅢB 期；根据 2017 年 NCCN 指南，术后 2017 年 4 月—8 月完成 6 程 TC 方案化疗（紫杉醇 270mg+ 卡铂 600mg）

2017 年 8 月 7 日复查 HE4、AFP、CEA、CA125、CA15-3、CA19-9 未见明显异常。全腹增强 CT：①卵巢癌术后改变，子宫附件缺如，未见肿瘤复发声像。②肝 S2 段低密度小结节，拟囊肿，大致同前。③余腹部 CT 平扫增强未见明显异常。评估疗效为完全缓解（CR）。后定期门诊复查血常规、肿瘤标志物、妇科彩超、CT 均未见异常。

2019 年 7 月患者自行触及左侧腹壁有一包块大小约 2cm × 2cm，无压痛，无发热肿胀。

2019 年 7 月 13 日查 CEA 5.17ng/ml，CA125 为 33.96U/ml。

2019 年 7 月 20 日我院全胸 + 全腹 CT：①子宫及附件术后缺如，术区未见肿瘤复发征象。②肝、胆、脾、胰、双肾、膀胱未见明显异常。③左肺上叶下舌段少许纤维灶。

肿瘤科医师嘱患者密切复查，同时予注射用胸腺法新皮下注射增强免疫。

2019 年 10 月 19 日我院查 CEA 为 8.46ng/ml，CA125 为 45.1U/ml

2019 年 11 月 9 日我院查 CEA 为 9.89ng/ml，CA125 为 52.20U/ml，HE4 为 60.6pmol/L

患者左侧腹壁肿物持续存在，自觉大小无明显变化，但考虑患者肿瘤标志物水平持续上升，建议进一步影像学检查。

2019 年 11 月 26 日我院 PET-CT：①子宫、双侧附件术后缺如，盆腔术区未见明显高代谢复发病灶征象；②左侧前下盆壁软组织样结节（大小约 1.6cm × 1.5cm × 1.6cm），代谢轻度增高，需注意种植转移可能；③左侧腹股沟管起始部小结节影，代谢略增高。

2019 年 12 月 2 日入住我科。

［**既往史及月经婚育史**］2008 年于我院行乳腺手术治疗，自诉术后病理为“乳腺纤维囊性增生”，后定期复查，既往月经正常，已婚育，G1P1（1996 年顺产 1 女）。其他无特殊。

［**家族史**］父亲因前列腺癌去世，姐姐年幼时因白血病去世，否认其他家族遗传病史。

［**入院查体**］T 36.4℃，P 96 次 /min，R 18 次 /min，BP 127/84mmHg，BMI 24.1，PS 评分 1 分。心肺听诊未及明显异常。

专科检查：全身浅表淋巴结未扪及明显肿大。耻骨联上缘 1 横指、前正中线左 1cm 处可扪及一大小约 2cm × 2cm 的包块，无触痛，质韧，活动差、边界欠清，表面欠光滑；三合诊：盆腔空虚，未扪及明显包块，指套退出无血染。

［**入院后情况**］2019 年 12 月 2 日肿瘤标志物：CEA 为 8.50ng/ml，CA125

为53.18U/ml，余肿瘤标志物正常。

2019年12月3日体表包块彩超（图1-17）：左侧前下盆壁肌层内可见一低回声肿块，大小约2.0cm×1.3cm×1.2cm（距体表1.1cm），边界欠清，形态不规则，边缘不规整，内回声尚均匀，后方回声稍衰减，距离腹膜约4mm；CDFI：肿块内部可见少许血流信号。左下腹腹腔内、相当于左侧腹股沟管起始部另可见一低回声肿块，大小约1.6cm×1.2cm×0.8cm，边界尚清，形态尚规则，内回声不均匀；CDFI：内部未见明显血流信号。超声意见：左侧前下盆壁肌层内及左下腹腹腔内、相当于左侧腹股沟管起始部低回声肿块，不排除肿瘤种植可能。

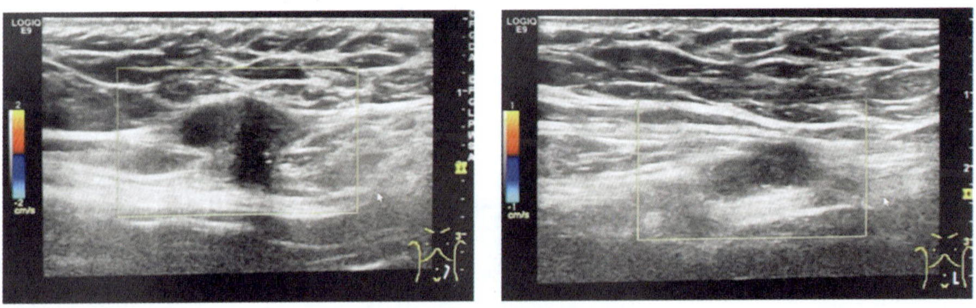

图1-17　体表超声影像

2019年12月3日妇科经阴道彩超：子宫缺如，符合术后改变。双附件未探及明显异常。

2019年12月4日盆腔MRI平扫+增强（图1-18）：左下腹壁近左腹股沟管旁可见小结节影，较大者大小约1.2cm×1.6cm×1.9cm，边界欠清，周边可见毛刺，T1WI FS呈稍高信号，T2WI呈低信号，增强明显强化。子宫及附件术后缺如，术区增强扫描后未见异常强化，盆腔未见增大淋巴结。影像意见：左下腹壁近左腹股沟管旁结节，结合临床病史，注意种植转移可能。

［**目前诊断**］①卵巢恶性肿瘤（高级别浆液性腺癌，ⅢB期，术后化疗后）；②腹壁肿物（性质待定）；③乳腺腺病（双侧，乳腺纤维囊性增生术后）。

【MDT记录】（2019年12月5日）

患者目前考虑卵巢癌复发可能，属于铂敏感型复发，病灶相对局限，但部位特殊，有无手术切除可能及手术方式。若无法完全手术，则化疗方案如何选择？故启动MDT。

［**讨论提纲**］

（1）患者盆腔病灶的影像检查特点及性质解读。

（2）下一步治疗方案：是否适合手术？若有手术指征，手术入路方式该如何选择，术后治疗方案如何选择；若无手术指征，后续治疗方案如何选择。

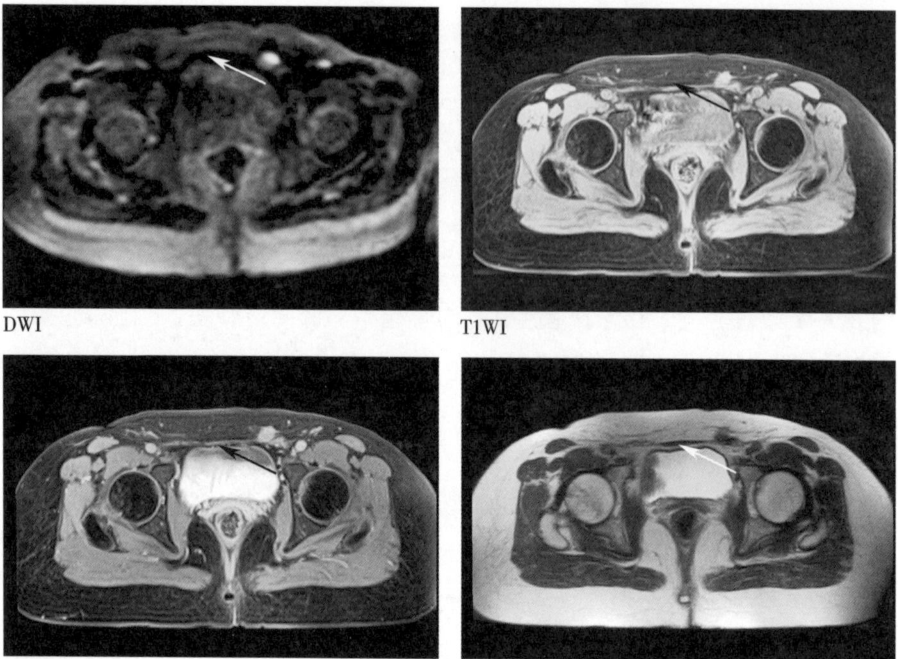

图 1-18　盆腔 MRI 影像

［具体讨论内容］

（1）核医学科冉鹏程副主任医师：结合患者盆腔 MRI 以及 PET-CT 提示，左侧前下盆壁见软组织样结节影大小约 1.6cm × 1.5cm × 1.6cm，边缘毛糙，CT 值 37HU，PET 图像呈放射性摄取轻度增高影，SUVmax 2.16（延迟显像，SUVmax 3.17）。左侧腹股沟管起始部呈放射性摄取略增高影，SUVmax 1.27（延迟显像未见明显变化）。左侧前下盆壁软组织样结节，较前系列 CT 片逐渐增大且代谢轻度增高，需注意种植转移可能。

（2）彩超室陈铃副主任医师：患者 B 超提示左侧腹股沟结节累及肌层，不排除癌灶深部转移可能，距离腹膜约 4mm，距离体表约 1.1cm，类似子宫内膜异位病灶，但无血流信号，反复询问患者病灶处有无疼痛，患者否认，遂暂排除子宫内膜种植，考虑为肿瘤复发机会大。

（3）腹部外科黄有星副主任医师：患者依从性好，目前检验检查提示不除外肿瘤复发可能，且患者及家属有手术意愿，病灶与髂血管距离较远，有手术指征，可考虑手术切除，目前患者检验检查评估身体状况良好，结合手术风险、手术难度及疗效评估，患者手术治疗获益较大，可择期行手术治疗。手术入路可考虑经腹腔镜手术结合经腹部手术。

（4）肿瘤内科李柳宁主任医师：患者 2017 年术后已行 6 程 TC 方案化疗，

化疗后定期复查血常规、肿瘤标志物、彩超、CT 均未见异常。2019 年 7 月患者可自扪及左下腹壁包块，无压痛，10 月 19 日查 CEA、CA125 均较前升高，11 月复查 CEA、CA125 持续升高。遂完善 PET-CT 检查。综合病史考虑，患者此次为铂敏感型复发，病灶局限，可首选手术切除，术后化疗，化疗达到 CR 或 PR 后，可考虑使用奥拉帕利口服维持治疗。

（5）妇科梁雪芳主任医师：综合患者病史及目前病情，手术为首选治疗方案，可选用开腹切除或腹腔镜切除两种方式：开腹切除可更好地了解病灶大小及范围，可触摸到病灶具体位置及质感便于更完整地清除病灶；经腹腔镜切除创口小，可降低一定的感染风险，便于患者术后的恢复，需进一步确定手术方案。

［**MDT 意见**］患者本次距离前一次治疗后达到完全缓解（CR）超过 2 年，体表新发肿物，肿瘤标志物持续升高，故属于铂敏感型复发，影像学评估病灶局限，手术完全切除机会大，首选手术治疗。考虑肿物接近腹膜及皮下，建议经腹腔镜 + 经腹壁手术治疗，尽量切净病灶。术后化疗。

【病例追踪】

2019 年 12 月 6 日行腹腔镜下左侧腹股沟管肿物切除 + 腹壁病损切除术。术中探查见乙状结肠与左前侧壁粘连，左侧髂外血管外侧近腹股沟管处组织稍增厚，阴道残段及盆腹腔未见明显肿物。

锐性分离盆腔粘连，超声刀打开侧腹膜，打开膀胱与腹膜间隙，避开膀胱组织距离股管组织约 0.5cm 超声刀电凝切除组织物范围约 1.5cm × 2cm，穿透腹膜至腹直肌后鞘，完整切除肿物，见腹膜及筋膜缺损范围约 1.0cm × 1.5cm；在左下腹腹壁标记处切开皮肤至皮下，可扪及肿物大小约 2cm × 2.5cm，在肿物外侧约 0.5cm 锐性、钝性相结合完整切除肿物至腹直肌表面及部分肌层；切除肿物术中送病理，术中冰冻病理提示（腹壁肿物）送检增生的纤维组织中可见肿瘤组织，结合病史，考虑为癌结节。（左侧腹股沟管肿物）送检纤维脂肪组织，未见明确癌组织，待石蜡切片进一步诊断。因肿物从盆腹腔经腹股沟管延续至腹壁，难以确定是否 R0。

术后病理：（腹壁肿物）转移性腺癌结节，可见脉管内癌栓，结合病史，考虑卵巢癌转移。免疫组化结果：GATA3（–），Mammaglobin（–），ER（50%+），PR（30%+），HER2（阴性），Ki67（70%+），PAX-8（+），WT1（–），P53（+），CK（+）。（左侧腹股沟管肿物）送检纤维脂肪组织，其中见极少量轻度核异型上皮细胞（考虑为脱落的肿瘤细胞）。请结合临床分析。

2019 年 12 月 16 日术后第 1 程 TC 方案化疗（紫杉醇 270mg+ 卡铂 600mg），化疗后 CA125 下降，但化疗后患者出现 4 级消化道反应。

2020 年 1 月 6 日、2 月 4 日、2 月 25 日、3 月 20 日、4 月 11 日行第 2~6 程 TC 方案化疗［注射用紫杉醇（白蛋白结合型）400mg+ 卡铂 550mg］。2020 年

1 月 15 日我院基因检测：PD-L1 阳性（1%~5%）；乳腺癌相关基因（BRCA）重要胚系突变未检出。TP53 c.653T>p.V218G 突变。

2020 年 2 月 28 日复查盆腔 MRI 示：原左下腹壁近左腹股沟管旁小结节现已切除，现术区局部盆壁结构紊乱，仍可见不规则片状软组织信号影，范围约 3.7cm × 1.4cm，边界欠清。诊断意见：①左下腹壁近左腹股沟管旁病灶切除术后改变，术区盆壁处所见不规则软组织影，瘢痕形成，不除外局部肿瘤复发转移；请结合临床，建议进一步检查或随访复查。②子宫及附件术后缺如，术区未见肿瘤复发征象。③两侧腹股沟处小淋巴结。④腰骶椎、骨盆及双侧股骨上段骨质信号改变，考虑弥漫骨转移瘤，建议临床进一步检查。

2020 年 3 月 23 日全身骨 SPECT-CT 提示全身骨未见明确转移征象。

继续予以第 5~6 程 TC 方案化疗，末次第 6 程 TC 方案时间为 2020 年 4 月 11 日。

对比 2020 年 2 月 28 日旧片，2020 年 4 月 15 日复查盆腔 MRI（图 1-19）：左下腹壁转移瘤切除术后改变，术区见不规则软组织信号影，范围约 3.7cm × 1.4cm，边界欠清，周边可见毛刺。诊断意见："卵巢癌术后、腹壁转移瘤切除术"复查，左下腹壁转移瘤切除术后改变，术区软组织影，考虑瘢痕形

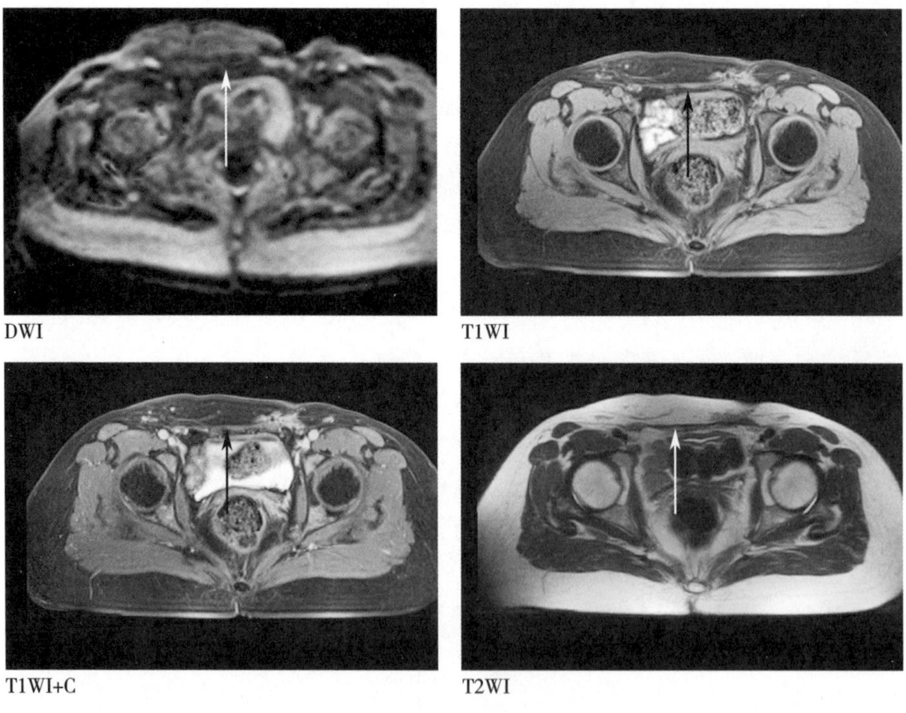

图 1-19 盆腔 MRI 影像（2020 年 4 月 15 日）

成，不除外局部复发转移，与前大致相仿，建议随访复查或进一步检查；子宫及附件术后缺如，盆腔少量积液。

患者盆壁病灶不除外复发转移可能，予请放疗科会诊后建议完善全身PET-CT检查进一步明确是否合并骨转移，并了解左下腹壁局部肿瘤情况后决定是否行左下腹壁术区局部放疗。

沟通病情，患者拒绝行PET-CT检查，结合患者再次肿瘤细胞减灭术中腹壁病灶与周围组织界限不清，难以完全切干净，详细和患者沟通病情后，患者和家属有放疗意愿，遂开始放疗。

2020年5月26日开始放疗术区盆壁处复发病灶共50Gy/25F/5W，末次放疗时间为2020年6月26日。

2020年7月28日肿瘤标志物均正常。

2020年7月29日复查盆腔MRI提示：左下腹壁转移瘤切除术后改变，术区见不规则软组织信号影，范围约3.7cm×1.4cm，边界欠清，周边可见毛刺。诊断意见：①左下腹壁转移瘤切除术后改变，术区软组织影，考虑瘢痕形成，与前大致相仿。建议随访复查。②子宫及附件术后缺如，盆腔少量积液，大致同前。③两侧腹股沟处小淋巴结，同前。④腰骶椎、骨盆及双侧股骨上段骨质信号欠均匀，骨质信号较前改善，建议随访复查或ECT检查。

2020年7月28日开始口服奥拉帕利。

2020年12月5日开始服用来曲唑。

2021年6月15日我院PET-CT：肝S7、8包膜下、脾缘、左下肠系膜近腹壁、升结肠系膜、盆腔左下脏层腹膜、右侧髂外血管旁、盆腔底部腹膜多发小结节影，^{18}F-氟代脱氧葡萄糖（^{18}F-FDG）代谢无-轻度增高，^{68}Ga-FAPI代谢不同程度增高，考虑多发种植转移。右侧心膈角区稍增大淋巴结，较前代谢轻度增高，^{68}Ga-FAPI代谢增高，考虑淋巴结转移。

2021年6月24日我院查HE4为60.2pmol/L，CA125为210.2U/ml，CA15-3为43.32U/ml，考虑二次复发。

分别于2021年6月30日、2021年7月21日、2021年8月11日、2021年9月1日、2021年9月22日、2021年10月13日行6程TC+贝伐珠单抗方案化疗［紫杉醇（白蛋白结合型）400mg+卡铂600mg+贝伐珠单抗500mg，静脉滴注］，2021年11月3日行第7程TC+贝伐珠单抗方案治疗［紫杉醇（白蛋白结合型）450mg+卡铂600mg+贝伐珠单抗600mg，静脉滴注］。

"卵巢癌术后、腹壁转移瘤切除术"复查，对比2021年9月3日全腹部MRI片，2021年11月4日全腹MRI平扫+增强：①左下腹壁转移瘤切除术后改变，术区斑片影，考虑瘢痕形成，范围较前变化不大，建议复查。②子宫及附件术后缺如，盆腔少量积液，大致同前。③两侧腹股沟处小淋巴结，同前。

④腰骶椎、骨盆及双侧股骨上段骨质信号欠均匀，较前相仿。⑤肝 S7 结节影，大致同前；肝 S7 小囊肿；S4a 结节大致同前；脾大；左肾囊肿；同前。

2021 年 11 月 17 日：CA15-3 为 31.50U/ml，CA125 为 36.50U/ml。

2021 年 11 月 18 日：甲苯磺酸尼拉帕利胶囊 200mg、每日 1 次，盐酸安罗替尼胶囊 12mg、每日 1 次，靶向治疗。

2022 年 2 月因服药后出现严重蛋白尿、肾功能异常、贫血，停用靶向治疗，规律针灸科门诊和肾内科门诊随诊治疗。肾内科给予罗沙司他胶囊改善贫血、海昆肾喜胶囊护肾、蛋白能量营养粉口服改善低蛋白血症、中药汤剂辨证内服；针灸科门诊主要给予艾灸以及穴位针刺治疗，患者每周规律门诊随诊。至 2022 年 12 月，患者一般情况良好，因个人原因拒绝再次复查 CA125 和相关影像学检查（图 1-20）。2023 年 1 月因感染新型冠状病毒后离世。

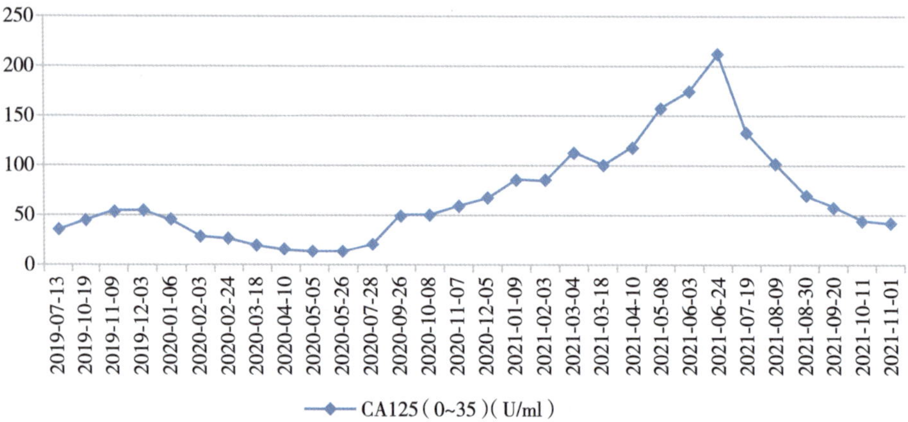

图 1-20　治疗期间 CA125 变化趋势

【总结及思考】

［**病例特点**］

（1）绝经后女性，卵巢高级别浆液性腺癌ⅢB 期，2017 年 4 月行开腹卵巢癌全面分期手术，术后共行 6 程一线 TC 方案化疗，2017 年 8 月结束化疗，疗效评价为完全缓解（CR）。化疗后定期复查，2019 年 7 月触及左侧腹壁包块，伴随肿瘤标志物 CA125 逐渐升高，PET-CT 提示复发病灶。

（2）患者一般状况可，无腹水等不适症状。

（3）专科检查：全身浅表淋巴结未扪及明显肿大。耻骨联上缘 1 横指、前正中线左 1cm 处可扪及一大小约 2cm × 2cm 的包块，无触痛，质韧，活动差、边界欠清，表面欠光滑；三合诊：盆腔空虚，未扪及明显包块，指套退出无血染。

（4）辅助检查

1）动态查肿瘤标志物逐渐上升

2019 年 7 月 13 日我院查 CA125 为 33.96U/ml。

2019 年 10 月 19 日我院查 CA125 为 45.10U/ml。

2019 年 11 月 9 日我院查 CA125 为 52.20U/ml。

2019 年 12 月 2 日我院查 CA125 为 53.18U/ml。

2）影像学：2019 年 11 月 26 日我院 PET-CT：①子宫、双侧附件术后缺如，盆腔术区未见明显高代谢复发病灶征象；②左侧前下盆壁软组织样结节（大小约 1.6cm × 1.5cm × 1.6cm），代谢轻度增高，需注意种植转移可能；③左侧腹股沟管起始部小结节影，代谢略增高。PET-CT 提示局部病灶存在，考虑复发。

［**诊断思路**］卵巢上皮性癌的复发是指患者通过全面分期手术或理想的肿瘤细胞减灭术以及规范足疗程的化疗后，取得临床上完全缓解，停化疗药物在随访观察的过程中，肿瘤的临床证据再次被发现。

卵巢癌发生复发的依据包含以下几项：①CA125、人附睾蛋白 4 等血清肿瘤标志物开始升高；②出现排除其他原因的胸水、腹水；③体格检查时发现肿物；④影像学辅助检查提示盆腹腔肿块；⑤出现无法用其他原因解释的肠梗阻。只要有 1 项以上，可考虑癌症复发；如有 2 项及以上，则疾病复发的可能性更大。

根据无铂间期（PFI）的长短进行分型，具体如下：

（1）铂类敏感型是指对初期以铂类药物为基础的治疗有明确反应，且已经达到临床缓解，前次含铂化疗停用 6 个月以上（含 6 个月）出现进展或复发，其中停化疗 6~12 个月复发的患者，有时也被称为铂类部分敏感型。

（2）铂类耐药型是指对初期的化疗有反应，但在完成化疗后 6 个月内进展或复发。

（3）难治型是指对初始化疗无反应，如肿瘤稳定或肿瘤进展，包括在化疗后 4 周内进展者。

患者完成卵巢癌规范的初始治疗，疗效评价为完全缓解（CR），随后进入定期随访观察期。患者本次发病距离上次治疗结束近 2 年，可触及腹壁包块，伴随 CA125 等肿瘤标志物逐渐上升，影像学提示局部病灶代谢增高，考虑种植转移，手术切除标本经过病理证实。综合以上，诊断明确，属于卵巢上皮性癌铂敏感型复发。

［**治疗思路**］患者卵巢高级别浆液性腺癌铂敏感型复发，病灶相对局限，影像学检查提示 2 处病灶可能，患者无腹水等，经 MDT 综合评估，行腹腔镜下左侧腹股沟管肿物切除 + 腹壁病损切除术，术后病理证实腹壁肿物为转移

性腺癌结节，术后继续辅以 TC 方案化疗，化疗过程中患者术区盆壁处见不规则软组织影并瘢痕形成，不除外局部肿瘤复发转移，术后 6 程化疗后辅以放疗，患者病灶稳定，肿瘤标志物正常，疗效评价是 CR。

查阅相关文献，总结如下：

1. 复发性卵巢癌的手术治疗以及手术方式　复发性卵巢癌（ROC）的治疗面临巨大的挑战，因其复发率高，治疗产生的毒性强，且后续每种治疗方法的生活质量均较差。越来越多的共识认为，ROC 的治疗目标应是减轻癌症相关症状，维持生活质量和延长寿命。目前针对 ROC 患者可选择单独或联合使用包括手术治疗、化疗、放疗、靶向治疗，免疫疗法，中药等手段。对于持续铂敏感的 ROC 患者，可以控制疾病至 5 年或更长时间。再次肿瘤细胞减灭术的作用仍然是研究的主题，其有效性及安全性需要更多的临床研究提供证据。

再次肿瘤细胞减灭术（SCS）是对首次复发的恶性肿瘤患者进行的肿瘤细胞减灭术，目的是最大程度清除肉眼可见的肿瘤细胞，以减轻肿瘤细胞毒性，改善患者预后，给其他治疗方法创造条件。在妇科恶性肿瘤领域，SCS 最常应用于铂敏感性复发性卵巢癌的治疗。

NCCN 临床实践指南建议二次手术治疗的手术指征为：①ROC 患者在首次化疗结束后 6~12 个月复发；②独立病灶可完全切除；③无腹腔积液。即患者如果有腹水、肿瘤转移、初次手术后无瘤间期 <6 个月或一般状态差无法耐受手术者，则不建议采用手术治疗。要考虑将手术作为 ROC 患者的治疗选择，必须选择合适的手术患者，主要应该关注患者的疾病表现，通过术前的影像学检查辅助诊断。同时要考虑其身体状态年龄和合并症，且对患者治疗意愿和动机的了解也很重要。

SCS 的手术方式主要有开腹 SCS 和微创 SCS，微创 SCS 中最常见的是腹腔镜 SCS。开腹 SCS 与腹腔镜 SCS 各有其优点，微创 SCS 在减少术中出血，减少术后康复时间方面具有优势；而对复发病灶多且广泛的 SCS 患者来说，开腹 SCS 更易清除所有肿瘤细胞。Gall-Otta 等对 58 例铂敏感性复发性卵巢癌患者的腹腔镜 SCS 进行回顾性分析，发现患者中位失血量为 70ml（范围 20~300ml），中位住院时间 4 天，所有患者肿瘤细胞完全清除，认为腹腔镜 SCS 对于部分复发性卵巢癌患者是最佳治疗方案且病灶清除效果很好。而开腹 SCS 作为传统手术方式，在复发肿瘤病灶中的应用也有其优势。Bacalbasa 等认为，包括扩大盆腔切除术的 SCS 对复发性卵巢癌患者可行，开腹手术在出现腹膜病变、多次复发和广泛粘连的病例中仍然是首选。进行腹腔镜 SCS 与开腹 SCS 对比试验，对手术方式的选择很有帮助。Paik 等对 79 例局部单个复发的复发性卵巢上皮性癌（EOC）患者进行回顾性分析，其中 31 例患者进行了腹腔镜 SCS，48 例进行了开腹 SCS，结果发现腹腔镜 SCS 组患者手术时间和患者住院时间缩短，失血量减少。Eriksson 等对 68 例开腹 SCS 和 39 例腹腔镜 SCS 复发性卵巢癌患者进行了可行性分析，结果提示腹腔镜 SCS 与开腹 SCS 相比有更加良好的围手术期结局和肿瘤学结局。

结合本患者，患者卵巢高级别浆液性腺癌铂敏感型复发，病灶相对局限，影像学检查提示 2 处病灶可能，患者无腹水等不适症状，一般状态良好，无特殊疾病病史，予行腹腔镜下肿瘤细胞减灭术，术后患者恢复良好。

2. **复发性卵巢癌的放疗**　目前放疗在卵巢癌治疗中的应用有限，放疗通常应用于多次复发或无法达到满意的减瘤手术的卵巢癌患者。近年来，随着新型放疗技术如调强放疗、立体定向放疗、^{125}碘放射性粒子植入近距离放疗的出现，以及受累野放疗等放疗方式的变化，放疗的靶向性提高，不良反应得到了有效控制，放疗在卵巢癌治疗中的应用逐渐增多。

一项多中心Ⅱ期临床研究报道，对 30 例复发性卵巢上皮性癌患者进行受累野放疗，其中复发较常见的部位是淋巴结，位于腹膜后和盆腔淋巴结，共有 19 例患者（63.3%），颈部、纵隔和腋窝等处淋巴结复发的共有 12 例患者（40%），腹股沟淋巴结复发共 2 例（6.7%），复发病灶位于上腹部 8 例（26.7%），位于骨盆 8 例（26.7%），位于阴道穹窿 1 例（3.3%）。其中 17 例采用三维适形放疗，13 例采用调强放疗，患者平均转移灶 5.7 个，剂量不低于 45.0Gy。治疗后，所有患者受累野放疗耐受性良好，未见肿瘤治疗常见不良反应分级中 2 级以上毒性反应；总有效率为 85.7%，完全缓解率为 50.0%；中位随访 28 个月，中位总存活期为 7 个月，2 年中位总存活率为 39.3%；16 例受累野放疗后照射野外进展患者中，6 例成功采用重复受累野放疗作为补救治疗，3 年局部控制率为 84.4%，总体存活率为 55.8%。研究中除部分患者使用贝伐珠单抗靶向治疗，所有患者均未接受同期化疗。该研究是首个针对复发性卵巢癌使用受累野放疗的前瞻性研究，部分患者在治疗后获得了无明显毒性的长期生存，还有一部分患者通过放疗延长了无化疗间期。

结合本患者，患者完成腹腔镜下左侧腹股沟管肿物切除 + 腹壁病损切除术，术后完成 6 程 TC 方案化疗，复查肿瘤标志物已降至正常，但是盆腔 MRI 提示原左下腹壁近左腹股沟管旁小结节已切除，术区局部盆壁结构紊乱，仍可见不规则片状软组织信号影，范围约 3.7cm × 1.4cm，边界欠清，不除外局部肿瘤复发转移。疗效评估为疾病稳定（SD）。结合患者再次肿瘤细胞减灭术中复发病灶位于腹股沟管，涉及盆腔及盆腹壁，与周围组织界限不清，难以完全切干净，为进一步控制病情，2020 年 5 月—6 月行左下腹壁术区局部放疗，放疗过程顺利。我们通过后期跟踪病例观察发现，患者 2020 年 7 月开始服用奥拉帕利及来曲唑维持，肿瘤标志物 CA125 持续缓慢上升，影像学检查并未提示病灶，直到 2021 年 6 月 15 日全身 PET-CT 检查提示肝 S_7–S_8 包膜下、脾缘、左下肠系膜近腹壁、升结肠系膜、盆腔左下脏层腹膜、右侧髂外血管旁、盆腔底部腹膜多发小结节影，右侧心膈角区稍增大淋巴结，考虑多发转移，患者肿瘤再次复发。由此，我们发现放疗对于卵巢高级别浆液性癌患者局部病灶复发的疗效并不十分确切。

复发性卵巢癌难以治愈，其治疗目标应集中于减轻癌症相关症状、延长生命和维持生活质量。复发性卵巢癌治疗方案的制订需要经过妇科肿瘤多学科治疗团队讨论后再决策，这个团队需要妇科、外科、放疗科、肿瘤内科、影像科、病理科、分子诊断等学科共同参与决策，为患者提供最佳诊疗方案。

（陈小凤　孙艳梅）

参 考 文 献

1. 中华妇产科杂志编委会，中华医学会妇产科学分会妇科肿瘤学组．复发性卵巢恶性肿瘤的诊治规范（建议）[J]. 中华妇产科杂志，2003，38（11）：64-66.
2. 中国抗癌协会妇科肿瘤专业委员会．卵巢恶性肿瘤诊断与治疗指南（2021 年版）[J]. 中国癌症杂志，2021，31（6）：490-500.
3. Armstrong DK, Alvarez RD, Bakkum-Gamez JN, et al. NCCN guidelines insights：ovarian cancer, version 1. 2019[J]. J Natl Compr Canc Netw, 2019, 17(8): 896-909.
4. Gallotta V, Conte C, Giudice MT, et al. Secondary laparo-scopic cytoreduction in recurrent ovarian cancer：a large, single-institution experience[J]. J Minim Invasive Gynecol, 2018, 25(4): 644-650.
5. Bacalbasa N, Balescu I, Dima S, et al. Extended pelvic re-sections as part of secondary cytoreduction for relapsed ovarian ad-enocarcinoma[J]. In Vivo, 2020, 34(1): 397-400.
6. Paik ES, Lee YY, Kim TJ, et al. Feasibility of laparoscopic cy-toreduction in patients with localized recurrent epithelial ovariancancer[J]. J Gynecol Oncol, 2016, 27(3): e24.
7. Eriksson AGZ, Graul A, Yu MC, et al. Minimal access sur-gery compared to laparotomy forsecondary surgical cytoreductionin patients with recurrent ovarian carcinoma：Perioperative and on-cologic outcomes[J]. Gynecol Oncol, 2017, 146(2): 263-267.
8. Suk CJ, Wun KS, Yeon-Joo K, et al. Involved-field radiation therapy for recurrent ovarian cancer：results of a multi-in-stitutional prospective phase Ⅱ trial[J]. Gynecologic Oncology, 2018, 151(1): 39-45.

三、复发性卵巢癌多线治疗 1 例

【病例介绍】

张某，女，60 岁。住院号 3075××589。入院时间：2020 年 5 月 6 日。

［**主诉**］卵巢癌再次肿瘤细胞减灭术后再次复发年余，11 程化疗后 19 天。

［**诊疗过程**］

（1）初始治疗：2007 年 5 月体检时发现子宫多发肌瘤、盆腔肿物。

2007 年 6 月于外院行腹式全宫切除术 + 双附件切除术 + 大网膜切除术（手术具体情况不详），术后病理：卵巢浆液性乳头状癌，中低分化（分期不详），恶性布伦纳瘤，Ⅲ级。术后予环磷酰胺（0.3g，静脉滴注，每天 1 次，连用 2 天）+ 5- 氟脱氧尿苷（750mg，静脉滴注，每天 1 次，连用 2 天）+ 卡铂（0.4g，腹腔注射）8 程化疗。

2008—2015 年每年定期复查妇科阴道及腹部彩超，均未见明显异常（未定期监测肿瘤标志物）。

2016 年 5 月体检时查 CA125 为 2642U/ml，HE4 为 176.8pmol/L；全身 PET-CT 提示肝周、肠系膜及大网膜脂肪间隙、盆腔直肠前间隙散在多发结节，考虑腹、盆腔弥漫种植转移，病灶侵犯直肠管壁。

未行病理活检，2016 年 5 月 19 日、6 月 8 日行 2 程紫杉醇 + 卡铂（TC）方案新辅助化疗。

监测肿瘤标志物变化情况见表 1-7。

表 1-7　首次复发新辅助化疗期间肿瘤标志物变化

	化疗方案	HE4（pmol/L）	CA125（U/ml）	CA15-3（U/ml）
2016 年 5 月 16 日	紫杉醇 240mg 静脉滴注 + 卡铂 0.5g 静脉滴注	176.8	2 642	30.16
2016 年 6 月 7 日	紫杉醇 210mg 静脉滴注 + 卡铂 0.5g 静脉滴注	84.49	657.8	27.16
2016 年 6 月 25 日	无	56.13	77.50	25.02

2016 年 6 月 25 日复查全腹 CT：原直肠前间隙软组织块影消失，原腹、盆腔弥漫种植转移病灶较前缩小，肝 S8 考虑种植转移侵犯可能性大。

2016 年 6 月 30 日在气管插管全麻下行剖腹探查术。

术中见：壁层腹膜散在粟粒状结节，横结肠下方见残留大网膜，大网膜肝、脾曲见肿瘤结节，其中脾曲肿瘤约 6cm × 4cm，胃大弯下小网膜见散在直径约 1cm 结节，肝表面结节 0.5 × 0.8cm，小肠系膜散在粟粒结节。遂行盆腹腔肿瘤细胞减灭术 + 部分大网膜切除术 + 肝病损切除术 + 横膈部分电灼术，手术后残留病灶小于 0.3cm（达 R1）。

术后病理：(肝表面结节)送检肝组织未见明确肿瘤性病变。(腹腔冲洗液)可见肿瘤细胞，结合临床病史，符合癌细胞。(小网膜结节)送检物为1枚淋巴结，未见癌。(阑尾)送检阑尾浆膜面可见癌。(网膜、左侧盆壁腹膜、盆底腹膜、膀胱表面腹膜、直肠表面结节、膈面结节、胃小弯结节、小肠系膜结节)送检组织均可见中分化-低分化腺癌。结合免疫组化结果及临床病史，符合卵巢来源的肿瘤。免疫组化结果显示：CA125(+)，WT1(部分弱+)，P53(个别细胞+)，CEA(-)，P16(+)，CK7(+)，VIM(少量+)，ER(+)，PR(-)，Calretinin(-)。

(2)术后辅助化疗：术后腹腔热灌注3次，静脉化疗4程，术后1程化疗后CA125已转阴。具体化疗方案及CA125变化见表1-8。2016年9月全腹CT：术区及盆腔周围未见明显肿瘤复发征象，肝周、肠系膜弥漫种植病灶减少。BRCA胚系阴性。此后定期妇科门诊复查，其间无明显不适。

表1-8　再次肿瘤细胞减灭术后辅助化疗方案及CA125变化

	化疗方案	CA125(U/ml)
2016年6月—7月	顺铂60mg、第1天，50mg、第2天，腹腔热灌注 紫杉醇210mg，静脉滴注，每天1次	30.25
2016年8月3日	紫杉醇210mg，静脉滴注，每天1次+卡铂500mg，静脉滴注，每天1次	18.73
2016年8月24日	紫杉醇210mg，静脉滴注，每天1次+卡铂500mg，静脉滴注，每天1次	9.44
2016年9月14日	紫杉醇210mg，静脉滴注，每天1次+卡铂500mg，静脉滴注，每天1次	7.18

(3)二次复发[无进展生存期(PFS)15个月]：2017年12月27日查CA125为80.32U/ml，CA19-9为29.98U/ml。

2018年1月查CA125为66.97U/ml；全身PET-CT检查提示术区及阴道残端未见明确高代谢病灶，原肝周、肠系膜及大网膜脂肪间隙、盆腔直肠前间隙散在多发结节、斑片状病灶明显缩小、消失，腹腔肝S4段肝包膜下新增长条状异常密度影，代谢轻度增高，考虑腹膜种植转移。考虑肿瘤复发，建议化疗，患者因个人原因拒绝。2018年2月查CA125为92.38U/ml，至我院门诊行针灸、中药治疗。2018年5月—7月动态复查肿瘤标志物CA125维持在53.5~64.2U/ml，后因主治医师出国停止中医药治疗，其间未行影像学评估。中医中药PFS 9个月。

2018 年 10 月 CA125 升至 691.2U/ml，患者强烈拒绝静脉化疗。当月开始口服依托泊苷软胶囊治疗，CA125 可逐渐下降，2019 年 1 月降至 71.69U/ml（最低），后定期复查基本维持平稳。2019 年 5 月 5 日复查升至 256.2U/ml。

2019 年 6 月—9 月于外院行 4 程多柔比星化疗，化疗期间复查 CA125 先降后升，后该院建议停药 1 个月；10 月复查 CA125 升至 1 405U/ml，遂于当月更改化疗方案［紫杉醇（白蛋白结合型）+ 卡铂化疗］。该方案化疗第 4 程后，2020 年 1 月 9 日复查 CA125 降至正常，建议继续巩固化疗 3 程；1 月 15 日行第 5 程化疗，后因新型冠状病毒疫情暂停化疗；3 月 25 日再次行该方案第 6 程化疗，之后未再坚持治疗。化疗期间未行影像学评估。二次复发后，治疗方案及 CA125 变化见表 1-9 及图 1-21。

表 1-9　二次复发后治疗方案

	治疗方案	CA125（U/ml）
2018 年 2 月	拒绝化疗	92.38
2018 年 5 月—7 月	针灸、中药	由 64.2 降至 53.5
2018 年 10 月	拒绝静脉化疗	691.2
2018 年 10 月—2019 年 5 月	口服依托泊苷软胶囊 50mg/100mg，隔日 1 次	最低 71.69
2019 年 6 月 13 日	多柔比星脂质体 60mg，静脉滴注	468.6
2019 年 7 月 11 日	多柔比星脂质体 60mg，静脉滴注	145.3
2019 年 8 月 8 日	多柔比星脂质体 60mg，静脉滴注	140.3
2019 年 9 月 6 日	多柔比星脂质体 60mg，静脉滴注	293.9
2019 年 10 月 18 日	紫杉醇（白蛋白结合型）380mg+ 卡铂 500mg，静脉滴注	1 405
2019 年 11 月 28 日	紫杉醇（白蛋白结合型）380mg+ 卡铂 500mg，静脉滴注	104
2019 年 12 月 19 日	紫杉醇（白蛋白结合型）380mg+ 卡铂 500mg，静脉滴注	42.58
2020 年 1 月 9 日	紫杉醇（白蛋白结合型）380mg+ 卡铂 500mg，静脉滴注	29.31
2020 年 3 月 25 日	紫杉醇（白蛋白结合型）380mg+ 卡铂 500mg，静脉滴注	无

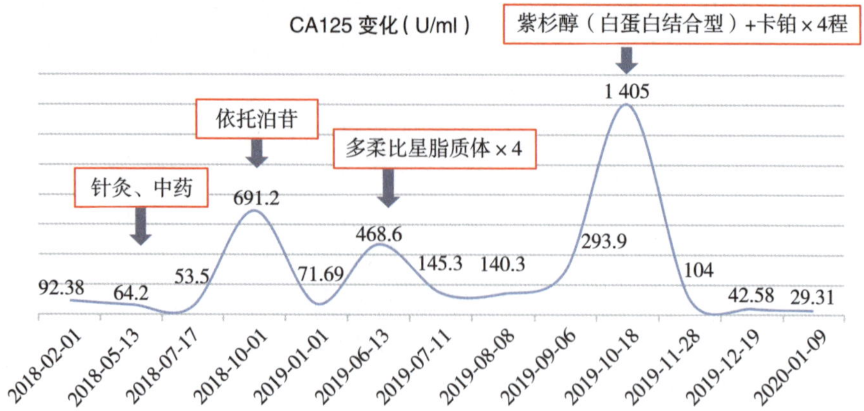

图 1-21　二次复发后 CA125 变化曲线

2020 年 4 月初，患者觉饱食后少许腹胀不适，至外院行妇科经腹 + 经阴道彩超：盆腔混合性包块（阴道残端前方混合性结构 43mm×22mm×22mm）；盆腹腔不纯积液及多发粘连带（盆腹腔大量液性暗区，正中最大深度 125mm，右侧腹最大深度 78mm，左侧腹最大深度 82mm）。

2020 年 4 月 CA125 为 5 568U/ml。4 月 17 日我院行第 7 程 TC 方案静脉化疗［紫杉醇（白蛋白结合型）400mg+ 卡铂 600mg］，化疗后出现Ⅲ度骨髓抑制，给予对症处理。化疗后至今腹胀情况无加重，腹围无增加。4 月 30 日复查血常规提示血红蛋白 68g/L。患者为求进一步诊治，遂拟“复发性卵巢癌”于 2020 年 5 月 6 日再次收入我科。

［**既往史及月经婚育史**］2017 年 11 月诊断为焦虑状态、抑郁状态，现服用奥氮平片、氯硝西泮片、盐酸文拉法辛缓释片治疗。否认糖尿病、冠心病、高血压等内科病史；否认肝炎、结核等传染病史；否认其他重大外伤、输血史。

月经规律，已婚育，G1P1A0。

［**入院查体**］T 36.5℃，P 78 次 /min，R 18 次 /min，BP 111/73mmHg，BMI 21.5，PS 评分 1 分。

专科检查：全身浅表淋巴结未及肿大，心肺听诊未及明显异常。全腹平软，无压痛，无反跳痛。妇科检查：外阴正常，阴道通畅，阴道残端愈合良好，阴道残端右前上方触及大小约 6cm×4cm 的肿物，固定，靠近右侧盆壁，无触痛，三合诊：直肠黏膜光滑，指套退出无血染。

［**入院后情况**］2020 年 5 月 6 日肿瘤标志物：CA125 为 7 033U/ml，HE4 为 118.8pmol/L，绝经后 ROMA（HE4，CA125）96.7%，CA19-9 为 46.07U/ml，CA15-3 为 144.9U/ml。

2020 年 5 月 6 日妇科彩超：子宫缺如，符合术后改变。盆腹腔囊性占位，请结合临床考虑(大小约 222mm × 209mm × 109mm，内部光点稍密集、可见散在光带分隔)。

"卵巢癌术后化疗后"复查，对比 2020 年 4 月 14 日 CT 片(图 1-22)，2020 年 5 月 12 日胸 + 全腹 CT 增强(图 1-23)提示：①卵巢癌术后化疗后改变，原膈下、大网膜区巨大囊性占位，考虑转移，范围较前明显缩小，建议复查。②原肝周病灶较前缩小，肠系膜区病灶与前大致相仿。③肝实质密度较前提高；肝 S8 段小低密度结节，大致同前。④双肺尖、双肺下叶基底段少许纤维灶，双上胸膜肥厚，大致同前。⑤右侧肱骨头、左侧股骨头骨岛。

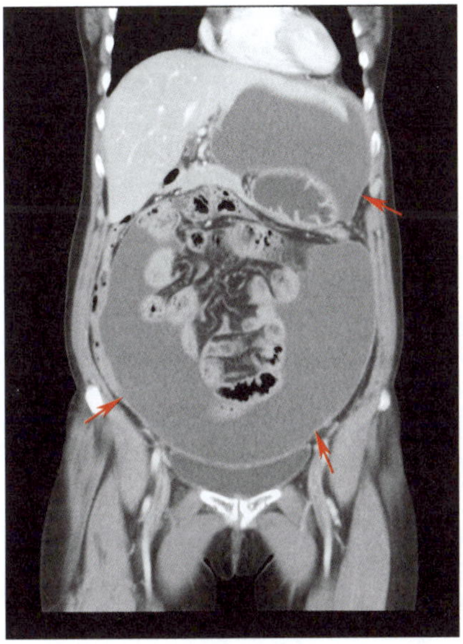

图 1-22　2020 年 4 月 CT

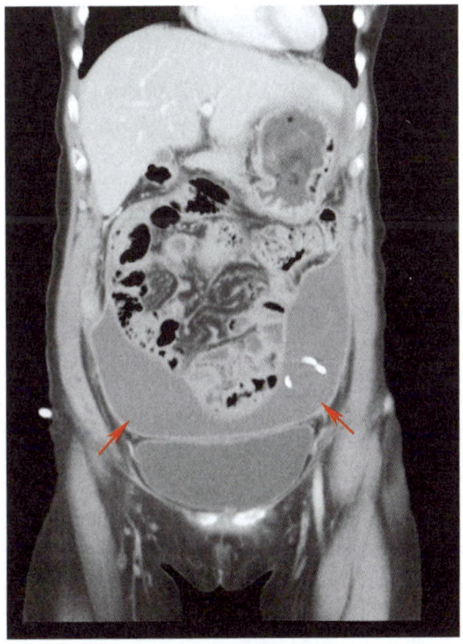

图 1-23　2020 年 5 月 CT

[**目前诊断**] ①卵巢乳头状浆液性囊腺癌(再次肿瘤细胞减灭术后化疗后，二次复发)；②化疗后骨髓抑制(Ⅲ度)；③焦虑状态；④抑郁状态。

【MDT 记录】(2020 年 5 月 13 日)

入院后查 CA125 为 7033.0U/ml，予行腹腔穿刺引流术，腹水病理考虑卵巢浆液性癌复发，腹腔穿刺后复查 CA125 较前明显下降至 3 152U/ml，复查全腹部 CT 提示盆腹腔病灶较前缩小，患者二次铂敏感型复发，病灶范围广，下一步治疗方案应选择：再次肿瘤减灭术？化疗后择期手术？靶向治疗？遂组织 MDT。

[**讨论提纲**]

(1) 该例患者的影像学病灶范围解读。

(2) 评估再次肿瘤细胞减灭术是否可达到完全切除(R0)，以及合适的手术时机。

（3）如不行手术治疗，后续药物治疗方案的选择及评估。

［**具体讨论内容**］

（1）影像科陈志远主治医师：患者全胸＋全腹增强CT影像学上提示卵巢癌术后化疗后改变，原隔下、大网膜区巨大囊性占位，考虑转移，范围较前明显缩小：原肝周病灶较前缩小，肠系膜区病灶与前大致相仿。目前经穿刺引流后囊性占位明显缩小，实性病灶亦较前缩小，考虑治疗有效。但目前病灶广泛，且未排除小肠表面存在广泛种植，手术切除难度大。

（2）腹部外科仇成江主治医师：患者影像学提示考虑原膈下、大网膜区巨大囊性占位，考虑肿瘤转移，且整个病灶为巨大囊性，未排除本身为一实体肿瘤，患者既往已切除大网膜，囊袋病灶考虑为覆盖于小肠肠管上面病灶，手术切除难度大，或术中存在需要切除大段小肠肠管可能，暂不建议手术。可继续予药物治疗控制病情。

（3）基因联合实验室刘晗主治医师：目前卵巢癌基因检测方面分为体系基因和胚系基因，检测基因有乳腺癌相关基因（BRCA）、同源重组修复缺陷（HRD）、PSR。该患者既往已行BRCA胚系基因检测，提示无BRCA突变，但不排除体系BRCA突变，可建议患者完善体系基因检测：或行HRD检查，指导后续靶向药物治疗。

（4）肿瘤科张力文副主任医师：该患者复发性卵巢癌诊断明确，对于晚期和复发性卵巢癌治疗后的维持治疗加贝伐珠单抗很重要，有研究发现，晚期和复发性卵巢癌患者治疗后加贝伐珠单抗维持治疗，无进展生存时间和总生存期均提高。如该患者无手术机会，则建议可加用贝伐珠单抗治疗。化疗方案方面，患者既往行阿霉素（又称多柔比星）类化疗效果不佳，使用铂类药物反应良好，可继续使用铂类药物化疗。靶向药物方面，患者为多次复发，虽然既往BRCA检测为阴性，仍可考虑行靶向治疗。

（5）妇科肿瘤专科肖静主任医师：患者复发性卵巢癌诊断明确，现CA125较前下降，影像提示实性肿瘤病灶较前缩小，综合以上意见，考虑为铂敏感型复发，无法完成满意肿瘤细胞减灭术，建议暂继续维持原化疗方案，继续化疗2~3程后，待评估病情后，再决定下一步治疗。

［**MDT意见**］目前考虑铂敏感型复发卵巢癌，无法行满意减瘤术，继续维持化疗。完善体系基因检测或HRD检查，评估有无靶向或免疫治疗获益可能。

【病例追踪】

2020年5月16日、2020年6月8日行第8、9程TC方案化疗（方案剂量同前），CA125下降至677U/ml。2020年6月24日我院复查CT（图1-24）提示膈下、大网膜区病灶较前缩小，余病灶大致同前，无腹水。考虑病灶广泛、非独立，目前化疗方案有效，建议继续化疗，患者要求积极手术的意愿强烈，遂再次行肿瘤细胞减灭术（图 1-25）。

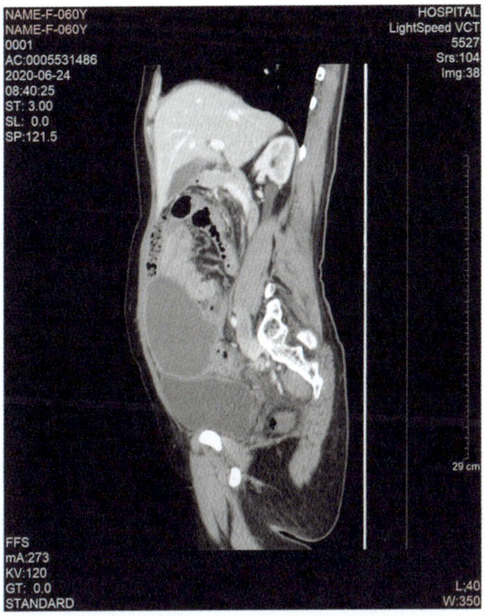

图 1-24　2020 年 6 月 CT

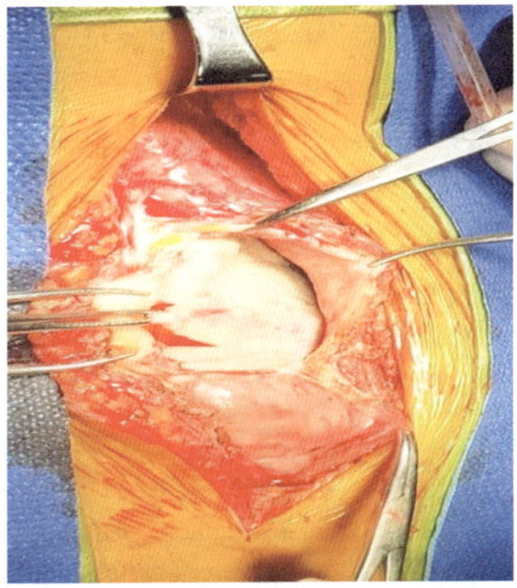

图 1-25　2020 年 7 月手术

2020 年 7 月 3 日在我院行腹式盆腹腔肿瘤细胞减灭术 + 盆腹腔粘连松解术 + 肠粘连松解术 + 膀胱镜下输尿管支架置入术。

术中见：肠管表面与腹膜均明显增厚约 0.3cm，完全腹膜化，上至左侧胃底部，下至盆腔，与腹壁及肠管致密粘连，肠管间广泛粘连，切除所有肉眼病灶达 R0。

术后病理：（盆腹腔脏层腹膜）送检组织见低分化腺癌，结合临床及免疫组化符合卵巢高级别浆液性癌转移。免疫组化结果 ER（88%+），PR（－），WT-1（+），P53（突变型，90%+），KT67（约 18%+），PAX8（+），CK7（+）。（小肠表面结节）癌结节；（小肠壁结节）癌结节；（小肠系膜结节）癌结节；（横结肠表面结节）癌结节；（左上腹壁结节）癌结节；（直肠表面肿物）可见癌；（阴道残端肿物）可见癌；（盆腹腔脏层腹膜 2）可见癌。结合临床病史，上述标本肿瘤类型均符合高级别浆液性癌。

术后治疗：术后出现不完全性肠梗阻，予肠外营养支持、人工扩肛、电针、服用西甲硅油、多潘立酮片、保留灌肠等促进胃肠功能恢复。患者因经济问题拒绝联合贝伐珠单抗化疗，分别于 2020 年 7 月 18 日、2020 年 8 月 17 日行 2 程 TC［紫杉醇（白蛋白结合型）400mg+ 卡铂 600mg］化疗，最低出现Ⅲ度骨髓抑制，后予长效升白处理后未见明显骨髓抑制，监测 CA125 下降（602.5U/ml→486.2U/ml）。

2020 年 9 月 4 日复查 CA125 再次升高至 1 145U/ml，复查胸腹部 CT 增强提示左中腹部及右下腹部囊性病灶，考虑转移。考虑患者肿瘤未控，其已接受多线化疗，HRD 检测结果未见缺失及基因突变，奥拉帕利获益当时暂不明确，因 CT 无可测量的实体肿瘤无法纳入临床试验，改予口服安罗替尼靶向治疗。后患者因肠梗阻停用药物，于 2020 年 11 月病逝。

【总结及思考】

诊治概况见图 1-26。

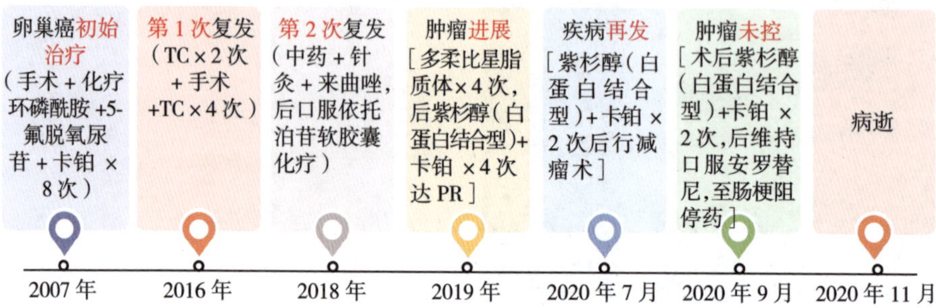

图 1-26　诊治概况图

患者 60 岁，初诊为卵巢高级别浆液性乳头状癌（分期不详），2007 年经过初次肿瘤细胞减灭术（R0）+ 含铂化疗（环磷酰胺 +5- 氟脱氧尿苷 + 卡铂方案化疗 8 程），达临床完全缓解（CR）。初始治疗后的无进展生存期（PFS）为 9 年。

2016 年 5 月开始，CA125 和 CT 检查提示卵巢癌复发，盆腹腔多处弥漫种植转移，2016 年 5 月—2016 年 9 月患者经再次肿瘤细胞减灭术 + 含铂化疗（紫杉醇 + 卡铂方案 6 个疗程）治疗再次达临床部分缓解（PR），末次化疗时间 2016 年 8 月，进入随访观察期。PFS 15 个月。

2017 年 12 月 CA125 及全身 PET-CT 检查提示二次复发，腹膜种植转移，因患者个人原因，2018 年 1 月—2019 年 1 月先后予中医药治疗、三线化疗（依托泊苷）治疗，CA125 下降，2019 年 5 月 CA125 再次升高，2019 年 6 月—9 月行脂质体多柔比星治疗 4 程，后因肿瘤进展，改行含铂化疗［紫杉醇（白蛋白结合型）+ 卡铂化疗 4 程］，至 2020 年 1 月 CA125 转阴 2 次，建议巩固化疗。

二次复发后不规范治疗（因疫情终止化疗），2020 年 4 月 CA125 及影像学检查提示疾病发展，2020 年 4 月—8 月经再次肿瘤减灭术 + 含铂化疗［紫杉醇（白蛋白结合型）+ 卡铂化疗 4 程］后，考虑肿瘤未控，HRD、BRCA 检测均阴性，改予安罗替尼靶向治疗，后因肠梗阻终止用药病逝。复发后总生存期

（OS）54个月。

［**诊断思路**］本例患者初治为中低分化卵巢浆液性乳头状癌（分期不详），一线治疗行卵巢癌根治术，术后予环磷酰胺+5-氟脱氧尿苷+卡铂化疗8程，PFS达9年。

首次复发CA125升高，且影像学证实盆腹腔种植转移，考虑影像学复发，经再次肿瘤细胞减灭术后病理证实卵巢癌复发，首次复发无铂间期（PFI）9年，依据PFI的长短进行分型则属铂敏感型复发。

二次复发时首发征象为CA125升高（2017年12月），考虑生化复发，2018年1月经影像学证实腹膜转移，考虑卵巢癌复发，经中医药、不含铂类药物化疗，PFI延长至15个月，亦属铂敏感型复发。复发性卵巢癌分型见图1-27。

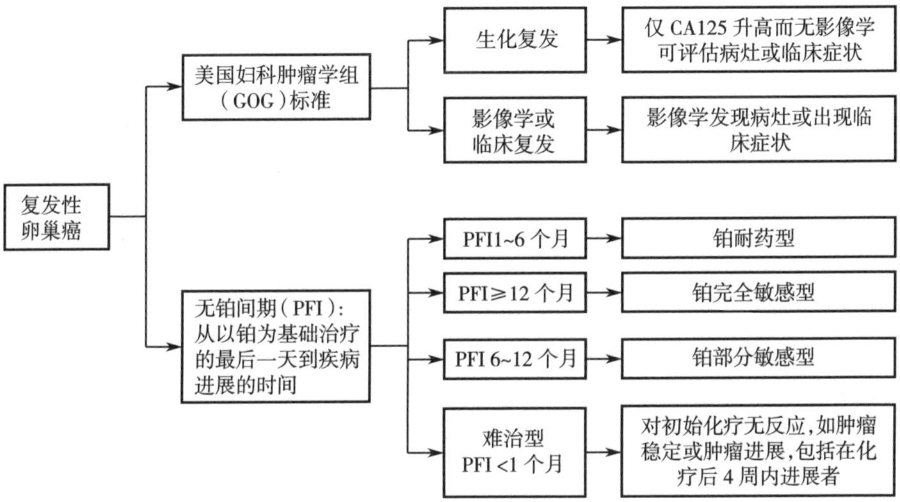

图1-27　复发性卵巢癌分型

［**治疗思路**］复发性卵巢癌（ROC）多遵循个体化、姑息性的治疗原则，其中铂敏感型复发占60%，随疾病进展或复发，治疗线数增多，PFI逐渐缩短，最终容易发展为铂耐药，预后较差。如何全面评估铂敏感型ROC病情，精准制订个体化治疗方案，延缓疾病再复发，延长患者生存期，结合本例病案，探讨如下：

本例患者一线治疗接受了根治性手术+含铂化疗的标准治疗方案，虽遗失相关治疗资料，但经初次肿瘤细胞减灭术（PDS）+标准含铂化疗后获得9年PFS，推测其初治分期早，手术切除达R0，含铂化疗后完全缓解（CR）可能。首次复发为铂敏感型，PET-CT提示腹盆腔多发弥漫种植转移，治疗方案当如何选择？

1. **是否首选再次肿瘤细胞减灭术（SCS）？**　目前，SCS是否获益仍有争议。依据美国国立综合癌症网络（NCCN）、欧洲肿瘤内科学会（ESMO）、中国临床肿瘤学会（CSCO）、日本妇科肿瘤学会（JSGO）、韩国妇科肿瘤学会（KSGO）指南，推荐复发性卵巢癌手术指征包括：①铂敏感型复发；②筛选评估手术目标 R0（病灶可完全切除）。2020 AGO DESKTOP Ⅲ、SOC-1 研究结果表明，再次肿瘤细胞减灭术 + 含铂联合化疗组对比单纯含铂联合化疗组，手术达 R0 的患者 OS、PFS 获益，与 2019 年 GOG-213 研究仅 PFS 获益而 OS 无获益的结论有差异，可能与病例选择标准不同相关。

如何筛选 SCS 的合适病例人群？目前缺乏国际统一标准，可依据术前影像学评估及腹腔镜探查情况筛选病例，主要参考德国的 AGO 评分系统（表 1-10）、我国的 iMODEL 评分系统（表 1-11）、TIAN 评分、Fagotti 评分等进行判断。

表 1-10　AGO 评分系统

- 体力状态评分（ECOG）0 分
- 初治手术无残留达 RO（或如无法判定残留，FIGO 分期Ⅰ~Ⅱ期）
- 无腹水

同时符合上述 3 个条件则为阳性（完整切除率 76%），其余为阴性（完整切除率 62%）

表 1-11　iMODEL 评分系统

影响因素评分	0 分	0.8 分	1.5 分	1.8 分	2.4 分	3 分
FIGO 分期	Ⅰ期、Ⅱ期	Ⅲ期、Ⅳ期				
初次术后肿瘤残余大小	不可见		可见			
无铂间期	≥16 个月				<16 个月	
复发时 ECOG 评分	0 分、1 分				2 分、3 分	
CA125	≤105U/ml			>105U/ml		
腹水	无					有

评分≤4.7 分，完整切除率更高（53.4%），适宜手术；评分 >4.7 分，完整切除率低（20.1%），不宜手术

结论：本病例总分 11.9 分，不宜手术

本例患者初治后 PFI 长，一般状况好，无腹水，新辅助化疗后 CA125 水平下降明显，病灶虽弥漫种植，负荷大，但综合评估 AGO 阳性，iMODEL 评分 1.8 分 <4.7 分，肿瘤可切除性高，遂接受满意的再次肿瘤细胞减灭术，术后

腹腔热灌注治疗3程+紫杉醇联合卡铂静脉化疗4程，CA125降至正常，获得15个月的PFS。与德国DESKTOPⅢ研究（PFS 18.4个月）和我国SOC-1试验（PFS 17.4个月）研究的结论相近，证实满意的再次肿瘤细胞减灭术可能给患者带来生存获益。

2. **复发后如何选择药物治疗？** 根据2022年NCCN卵巢癌临床指南（第1版）推荐，对于铂敏感型临床复发者，选择合适病例行减瘤术，术后首选以铂为基础的联合化疗（1类证据）、或参加临床试验、和/或支持治疗。铂敏感型复发（PSR）卵巢癌患者仅部分可结合手术治疗，全身治疗仍为其主要治疗方案（详见表1-12），首选以铂类为基础的联合化疗 ± 贝伐珠单抗联合治疗，再以PARP抑制剂或贝伐珠单抗维持治疗。

表1-12 铂敏感型复发卵巢上皮性癌（包括少见病理类型）、输卵管癌、原发性腹膜癌全身治疗方案

首选方案	其他推荐方案	某些情况有效
化疗药物 卡铂/紫杉醇 ± 贝伐珠单抗 卡铂/多柔比星脂质体 ± 贝伐珠单抗 卡铂/吉西他滨 ± 贝伐珠单抗 顺铂/吉西他滨 **靶向治疗（单药）** 贝伐珠单抗 尼拉帕利 奥拉帕利 卢卡帕尼	**化疗药物** 卡铂/多西他赛、卡铂/紫杉醇（周疗）、卡培他滨、卡铂、顺铂、环磷酰胺、多柔比星、异环磷酰胺、伊立替康、美法仑、奥沙利铂、紫杉醇、紫杉醇（白蛋白结合型）、培美曲塞、长春瑞滨 **靶向治疗（单药）** 尼拉帕利/贝伐珠单抗 帕唑帕尼（2B类证据） **激素疗法** 芳香化酶抑制剂（阿那曲唑、依西美坦、来曲唑） 醋酸亮丙瑞林 醋酸甲地孕酮 他莫昔芬	**黏液癌** 氟尿嘧啶/甲酰四氢叶酸/奥沙利铂 ± 贝伐珠单抗（贝伐珠单抗，2B类证据） 卡培他滨/奥沙利铂 ± 贝伐珠单抗（贝伐珠单抗2B类证据） 卡铂/紫杉醇（紫杉烷过敏） 卡铂/紫杉醇（年龄>70岁） 伊立替康/顺铂（用于透明细胞癌） **靶向治疗** 恩曲替尼或拉罗替尼（NTRK基因融合阳性肿瘤） 比美替尼（低级别浆液性癌） 曲米替尼（低级别浆液性癌） **激素疗法** 氟维司群（低级别浆液性癌） **免疫疗法** 多塔利单抗（dMMR/MSH-H的复发或晚期肿瘤） 帕姆单抗（MSI-H或dMMR或TMB>10突变/百万碱基）

（1）药物选择：再次启动药物治疗前应详细了解患者既往手术情况、化疗情况（方案、途径、疗效及不良反应、停药时间等），充分结合患者生存质量、经济情况等因素，制订个体化的治疗方案（参考图1-28）。

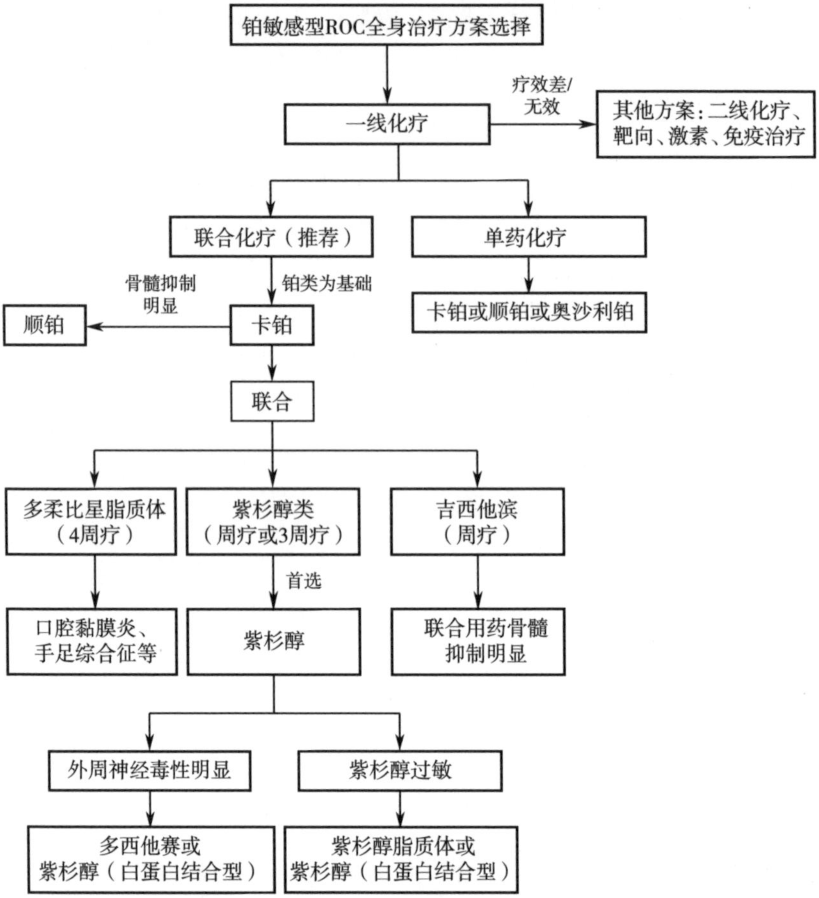

图 1-28　铂敏感型 ROC 全身治疗方案选择流程图

联合化疗较单药治疗有效率高。研究对比聚乙二醇多柔比星脂质体（PLD）与吉西他滨分别联合卡铂 + 贝伐珠单抗治疗 ROC，结果显示 PLD 组显著延长 PFS 和 OS。CALYPSO 研究结果显示，卡铂 + 多柔比星（CD 方案）对比传统卡铂 + 紫杉醇（CP 方案），PFS 延长（11.3 个月 VS 9.4 个月），神经毒性、脱发、过敏反应等副反应发生率下降。2022 年一项 Meta 分析纳入 26 个随机对照试验（RCT）共 10 441 名患者，比较不同化疗方案治疗铂敏感型复发（PSR）卵巢癌（OC）的疗效，结果显示，在 PFS 获益方面，联合化疗 + 贝伐珠单抗治疗 > 联合化疗 > 单药化疗，其中 CD+ 贝伐珠单抗方案最优；CP+ 贝伐珠单抗方案 OS 获益大。

本例患者首次复发后先行 SCS，后联合含铂化疗达 PR，二次复发病灶广泛，非独立，初始评估无法行满意减瘤，行复发化疗。经依托泊苷、中医药、PLD 多线治疗，延长了不含铂化疗间隔时间，有益于再次含铂化疗的应答。

PLD 化疗 4 程，CA125 先降后升，疗效欠佳考虑未联合铂类用药可能。更改紫杉醇（白蛋白结合型）+ 卡铂化疗 4 程，其间虽未行影像学评估，但 CA125 转阴 2 次，仍客观证实了含铂化疗的获益，如能按时完成足疗程规范治疗，预后可能会得到改善。

（2）给药途径：GOG-114 和 GOG-172、OV21 试验等多个临床试验证实腹腔联合静脉给药疗效优于单纯静脉给药，NCCN 指南、中国抗癌协会的《妇科恶性肿瘤腹腔热灌注化疗临床应用专家共识》均推荐腹腔热灌注化疗（HIPEC）用于卵巢癌患者，但其在 ROC 再次肿瘤细胞减灭术中作用尚不完全明确，一项 MSKCCⅡ期随机、多中心临床试验，评估 800mg/m^2 卡铂 HIPEC 在首次铂敏感 ROC 并接受再次肿瘤细胞减灭术患者中的价值，结果显示 HIPEC 组对比标准治疗组，无病进展生存率并无优势，但研究存在一定偏倚。

本例患者首次铂敏感型复发后，行再次肿瘤细胞减灭术，手术评价 R1，术后接受 HIPEC 及静脉化疗，获得 PFS 15 个月，与前述 MSKCC 研究中 HIPEC 组中位 PFS（12.3 个月）、标准治疗组 PFS（15.7 个月）结论相似。ROC 再次肿瘤细胞减灭术中应用 HIPEC 治疗是否带来获益，仍需更多前瞻性试验加以验证。

值得重视的是，患者二次复发时因拒绝化疗，曾接受纯中医药治疗，获得 9 个月 PFS，说明中医药治疗可能给 ROC 患者维持治疗带来生存获益，但目前缺乏相关 RCT 研究证实。

3. **二次铂敏感型复发后，是否可行三次肿瘤细胞减灭术？**　关于再次肿瘤细胞减灭术后复发性卵巢癌再次行减瘤术的相关资料有限，一项回顾性多中心研究纳入了 406 例患者，结果表明对比初次、再次肿瘤细胞减灭术，三次肿瘤细胞减灭术（tertiary cytoreductive surgery，TCS）的完整清除率更高，术后无肉眼残留病灶者和有部分肉眼残留病灶者的中位 OS 分别为 49 个月和 12 个月，术后联合化疗改善总体生存率。MSKCC 一项回顾性研究纳入了 114 例接受三次肿瘤细胞减灭术的复发性卵巢上皮性癌患者，结果显示再次肿瘤细胞减灭术后≥2 年且单一部位复发的高级别浆液性卵巢癌患者生存期最长，中位生存期（MST）为 79.5 个月。

本例患者二次复发仍考虑为铂敏感型复发（PSR），选择含铂化疗 4 程后，CA125 转阴，因疫情原因未接受足疗程含铂化疗，疾病发展，CT 评估考虑盆腹腔多发转移伴腹水，无法行满意减瘤，故继续予含铂化疗，2 程后复查 CA125 下降，CT 提示病灶缩小，综合患者手术意愿、病情及获益分析，再次行肿瘤细胞减灭术，尽管手术评价 R0，术后联合化疗，患者在术后 4 月仍因肿瘤未控合并肠梗阻去世。三次肿瘤细胞减灭术是否能给复发性卵巢癌患者带来获益，仍有待多中心前瞻性 RCT 证实。

值得一提的是，三次肿瘤细胞减灭术中见广泛腹膜粘连，状似腹茧症，患者肠梗阻病因可能与之相关。

腹茧症是一种临床罕见的腹膜疾病，以腹腔内部分或全部器官被一层致密、灰白色纤维膜包裹呈蚕茧状为特征，又称特发性硬化性腹膜炎、腹膜包裹症、肠纤维膜包裹症等。其病因及发病机制尚不明确，可分为先天性和后天性两种，前者多与先天发育畸形有关，好发于年轻女性，后者与腹腔特异性或非特异性感染等相关，常见病因如炎症、内膜异位、肿瘤、腹腔化疗、腹部手术、腹腔内积血等，腹膜受刺激产生大量纤维蛋白，长期反复作用下机化腹腔脏器表面包膜形成，导致此病。

本病无特异性临床表现、体征，可能因盆腔包块、腹胀等就诊。术前诊断率低，常易漏诊，需结合多种影像学检查及手术探查确诊，对可疑病例，CT 为首选检查，典型表现为腹腔内广泛纤维膜状物，部分肠袢聚集、扭曲成团，覆以增厚包膜，活动受限，增强扫描膜状物轻度强化，如合并肠梗阻，可见肠管部分扩张、气液平等。手术病理活检常提示纤维结缔组织，伴或不伴有急慢性炎症。早期保守有效，严重者以手术治疗为主，术中需彻底解除粘连，预防肠梗阻的再次发生，必要时行肠排列术，手术风险及难度大，术中肠管损伤、术后因未能清除的纤维膜再次发生粘连等风险高。

本例患者盆腹腔术中所见与文献报道相似，考虑其曾行多次盆腹腔手术、腹腔热灌注化疗，腹膜受损，广泛纤维化，肿瘤腹膜广泛种植，导致后天性腹茧症可能，文献研究表明，60% 的腹茧症患者在确诊 4 个月时因肠梗阻或手术并发症等相关的疾病死亡，也与本例患者治疗结局相似。

4. 靶向治疗是否获益？ 患者首次复发肿瘤病灶较广泛，通过 SCS+ 含铂化疗后达到临床 PR，但总体评估基线差，虽化疗后 CA125 转阴，但 CT 提示有残余病灶，属易复发、转移的高危人群，且基因检测提示 BRCAwt 型，其复发后临床治疗难度较大。如能在治疗结束后维持治疗，可能获得更长的 PFS。

依据 2022 年版《中国卵巢上皮性癌维持治疗指南》推荐（详见表 1-13），目前主要的靶向维持药物包括贝伐珠单抗、PARP 抑制剂。

表 1-13　铂敏感型复发卵巢癌含铂化疗 CR/PR 后维持治疗选择路径

既往用药	基因检测结果	含铂化疗联合用药	推荐
既往使用 PARP 抑制剂	/	联合贝伐珠单抗	贝伐珠单抗（2A 类）
		不联合贝伐珠单抗	无维持治疗推荐，鼓励参加临床试验

续表

既往用药	基因检测结果	含铂化疗联合用药	推荐
既往未使用 PARP 抑制剂	胚系 / 体系 BRCA1/2 突变	联合贝伐珠单抗	贝伐珠单抗（2A 类） 奥拉帕利、尼拉帕利、氟唑帕利（1类）
		不联合贝伐珠单抗	奥拉帕利、尼拉帕利、氟唑帕利（1类）
	BRCA1/2 野生型或状态未知	联合贝伐珠单抗	贝伐珠单抗（2A 类） 奥拉帕利、尼拉帕利、氟唑帕利（2A 类）
		不联合贝伐珠单抗	奥拉帕利、尼拉帕利、氟唑帕利（2A 类）

ICON-7 和 GOG-218 研究结果表明，对于高危（Ⅳ期、未行手术或手术未达到 R0 的Ⅲ期）、合并腹水、无 BRCA 及其他 HRR 基因突变患者，在标准化疗基础上联用贝伐珠单抗，并在化疗结束后继续贝伐珠单抗维持治疗，中位 OS、PFS 延长。

结合本例患者，首次及二次复发术后化疗时，可联合贝伐珠单抗治疗，并以贝伐珠单抗维持治疗，因经济原因，患者多线化疗未联合贝伐珠单抗，考虑 gBRCAwt 型铂敏感型复发，化疗结束后亦可选用 PARP 抑制剂维持治疗，提高生存获益。

遗憾的是，患者首次复发时尚无明确指南推荐维持治疗药物的选用，二次复发时 PARP 抑制剂刚走进中国，国内尚无明确的指南意见，且根据当时研究数据显示，铂敏感型 ROC gBRCAmut 患者应用奥拉帕利获益更大。近年来，Study 19、OPINION、SOLO-2、L-MOCA 证实在铂敏感型复发（PSR）卵巢癌患者中，无论 BRCA 和 HRD 状态，奥拉帕利维持治疗有效且安全性良好。

［**总结**］本病例主要特点是铂敏感、BRCA 和 HRD 双阴性，13 年来经历了 2 次复发，多线治疗，PFI 逐渐缩短，最终疾病未控，因肠梗阻逝世。回顾患者治疗历程，临床启示如下：

（1）卵巢癌治疗需长期规范全程管理，手术 + 化疗是基石，对于铂敏感型复发（PSR）患者，维持治疗是延缓复发的有效策略，尽早启动可能会带来更好的临床获益。

（2）无论卵巢癌初次手术还是复发后手术，有条件情况下应进行充分术前 MDT 评估，选择合适病例人群实施。手术 R0 切除是决定预后的重要因素。满意减瘤术可降低肿瘤负荷，有可能延缓以铂为基础化疗的获得性耐药，为后续治疗创造条件。

（3）中医药治疗可能给 ROC 患者维持治疗带来生存获益，有待多中心前瞻性 RCT 验证。

（陈思达 孙艳梅）

参考文献

1. Janco JM, Kumar A, Weaver AL, et al. Performance of AGO score for secondary cytoreduction in a high-volume U. S. center[J]. Gynecol Oncol, 2016, 141(1): 140-147.
2. Zang RY, Harter P, Chi DS, et al. Predictors of survival in patients with recurrent ovarian cancer undergoing secondary cytoreductive surgery based on the pooled analysis of an international collaborative cohort[J]. Bri J Cancer, 2011, 105(7): 890-896.
3. Jimmy J, Caudell, Maura L, Gillison, et al. NCCN guidelines insights: ovarian cancer, version 1. 2022[J]. JNCCN, 2022, 20(3): 224-234.
4. Jacobus Pfisterer, Catherine M Shannon, et al. Bevacizumab and platinum-based combinations for recurrent ovarian cancer: a randomised, open-label, phase 3 trial[J]. Lancet Oncol, 2020, 21(5): 699-709.
5. Wagner U, Marth C, Largillier R, et al. Final overall survival results of phase Ⅲ GCIG CALYPSO trial of pegylated liposomal doxorubicin and carboplatin vs paclitaxel and carboplatin in platinum-sensitive ovarian cancer patients[J]. Br J Cancer, 2012, 107(4): 588-591.
6. Liu Yuanzhi, Huang Yilan, Li Jingyan, et al. A comprehensive comparison of medication strategies for platinum-sensitive recurrent ovarian cancer: A Bayesian network meta-analysis[J]. Front Pharmacol, 2022, 13: 1010626.
7. Oliver Zivanovic, Dennis S Chi, Qin Zhou, et al. Secondary cytoreduction and carboplatin hyperthermic intraperitoneal chemotherapy for platinum-sensitive recurrent ovarian cancer: an MSK team ovary phase Ⅱ study[J]. J Clin Oncol, 2021, 39(23): 2594-2604.
8. Fotopoulou C, Zang R, Gultekin M, et al. Value of tertiary cytoreductive surgery in epithelial ovarian cancer: an international multicenter evaluation[J]. Ann Surg Oncol, 2013, 20(4): 1348-1354.
9. Manning-Geist BL, Chi DS, Long Roche K, et al. Tertiary cytoreduction for recurrent ovarian carcinoma: an updated and expanded analysis[J]. Gynecol Oncol, 2021, 162(2): 345-352.
10. 姜良自. 妇科腹茧症 21 例临床分析[D]. 济南：山东大学，2016.
11. 顾嘉敏，袁琳，傅士龙. 晚期卵巢癌合并腹茧症及肠系膜上动脉综合征 1 例报道[J]. 现代妇产科进展，2016，25(4)：317-318.

12. Xu P, Chen LH, Li YM. Idiopathic sclerosing encapsulating peritonitis (or abdominal cocoon): a report of 5 cases[J]. World J Gastroenterol, 2007, 13(26): 3649-3651.
13. Kawaguchi Y, Kawanishi H. Encapsulating peritoneal sclerosis: definition, etiology, diagnosis, and treatment. International Society for Peritoneal Dialysis Ad Hoc Committee on Ultrafiltration Management in Peritoneal Dialysis[J]. Perit Dial Int, 2000, 20(Suppl 4): S43-S55.
14. 中国抗癌协会妇科肿瘤专业委员会. 中国卵巢上皮性癌维持治疗指南(2022年版)[J]. 中国实用妇科与产科杂志, 2022, 38(3): 300-309.

四、综合治疗晚期卵巢癌1例

【病例介绍】

庄某，女，61岁。住院号3179××893。入院时间：2018年11月9日。

［**主诉**］复发性卵巢癌再次肿瘤细胞减灭术后二次化疗后21天。

［**诊疗经过**］2017年8月30日患者因“绝经10^+年，腹部胀痛半月”在当地医院住院治疗。住院后查肿瘤标志物：CA125为586.27U/ml，CA15-3为31.69U/ml，甲胎蛋白、癌胚抗原、CA19-9未见异常。全腹CT平扫+增强：①双肺下叶炎症，左侧胸腔少许积液；②子宫后方肿块，恶性，考虑卵巢来源可能性大，病灶与子宫关系紧密，分界不明，腹膜后可见多发小淋巴结，大网膜、肠系膜呈污垢样，考虑转移。胃镜：①慢性胃炎；②十二指肠球炎。肠镜：乙状结肠息肉(6mm×8mm)内镜下高频电凝电切术/内镜下钛夹固定。

2017年9月5日患者转诊至我院。

查体：全身浅表淋巴结未扪及明显肿大，腹部膨隆，轻压痛，轻反跳痛，移动性浊音阳性。

妇科检查：外阴呈老年性改变，阴道通畅，分泌物量少，宫颈萎缩光滑，子宫萎缩，子宫后方扪及一肿物，大小约9cm×10cm，边界尚清，活动欠佳，压痛(+)；三合诊：直肠黏膜光滑，未扪及肿物，退指指套无血染。

辅助检查：肿瘤标志物检测示CA125为396.7U/ml，HE4为738.1pmol/L，CA15-3为80.79U/ml，CA19-9为32.04U/ml，AFP、CEA、NSE未见异常。全身PET-CT：①直肠-子宫陷凹区囊实性肿块，代谢不均匀增高，考虑卵巢癌可能性大，伴腹膜腔、大网膜及肠系膜间隙、肝包膜下、肝裂内弥漫种植转移；腹腔中量积液。②轻度脑萎缩。③双肺下叶基底段少量纤维灶。④脊柱退行性变。

2017年9月11日行经腹初次肿瘤细胞减灭术，术中见大量暗红色血性腹水约3 500ml，探查：大网膜呈饼状，质硬，多个形态不规则结节相互融合，与腹壁致密粘连，腹膜见多个结节，右侧肝内可扪及直径约1.5cm结节，肝圆韧带扪及转移病灶，肠系膜、结肠及腹膜见多处大小不一转移病灶，阑尾表面见小转移灶，左卵巢增大约 10cm × 8cm，表面见菜花状肿物，左输卵管及右侧卵巢、输卵管外观基本正常。子宫萎缩，子宫前壁与膀胱后壁粘连，盆腹膜多处大小不一散在菜花状病灶，考虑转移病灶，遂行全子宫切除 + 双侧卵巢输卵管切除 + 大网膜切除 + 阑尾切除 + 肝病损切除 + 肠系膜病损切除 + 腹膜病损切除，手术达 R0。

术后病理：(左卵巢肿瘤)浆液性乳头状腺癌，高级别。左输卵管见转移性腺癌。右输卵管未见癌；右卵巢表面见小灶腺癌。子宫、宫颈和宫颈管未见癌。(右侧腹壁结节)转移性腺癌结节。(肠系膜结节)转移性腺癌结节。(右肝内结节)转移性腺癌结节。(肝圆韧带)转移性腺癌结节。(左侧腹膜)转移性腺癌结节。(结肠表面结节)转移性腺癌结节。(右侧盆壁腹膜)转移性腺癌结节。(阑尾)浆膜面见小灶转移性腺癌。(大网膜)见转移性腺癌结节。(腹水)可见癌细胞，组织学类型符合腺癌。

术后诊断：卵巢高级别浆液性腺癌(ⅣB 期)。

2017 年 9 月 13 日行顺铂(120mg)腹腔热灌注化疗。

2017 年 9 月 27 日—2018 年 2 月 23 日行 7 程紫杉醇 + 顺铂化疗。化疗期间肿瘤标志物 CA125 及 HE4 变化情况见图 1-29。

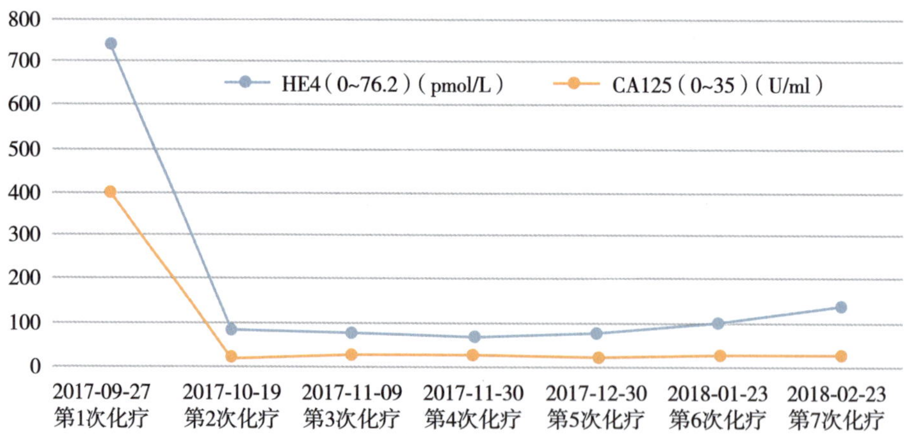

图 1-29　初次肿瘤细胞减灭术后化疗期间 CA125 及 HE4 变化情况

2018 年 3 月 2 日外周静脉血 + 肿瘤组织细胞基因检测：华大医学 OseqTM-T/ctDNA 肿瘤个体化诊疗基因检测：未检出遗传性肿瘤相关的致病突变。靶向药物：潜在临床获益靶向药物，无；可能耐药靶向药物，无。

2018 年 3 月—2018 年 8 月行 3 次中央记忆型 T 细胞(TCM)免疫治疗。

2018 年 9 月 3 日第 1 次肿瘤复发(含铂化疗结束后 6^+ 个月)，复查 PET-

CT 示：右中上腹部结肠肝曲旁新发囊实性肿块 6cm 大小，考虑肿瘤转移。肝左外叶前腹部间隙多发小结节，盆腔偏左侧（乙状结肠旁）小结节，直径 1.8cm，代谢轻度增高，需注意少量残存瘤灶。余全身未见明确异常高代谢病灶。

2018 年 9 月 6 日于外科行经腹再次肿瘤细胞减灭术（右半结肠切除术 + 盆腔病损切除术 + 肠粘连松解术 + 盆腔粘连松解术），术中所见：横结肠及小肠广泛粘连于腹壁表面，结肠与小肠、肝下缘粘连，肝与膈肌腹膜粘连，分离粘连后，探查肝质软，各表面无肿块结节；结肠肝曲可扪及肿物，质硬，大小约 5cm × 4cm，侵犯浆膜层，无法分离。盆腔于直肠膀胱间隙可触及一直径约 1.5cm 大小肿块；肠系膜上动脉、结肠中动脉、右结肠动脉根部未见淋巴结肿大。脾脏、胃、小肠未见异常，手术达 R0。

术后病理：（右半结肠）浆膜面结节可见极少量肿瘤细胞（符合卵巢癌来源），未侵及肌层；管状腺瘤，上皮呈轻度非典型增生（低级别上皮内瘤变）；（远端）未见癌。（近端）未见癌。肠周围淋巴结 11 枚，均未见癌。（盆底结节）未见癌。

2018 年 9 月 18 日—10 月 19 日行 2 程紫杉醇 + 卡铂化疗，第 1 次化疗后患者发生以血小板计数降低为主的Ⅳ度骨髓抑制，第 2 次化疗紫杉醇及卡铂减量后仍发生以中性粒细胞计数降低为主的Ⅲ度骨髓抑制。

2018 年 11 月 9 日患者入住我科。

［**既往史**］2004 年诊断为焦虑症，规律服药 3 年余后症状好转，医师指导下停药。否认高血压病、糖尿病、冠心病等内科疾病；否认结核、肝炎等传染病。

经带胎产史：月经初潮 15 岁，既往月经规律，30 天一潮，5~7 日干净，量稍多，痛经（+），50 岁自然绝经。平素白带量少，色白，无阴痒、异味。已婚育，G9P5（1982 年、1983 年、1990 年、1991 年均为顺产，1988 年剖宫产，2 子 3 女）A4（3 次人工流产，1984 年孕 9^+ 个月时无明显诱因下大出血而引产一孩）。

［**家族史**］否认家族遗传及肿瘤病史。

个人史：无特殊。

过敏史：否认药物、食物及皮肤接触物过敏史。

［**入院查体**］T 36.3℃，P 94 次 /min，R 18 次 /min，BP 130/92mmHg，BMI 27.3，PS 评分 1 分

体格检查：全身浅表淋巴结未扪及肿大，心肺查体未及异常，腹平软，无压痛及反跳痛，移动性浊音阴性。妇科检查：外阴正常，阴道通畅，阴道残端光滑；三合诊：阴道残端上方未扪及肿物，直肠黏膜光滑，退指指套无血染。

辅助检查：血常规示中性粒细胞计数（WBC）0.87×10^9/L，血红蛋白（Hb）

64g/L，血小板计数（PLT）22×10^9/L。CA125 为 16.87U/ml，HE4 为 129.6pmol/L。腹部（肝、胆、胰、脾）彩超、泌尿系彩超、妇科彩超、胸片未见异常。

［**目前诊断**］①左卵巢高级别浆液性癌综合治疗后二次复发术后 2 程化疗后；②化疗后骨髓抑制（Ⅳ度）

【MDT 记录】（2018 年 11 月 20 日）

患者卵巢恶性肿瘤复发已行满意的再次肿瘤细胞减灭术，术后需补充化疗，行 2 次紫杉醇 + 卡铂化疗后均发生明显的骨髓抑制，且经药物及输血治疗后仍未能达到化疗标准，为制订下一步治疗方案，故启动 MDT。

［**讨论提纲**］

（1）后续是否需更改化疗方案？

（2）若不适合继续化疗，其他治疗方案有哪些？

［**具体讨论内容**］

（1）肿瘤内科李柳宁主任医师：对于恶性肿瘤患者，治疗的目的都是为了延长生存年限，改善生活质量。目前患者血小板、白细胞、血红蛋白等指标均下降，再次行化疗对于患者来说可能会带来致命性打击。此次骨髓抑制时间持续较长，与患者此前经历多次手术及化疗相关，身体抵抗力下降，化疗累积毒性增加。目前治疗应以升白细胞、升血小板、纠正贫血，待骨髓抑制好转后再行后续治疗。近年来，生物治疗的推出开创了复发性卵巢癌治疗的新领域，生物治疗主要有分子靶向治疗、免疫治疗、过继性细胞治疗 3 类。目前，靶向药物成为卵巢癌新的治疗方法，PARP 抑制剂、免疫治疗、抗血管生成药物是目前应用于妇科肿瘤临床的几大类靶向治疗药物。对于铂敏感型复发的患者，治疗后能达到部分缓解或完全缓解者，可以考虑 PARP 抑制剂后续维持治疗。不论患者是否存在 BRCA 突变，使用 PARP 抑制剂均能使患者获益。

（2）干细胞科黄羽副研究员：细胞免疫治疗是通过对体内的免疫细胞进行体外刺激、扩增，并将其重新输回患者体内，使其在体内发挥杀伤肿瘤细胞的作用，以达到抗肿瘤的目的。研究表明，细胞免疫治疗，不仅可以及时给予机体“免疫支援”，还能增强化疗药物的肿瘤杀伤能力，减少化疗损伤，提高机体免疫功能。细胞免疫治疗临床常采用自体细胞回输，其效果明显，副作用小。异体细胞回输考虑机体排斥反应，副作用大，临床少应用，但细胞免疫治疗仍存在一些尚未攻克的难题，使得其应用仍有所局限。该患者在第一次初始治疗结束后，曾在 2018 年 3 月—8 月行 3 次细胞免疫治疗，其后在 2018 年 9 月出现肿瘤复发，治疗效果欠佳，目前不建议继续应用细胞免疫治疗。

［**MDT 意见**］患者目前现阶段治疗仍以纠正骨髓抑制为主，待骨髓抑制纠正后可考虑给予奥拉帕利靶向药物治疗，不建议继续使用细胞免疫治疗。

【病例追踪】

患者其后拒绝继续化疗，于2018年11月9日开始口服奥拉帕利（300mg，每日2次）治疗。2019年4月29日在服用奥拉帕利5^{+}个月时，患者出现重度贫血（40g/L）住院输血治疗，贫血纠正后奥拉帕利减量口服（上午300mg、口服、每日1次+下午150mg、口服、每日1次）。2019年12月10日复查提示肿瘤再次复发伴全身多发转移，停服奥拉帕利，疾病无进展生存期（PFS）达13个月。停服奥拉帕利后，予多西他赛+卡铂静脉化疗2次，患者其后拒绝治疗，2020年9月病故。初治后总生存期（OS）为36个月，具体见图1-30。

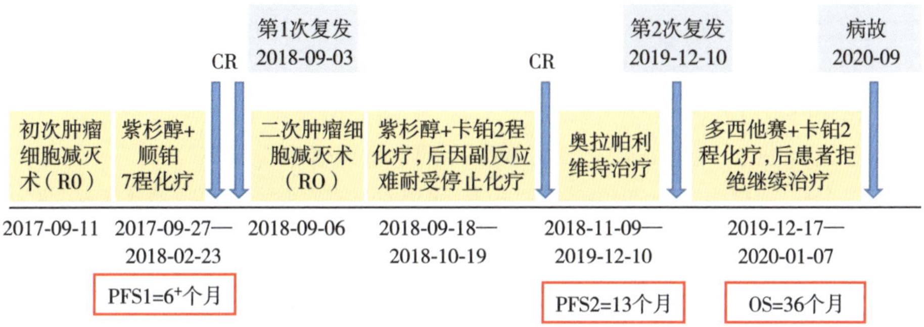

图1-30　治疗时间线

【总结及思考】

［病例特点］

（1）患者绝经期女性，因“复发性卵巢癌再次肿瘤细胞减灭术后二次化疗后21天”入院。

（2）临床特点：经历再次肿瘤细胞减灭术后第二次化疗后，发生Ⅲ~Ⅳ度的骨髓抑制，经治疗后仍难以纠正，未能达到化疗所需要求。

（3）查体：全身浅表淋巴结未扪及肿大，心肺查体未及异常，腹平软，无压痛及反跳痛，移动性浊音阴性。妇科检查：外阴正常，阴道通畅，阴道残端光滑；三合诊：阴道残端上方未扪及肿物，直肠黏膜光滑，退指指套无血染。

（4）辅助检查：血常规示中性粒细胞计数0.87×10^{9}/L，血红蛋白64g/L，血小板计数22×10^{9}/L。CA125为16.87U/ml，HE4为129.6pmol/L。腹部（肝、胆、胰、脾）彩超、泌尿系彩超、妇科彩超、胸片未见异常。

［治疗思路］

1. 奥拉帕利在BRCA野生型/HRD阴性（双阴性）、铂敏感型复发卵巢癌中的应用　卵巢癌是病死率最高的妇科恶性肿瘤，70%的卵巢癌患者就诊时已届临床晚期。新诊断卵巢癌初始治疗模式为肿瘤细胞减灭术和以铂类药物为基础的联合化疗。虽然大多数患者经过初始治疗可获得临床缓解，但仍有 70% 的患者在 2~3 年内复发，5 年生存率一直徘徊在 40% 左右。卵巢癌复发分为铂敏感型复发和铂耐药型复发，前者指化疗结束后 6 个月及以上的复发，后者指化疗结束后不足 6 个月的复发。铂敏感型复发的治疗原则是继续使用以铂类为基础的联合化疗，复发患者经治疗缓解后可考虑维持治疗，以推迟复发时间或降低复发风险。长期以来，用于复发性卵巢癌维持治疗的药物不多，近年来，PARP 抑制剂用于铂敏感型复发维持治疗的研究取得较大突破。系列高级别循证医学证据表明在铂敏感型复发治疗获得完全缓解（CR）和部分缓解（PR）后应用 PARP 抑制剂可显著延长卵巢癌患者的无进展生存期（PFS），PARP 抑制剂维持治疗改变了卵巢癌的治疗模式，已被公认为铂敏感型复发后维持治疗的标准治疗。在奥拉帕利的相关研究中，Study19 是针对铂敏感型复发患者，结果显示，奥拉帕利维持治疗组和安慰剂组患者的中位 PFS 分别为 8.4 个月和 4.8 个月。亚组分析显示 BRCA 突变患者中位 PFS 分别为 11.2 个月和 4.3 个月；BRCA 野生型患者中位 PFS 分别为 7.4 个月和 5.5 个月。总生存分析显示，奥拉帕利组和安慰剂组患者中位 OS 分别为 29.8 个月和 27.8 个月。BRCA 突变患者中位 OS 分别为 34.9 个月和 30.2 个月，BRCA 野生型患者中位 OS 分别为 24.5 个月和 26.6 个月，研究表明奥拉帕利可使铂敏感型复发患者获益。OPINION 研究是针对非胚系 BRCA 突变的铂敏感型复发患者的研究，主要分析显示，奥拉帕利维持治疗整体人群的中位 PFS 为 9.2 个月。亚组分析显示，体系 BRCA 突变患者中位 PFS 为 16.4 个月，HRD 阳性（包括体系 BRCA 突变）患者中位 PFS 为 11.1 个月，HRD 阳性（除外体系 BRCA 突变）患者中位 PFS 为 9.7 个月，HRD 阴性患者中位 PFS 为 7.3 个月。该研究补充证实了奥拉帕利对非胚系 BRCA 突变铂敏感型复发患者维持治疗的有效性。而 L-MOCA 研究是一项开放标签、单臂、前瞻性、国际多中心研究，入选了对铂类为基础化疗有效（CR/PR）的铂敏感型复发性卵巢癌患者。研究结果表明，奥拉帕利对于铂敏感型复发卵巢癌全人群的 PFS 达 16.1 个月。其中，BRCA 基因突变（BRCAm）患者 PFS 达 21.2 个月，BRCA 野生型（BRCAwt）患者 PFS 也达到了 11 个月。基于以上临床研究证据，对于含铂化疗达到 CR 或 PR 的铂敏感型复发全人群患者，推荐奥拉帕利维持治疗，基于获益程度，对 BRCA 野生型 /HRD 阴性患者为 2A 类推荐。

该病例属于 BRCA 野生型 /HRD 阴性患者，肿瘤第 2 次复发行肿瘤细胞减灭术，术后行 2 次紫杉醇 + 卡铂化疗均发生明显的骨髓抑制，虽经药物及输血治疗能达到化疗标准，但患者拒绝继续化疗，使用奥拉帕利维持治疗，PFS 达 13 个月，OS 达 22 个月，效果与上述研究数据基本一致。值得注意的是，该患者在停服奥拉帕利再次使用紫杉醇 + 卡铂化疗，肿瘤标志物下降理想，对铂类药物仍表现出较好的疗效及敏感性。奥拉帕利的使用可以延长无铂间期，再次肿瘤细胞减灭术达到 R0 水平也为奥拉帕利的疗效提供了良好基础，若患者后续能继续化疗，总生存时间应该可以进一步延长。此外，在 PARP 抑制剂用药过程中，大部分患者会出现不同程度的不良反应，不良反应以轻度或中度为主，即为不良事件通用术语标准（CTCAE）毒性分级 1~2 级更为常见，患者耐受性高于化疗（细胞毒性药物）。大部分不良反应出现在服药前期（前 3 个月），随着用药时间的逐渐延长，患者耐受以后不良反应的程度会逐渐减弱。该患者在纠正化疗导致的骨髓抑制后开始口服奥拉帕利，在前 3 个月未发生 3~4 级的毒性反应，却在服用 5 个多月的时候发生了以血红蛋白下降为主的 4 级的毒性反应，经过输血及药物减量以后未再发生 3~4 级的毒性反应。在药物减量方面，奥拉帕利开始口服量为 300mg、每日 2 次，第 1 次减量建议为 250mg、每日 2 次，但目前国内奥拉帕利的剂型多为 150mg，而奥拉帕利的服用强调整片吞服，不宜咀嚼、压碎、溶解或掰断药片，故实际上减量至 250mg、每日 2 次，存在困难。该病例第 1 次减量适应了剂型的特点，改为上午 300mg、每日 1 次 + 下午 150mg、每日 1 次，减量后总体耐受性较好，PFS 也达到了 13 个月，因此，从真实案例中获取奥拉帕利的个体化用量及减量方案可以为奥拉帕利的使用积累更多本土化数据。

2. **TCM 免疫治疗在卵巢癌当中的应用价值** 肿瘤细胞具有抑制免疫系统的特性，以利于其逃避免疫监视，方便增殖和转移。针对这些免疫逃逸机制，帮助免疫系统重新找到对抗癌细胞的方法，就可以找到一种有效的抗癌方法。近年来，细胞免疫治疗因其潜在的抗肿瘤作用而被日益接受，成为继手术、放化疗、靶向治疗之后的抗肿瘤治疗选择之一。有研究证实，中央记忆型 T 细胞（TCM）为高效抗肿瘤细胞，其回输到患者体内能被肿瘤抗原再激活，在体内存活时间长持久并能自我复制。自体 T 细胞免疫治疗是采集患者自身的免疫细胞，经过体外培养扩增后，再通过输液形式回输到患者体内，直接杀伤肿瘤或激活机体的抗肿瘤免疫反应，从而达到治疗肿瘤的目的。其抗肿瘤特点如下：①在体外能被高效率扩增出抗肿瘤细胞；②TCM 回输到体内后能够在体内被肿瘤抗原再激活以达到杀伤肿瘤的目的；③TCM 在体内具有自我更新及复制能力，在体内存活时间长能起到长期抗肿瘤作用。此外，TCM 免疫治疗特点如下：①细胞免疫治疗无明显副作用，大部分肿瘤患者可耐受；②细胞免疫治疗在改善患者的一般状态及化疗副作用上有辅助作用；③细胞免疫治疗对恶性肿瘤各个阶段，无论是辅助治疗，预防复发及转移方面，还是晚期肿瘤治疗上均可能发挥治疗作用；④多种治疗手段科学配合可以获取最佳治疗方案。

该患者第 1 次初始治疗结束后，2018 年 3 月—8 月行 3 次免疫细胞治疗以期延缓肿瘤复发，但在结束治疗 1 个月左右，在 2018 年 9 月 3 日就发现肿瘤复发，治疗效果欠理想。虽然细胞免疫治疗目前开展广泛，但对于卵巢癌患者仍多为实验性治疗，且多用于铂耐药型复发的患者，现阶段尚缺乏高质量的证据支持，即使细胞免疫疗法在卵巢癌治疗方面仍面临众多困难，但其仍是可探索的路径之一，进一步研究和改进治疗卵巢癌的细胞免疫治疗策略，或有望改善卵巢癌的预后，并使患者获得更好的疗效和临床预期。

（周丽丽）

参考文献

1. Jiang X, Tang H, Chen T. Epidemiology of gynecologic cancers in China[J]. J Gynecol Oncol, 2018, 29(1): e7.
2. 孔北华，刘继红，黄鹤等．卵巢癌 PARP 抑制剂临床应用指南(2022 版)[J]. 现代妇产科进展，2022，31(8): 561-572.
3. Ledermann J, Harter P, Gourley C, et al. Olaparib maintenance therapy in platinum-sensitive relapsed ovarian cancer[J]. NEngl JMed, 2012, 366(15): 1382-1392.
4. A Poveda, S Lheureux, N Colombo, et al. Olaparib maintenance monotherapy in platinum-sensitive relapsed ovarian cancer patients without a germline BRCA1/BRCA2 mutation: OPINION primary analysis[J]. Gynecologic oncology, 2022, 164(3): 498-504.
5. Qinglei Gao, Jianqing Zhu, Weidong Zhao, et al. Olaparib maintenance monotherapy in Asian patients with platinum-sensitive relapsed ovarian cancer: phase Ⅲ trial(L-MOCA)[J]. Clin cancer Res, 2022, 28(11): 2278-2285.
6. Moore KN, Secord AA, Geller MA, et al. Niraparibmono-therapy for late-line treatment of ovarian cancer(QUADRA): a multicenter, open-label, single-arm, phase 2 trial[J]. Lancet Oncol, 2019, 20(5): 636-648.
7. XH Wu, JQ Zhu, RT Yin, et al. Niraparib maintenance therapy in patients with platinum-sensitive recurrent ovarian cancer using an individualized starting dose(NORA): a randomized, double-blind, placebo-controlled phase 3 trial[J]. Annals of Oncology, 2021, 32(4): 512-521.
8. 黄晓岚，吴砂，王薇．过继性 T 细胞免疫治疗在妇科肿瘤中的应用进展[J]. 现代妇产科进展，2021，30(2): 150-153，155.
9. 胡雷，高丽，毛路，等．改良嵌合抗原受体 T 细胞治疗卵巢癌的研究进展[J]. 实用妇产科杂志，2021，37(11): 829-831.

五、多学科联合开展ⅣB 期卵巢癌完全切除手术 1 例

【病例介绍】

高某，女，49 岁。住院号 3112×××702。入院时间：2020 年 5 月 11 日。

［**主诉**］卵巢癌第 2 程新辅助化疗后 18 天。

［**诊疗过程**］2020年3月中旬患者出现腹胀、纳差，伴大便变细。

2020年3月21日患者至广东省第二人民医院查腹部、泌尿系彩超示盆腹腔大量积液（最大前后径75mm），内透声差；肝、胆、脾、胰、双肾未见明显异常；子宫符合绝经期改变；双侧卵巢显示不清。

2020年3月21日患者至我科住院。

入院查体：全身浅表淋巴结未扪及肿大，全腹稍膨隆，无压痛及反跳痛，移动性浊音(+)。妇科检查：外阴正常，阴道通畅，宫颈基本光滑，无举摆痛，子宫前位，萎缩，质中，活动可，无压痛，阴道后壁上段近后穹窿可扪及囊性肿物，大小约4cm×4cm，活动欠，无压痛，子宫左旁可扪及质硬肿物，大小约4cm×5cm，不活动，无压痛。三合诊：直肠黏膜光滑，距离肛门口约6cm肠腔明显受压，指套退出无血染。

2020年3月23日查妇科彩超：子宫大小未见明显异常，盆腔内所见包块（子宫周围包绕边界欠清的分叶状混合性包块，范围约12.6cm×8.4cm×9.5cm），未排除不良病变，建议进一步检查，盆腔积液。全胸+全腹CT平扫+增强：双侧附件区占位，以左侧较大（左侧大小7.5cm×5.2cm），考虑卵巢癌可能性大，病灶与子宫及局部乙状结肠分界不清，腹膜、大网膜广泛种植转移，腹盆腔多量积液，请结合临床，建议必要时进一步检查；腹膜后及右侧心膈角多发小淋巴结，未除外转移；双下胸膜小结节状增厚，未除外双侧胸膜转移可能，建议随访复查；双肺尖少许陈旧性肺结核；双肾多发小囊肿；子宫多发肌瘤；计算机体层成像尿路造影（CTU）提示左侧输尿管中下段显影欠佳，考虑受压改变；脐部皮下少许液性密度影，请结合临床；肝、胆、脾、胰及膀胱未见明显异常。

2020年3月23日患者行经阴道后穹窿盆腔肿物穿刺活检术，活检病理结果：（盆腔肿物）低分化腺癌；（右侧直肠阴道隔肿物）低分化腺癌；结合免疫组化特征，需要重点注意卵巢起源的可能性。

2020年3月24日患者行胃肠镜检查，结果提示：慢性胃窦炎伴隆起糜烂；乙状结肠距肛门20cm见菜花样肿物环半腔生长，表面溃烂，覆盖浊苔，质脆易出血，考虑乙状结肠癌，待病理。肠镜活检病理结果：（乙状结肠肿物）低分化腺癌，结合形态及免疫组化结果，符合非原发性肠道肿瘤，建议临床重点排查卵巢起源的可能性。

2020年3月30日患者进一步完善全身PET-CT：①双侧附件区结节、肿块（较大者位于左侧，大小约6.6cm×8.9cm×7.1cm），代谢明显增高，考虑恶性肿瘤（卵巢癌）；右侧附件区病灶侵犯邻近乙状结肠；左侧附件区病灶向左侧盆壁、直肠子宫陷凹蔓延，并与子宫后壁、直肠前壁粘连，请结合活检病理。②余盆腔多个结节、肿块且代谢明显增高；肝包膜下多个小结节且代谢增高；

大网膜、小网膜、肠系膜区脂肪密度增高、模糊且代谢轻度增高，上述改变，考虑腹膜弥漫种植转移，伴大量腹水。③双侧髂总 / 外血管旁、（约平 L_1~L_4 椎体水平）腹膜后、右侧前 / 后心膈角区、右侧心包缘多个轻度增大淋巴结，代谢轻度增高，需注意多发淋巴结转移可能，建议密切随访。④甲状腺密度不均匀轻度减低，代谢弥漫轻度增高，考虑结节性甲状腺肿，建议超声复查。⑤左肺上叶尖后段少量纤维灶，双侧胸膜轻度增厚。⑥子宫增大，呈分叶状，代谢无增高，考虑子宫肌瘤，请结合妇科超声检查。⑦脊柱退行性变：C_5-C_6 椎体内固定术后，L_5 椎体左侧椎弓峡部裂。⑧余全身未见明确异常高代谢病灶。（图 1-31）

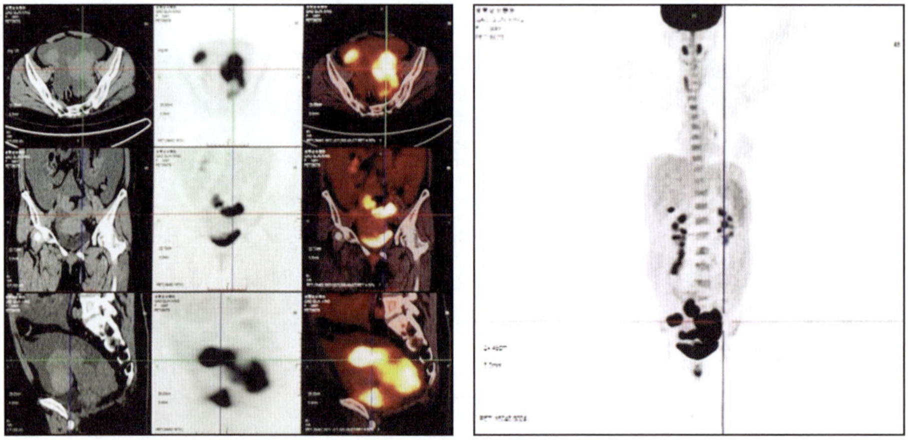

图 1-31　全身 PET-CT

结合患者症状、体征、辅助检查以及盆腔肿物穿刺的病理结果，目前诊断为：卵巢高级别腺癌（ⅣB 期），Suidan 评分 5 分，考虑目前患者无法完成满意的肿瘤细胞减灭术。

2020 年 4 月 2 日、2020 年 4 月 23 日患者在我院行第 1、2 程新辅助化疗，TC 方案（紫杉醇 280mg+ 卡铂 600~700mg 静脉滴注）。

2020 年 4 月 25 日出现聚乙二醇化重组人粒细胞刺激因子注射液严重过敏反应，需要去皮肤科住院治疗。

2020 年 5 月 11 日患者再次入住我科评估新辅助化疗后情况。

［**既往史及月经婚育史**］否认心脏病、糖尿病、高血压、肾病等内科疾病病史；既往月经规律，47 岁自然绝经，绝经后无异常阴道出血及排液；已婚育，G2P1（1997 年剖宫产 1 女）A1（人工流产 1 次）。

［**家族史**］妈妈乳腺癌病史，否认家族其他肿瘤及遗传病病史。

［**入院查体**］T 36.6℃，P 93 次 /min，R 18 次 /min，BP 109/82mmHg，BMI

24.08，PS 评分 1 分；心律齐，各瓣膜听诊区未及杂音；双肺听诊未及明显异常；全腹软，无压痛及反跳痛，移动性浊音(－)，听诊肠鸣音 4 次 /min。

专科检查：全身浅表淋巴结未扪及肿大。妇科检查：外阴正常，阴道通畅，宫颈基本光滑，子宫前位，萎缩，质中，活动可，无压痛，阴道后壁上段近后穹窿可扪及囊性肿物，大小约 4cm × 3cm，活动欠，无压痛，余盆腔未扪及明显异常。三合诊：直肠黏膜光滑，距离肛门口约 6cm 肠腔稍受压，指套退出无血染。

［**入院的后续情况**］2020 年 5 月 12 日我院复查全胸 + 全腹 CT 平扫 + 增强：双侧附件区占位（以左侧范围较大，大小约 4.9cm × 3.5cm、原约 7.5cm × 5.2cm），符合卵巢癌，病灶较前明显缩小，与子宫及局部乙状结肠分界欠清；原肠系膜、大网膜种植转移，较前缩小、减少；原腹盆腔积液基本吸收；腹膜后及右侧心膈角多发小淋巴结，大致同前，建议随访复查；原双下胸膜小结节未见明确显示，双肺尖少许纤维增殖灶；双肾多发小囊肿；子宫多发肌瘤；脐部皮下少许液性密度影，大致同前，请结合临床；CTU 示泌尿系未见异常；肝、胆、脾、胰及膀胱未见明显异常。

患者新辅助化疗前后肿瘤指标的结果见表 1-14。

表 1-14　患者新辅助化疗前后肿瘤指标变化情况

	CA125（U/ml）	HE4（pmol/l）	CEA（ng/ml）	CA15-3（U/ml）	CA19-9（U/ml）	NSE（ng/ml）
2020 年 3 月 21 日	1 301.0	422.3	2.74	56.56	<0.60	20.0
2020 年 4 月 23 日	933.60	137.3	7.28	80.66	<0.60	13.3
2020 年 5 月 12 日	268.30	99.3	5.11	35.21	<0.60	14.1

［**目前诊断**］卵巢高级别腺癌（ⅣB 期）。

【MDT 记录】（2020 年 5 月 13 日）

患者经新辅助化疗后现腹胀缓解，影像学检查提示盆腔病灶较前缩小，病灶与子宫及局部乙状结肠分界欠清，右侧心膈角多发淋巴结大致同期、未排除转移可能，且患者在化疗期间对长效升白药（粒细胞刺激因子）出现严重过敏反应，现为评估是否可进一步行满意的肿瘤细胞减灭术，以及如何为患者后续的化疗保驾护航，如何选择基因筛查，指导后续的维持治疗，故启动 MDT。

［**讨论提纲**］

（1）评估患者本次是否可行满意的肿瘤细胞减灭术。

（2）指导围手术期术前准备：如肠道、心肺等。

（3）患者化疗后使用长效升白药（聚乙二醇化重组人粒细胞刺激因子注射液）曾出现严重过敏反应，如何解决患者后续化疗期间的骨髓抑制问题？

（4）指导如何选择基因筛查，指导后续的维持治疗。

［**具体讨论内容**］

（1）影像科刘玉品主任医师：阅片可见患者病灶较前明显缩小，肿瘤与子宫及局部乙状结肠分界欠清，原肠系膜、大网膜种植转移，较前缩小、减少，原腹盆腔积液基本吸收，腹膜后及右侧心膈角多发小淋巴结，大致同前。

（2）腹部外科黄有星副主任医师：结合肠镜病理及影像学情况，该患者肿瘤已侵犯邻近乙状结肠，需行部分肠管切除吻合，视手术情况必要时行造瘘术。现患者已完成两程新辅助化疗，综合患者目前情况，考虑可行手术治疗，患者目前不排除有对聚乙二醇成分过敏的可能，肠道准备方面不予复方聚乙二醇电解质散（和爽），建议术前3~5天予全流饮食＋番泻叶做肠道准备，其间可予双歧杆菌三联活菌散（培菲康）等调节肠道菌群及静脉补液支持治疗。

（3）心胸外科郑远副主任医师：患者右侧前 / 后心膈角区、右侧心包缘多个轻度增大淋巴结，未排除转移可能，术中可行胸腔镜下淋巴结切除术，胸腔镜创伤小，愈合良好，术前可完善血气分析及肺功能评估心肺功能，请麻醉科评估麻醉风险及指导围手术期治疗。

（4）基因联合实验室刘晗主治医师：患者目前考虑卵巢腺癌，目前上皮性肿瘤推荐行乳腺癌相关基因（BRCA）1/2基因检测，或行同源重组修复缺陷（HRD）通路检测，对后续的维持治疗起指导性作用。

（5）皮肤科林颖主任医师：患者化疗后使用长效升白药（聚乙二醇化重组人粒细胞刺激因子注射液）后曾出现严重过敏反应，国外有相关资料报道使用粒细胞因子后出现过敏性休克，常规预防性使用抗过敏药物或激素难以避免过敏性休克的发生，结合该患者病史，不建议再次使用类似药物。

（6）药剂科孙纳副主任：同意皮肤科医师的意见，结合患者病史，目前考虑为聚乙二醇长链过敏，患者后续化疗期间的骨髓抑制问题不推荐使用长效升白治疗，可考虑短效升白药，或更换厂家，如可考虑谨慎使用不含聚乙二醇的格拉诺赛特（注射用重组人粒细胞集落刺激因子），但需完成知情同意，告知用药风险。

（7）肿瘤内科李柳宁主任医师：除了粒细胞因子，目前尚无更好药物纠正骨髓抑制问题，参考既往用药经验，红参、鹿茸等中药有一定升白效果，但起效慢。

（8）妇科肿瘤专科肖静主任医师：患者卵巢恶性肿瘤诊断明确，现已完成两程新辅助化疗，综合上述专家的意见，考虑患者目前可行满意的肿瘤细胞减灭术，术前注意做好心肺功能的评估和胃肠道的准备，同时注意与患者及家属详细沟通病情，告知手术相关风险及并发症可能，做好知情同意，签署相关的手术知情同意书，术中拟请心胸外科及胃肠外科医师上台协助手术，术后密切观察患者的病情变化。

［**MDT 意见**］综合各科专家意见，患者拟下一步行手术治疗，考虑该手术为多学科的联合手术，术前注意做好各项准备，考虑手术范围较大，术前需充分与患者及家属沟通交代病情，告知手术风险及并发症可能，做好相关的术前准备；同时建议行 BRCA 1/2 基因检测，或行 HRD 通路检测，为后续的维持治疗起指导性的作用；患者长效升白药物过敏方面，建议后续可考虑使用短效升白药，或者中药红参、鹿茸等，严密监测患者化疗期间骨髓抑制情况。

【病例追踪】

2020 年 5 月 18 日患者在妇科、心胸外科、胃肠外科、麻醉科等多学科合作下行胸腔镜下纵隔淋巴结切除术 + 腹式全子宫切除术 + 双侧输卵管卵巢切除术 + 腹主动脉旁淋巴结切除术 + 盆腔、骶前淋巴结清扫术 + 肝膈面病损切除术 + 大网膜切除术 + 盆腔粘连松解术 + 肠粘连松解术 + 乙状结肠直肠切除伴结肠造口术 + 腹腔输液港置入术（左侧肋弓下），术中探查见：右侧胸腔无明显积液，胸膜未见明确转移性病灶，右肺与胸膜无粘连，纵隔右侧心包缘、前上纵隔上腔静脉旁、前下纵隔心膈角区、后下纵隔心膈角区见多发淋巴结，质稍硬；大网膜局部质地稍僵硬，肉眼未见明显病灶，腹膜未见明显肿物，右侧肝包膜下、膈肌、腹主动脉两侧、双侧盆腔闭孔及双髂外淋巴结扪及转移病灶；乙状结肠见肿物约 4cm × 4cm、贯穿浆肌层，直肠表面及盆腔侧盆壁腹膜见多处大小不一转移病灶，肠管与盆腹壁多处致密粘连，阑尾外观正常；左卵巢大小约 4cm × 3cm，呈淡黄色菜花样、质脆，左输卵管稍增粗、表面尚光滑，左侧附件与盆壁、肠管致密粘连，右侧卵巢稍大、约 3.5cm × 3cm，表面见少许菜花状结节，右侧输卵管外观正常；子宫增大如孕 2^{-} 个月，前壁及左侧壁两个肌瘤样结节约 4cm；宫颈后方见与直肠分界不清的肿物约 5cm × 6cm；膀胱腹膜返折处见散在菜花状结节，约 0.5~1cm 不等。手术达到 R0 切除。

［**术后的病理结果**］（右侧卵巢）高级别浆液性癌。肿瘤体积：3.0cm × 2.2cm × 2.0cm。免疫组化：CK（+），Vimentin（–），ER（50%+），CK7（+），CK20（–），PAX-8（+），P53（–），WT-1（+），P16（+），Ki67（25%+）。淋巴结：（右侧前纵隔淋巴结）淋巴结未见癌转移（0/1）；（右侧后心膈角区淋巴结）淋巴结未见癌转移（0/2）；（右侧前心膈角区淋巴结）淋巴结未见癌转移（0/2）；（右侧心包缘淋巴结）淋巴结未见癌转移（0/1）；（右髂总深淋巴结）淋巴结未见癌转移（0/1）；（右髂总淋巴结）淋巴结未见癌转移（0/1）；（右骶前淋巴结）淋巴结未见癌转移（0/7）；（右侧盆腔淋巴结）淋巴结未见癌转移（0/14）；（左髂总及髂总深淋巴结）淋巴结未见癌转移（0/1）；（左髂外淋巴结）淋巴结未见癌转移（0/2）；

（左侧盆腔淋巴结）淋巴结未见癌转移（0/13）；（左骶前淋巴结）淋巴结未见癌转移（0/2）；（腹主动脉右旁淋巴结）淋巴结未见癌转移（0/12）；（腹主动脉左旁淋巴结）淋巴结未见癌转移（0/7）。其他组织：①子宫：多发性平滑肌瘤，萎缩性子宫内膜，慢性宫颈炎；②右侧输卵管：轻度慢性炎；③左侧输卵管：轻度慢性炎；④左侧卵巢：白体形成；⑤（直肠子宫陷凹）转移性癌结节；⑥（肝膈面）转移性癌结节；⑦（阑尾）轻度慢性炎；⑧（大网膜）未见癌转移；⑨（直肠表面结节）转移性癌结节；⑩（直肠）肠管长 12.5cm，见低分化癌侵犯肠壁浆膜层、肌层达黏膜下层，两侧切缘阴性。腹腔冲洗液病理：找见少量核异型细胞，形态符合癌细胞特征。

［**最终明确诊断**］右侧卵巢高级别浆液性腺癌（ⅣB 期、转移至结直肠黏膜）。

［**后续治疗及随访**］2020 年 5 月 27 日—5 月 28 日行第 3 程 TC 方案静脉化疗，方案化疗（紫杉醇 280mg 静脉滴注 + 卡铂 600mg 静脉滴注）。

2020 年 6 月 19 日、2020 年 7 月 11 日、2020 年 8 月 1 日分别行第 4、第 5、第 6 程 TC 方案静脉联合腹腔化疗方案（紫杉醇 270mg 静脉滴注 + 卡铂 600mg 腹腔注射）。

基因检测结果：BRCA1/2 阴性，HRD 阴性。

2020 年 10 月患者开始口服尼拉帕利 200mg、每日 1 次治疗，其间曾因骨髓抑制间断停药，其间规律随访。2022 年 7 月 13 日我院随访未见肿瘤复发征象（图 1-32，图 1-33），无进展生存期（PFS）达到 25 个月；2022 年 9 月 15 日患者 CA125 缓慢上升，考虑生化复发；2022 年 12 月 15 日全身 PET-CT 提示腹膜种植转移，考虑临床复发，现化疗治疗中。

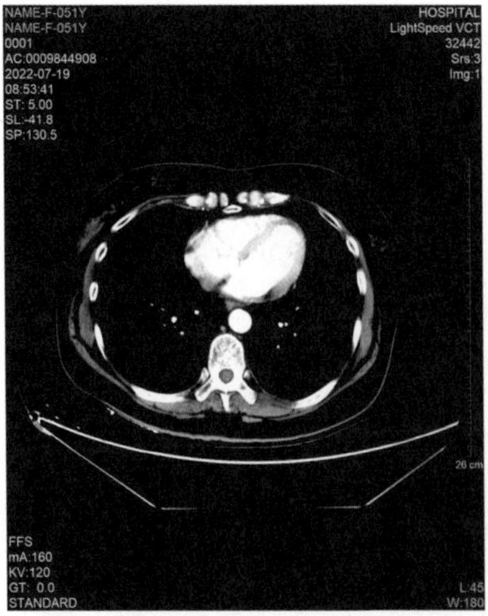

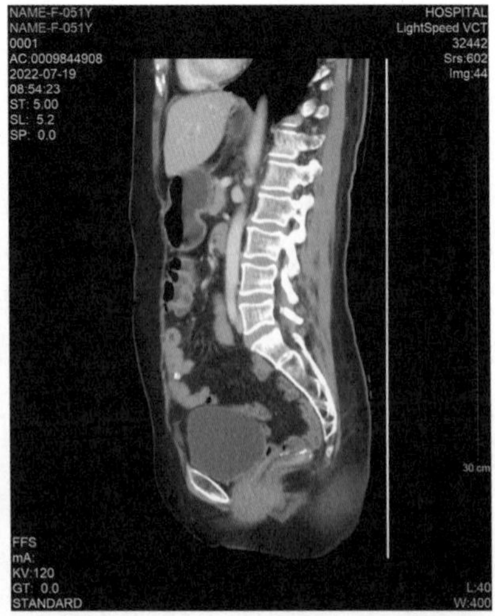

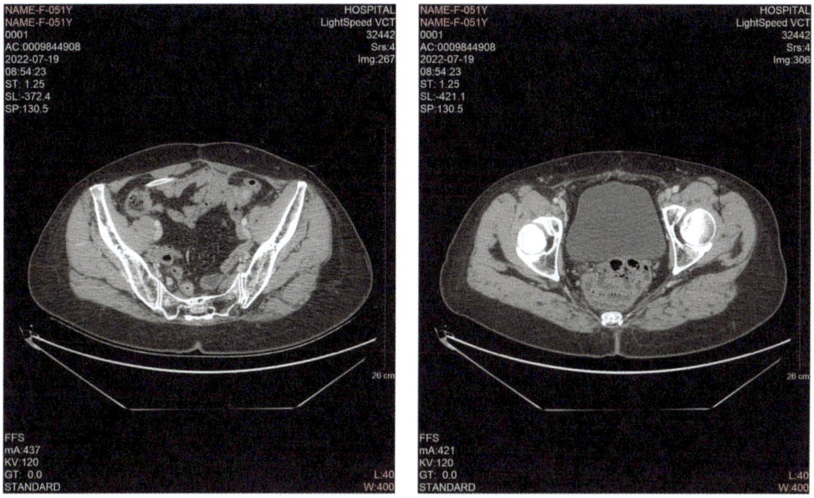

图 1-32　2022 年 7 月 13 日复查胸、腹部 CT

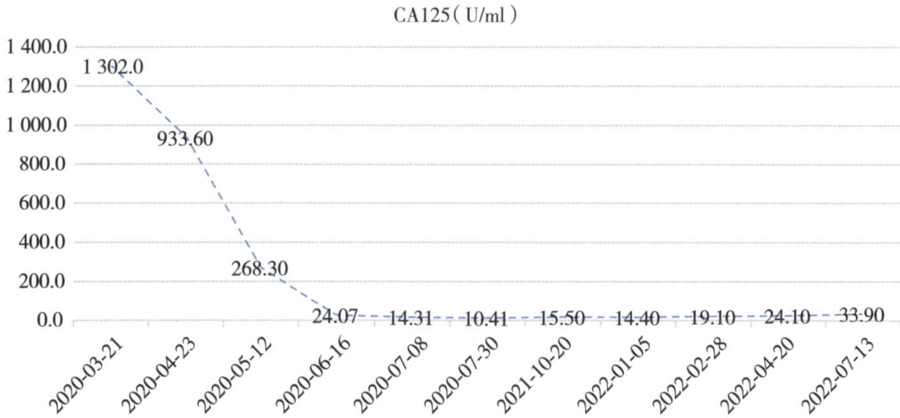

图 1-33　患者治疗后随访期间 CA125 的变化

【总结及思考】

［病例特点］

（1）绝经后女性，49 岁，因腹胀、纳差，伴大便变细就诊。

（2）初诊的专科检查：全身浅表淋巴结未扪及肿大，全腹稍膨隆，移动性浊音(+)；妇科检查：外阴正常，阴道通畅，宫颈基本光滑，无举摆痛，子宫前位，萎缩，质中，活动可，无压痛，阴道后壁上段近后穹窿可扪及囊性肿物，大小约 4cm × 4cm，活动欠，无压痛，子宫左旁可扪及质硬肿物，大小约 4cm × 5cm，不活动，无压痛；三合诊：直肠黏膜光滑，距离肛门口约 6cm 肠腔明显受压，指套退出无血染。

（3）实验室检查提示肿瘤标志物 CA125 及 HE4 明显升高（CA125 为 1 301.0U/ml，HE4 为 422.3pmol/L）。

（4）影像学检查：全身 PET-CT 检查：双侧附件区结节、肿块（较大者位于左侧，大小约 6.6cm × 8.9cm × 7.1cm），代谢明显增高，考虑恶性肿瘤（卵巢癌）；双侧髂总 / 外血管旁、（约平 L_1~L_4 椎体水平）腹膜后、右侧前 / 后心膈角区、右侧心包缘多个轻度增大淋巴结，代谢轻度增高，需注意多发淋巴结转移可能。

（5）病理结果：①盆腔肿物穿刺活检病理结果：（盆腔肿物）低分化腺癌；（右侧直肠阴道隔肿物）低分化腺癌；结合免疫组化特征，需要重点注意卵巢起源的可能性。②胃肠镜活检病理结果：（乙状结肠肿物）低分化腺癌；结合形态及免疫组化结果，符合非原发性肠道肿瘤，建议临床重点排查卵巢起源的可能性。

（6）经 2 程 TC 新辅助化疗后，在多学科协助下完成了间歇性肿瘤细胞减灭术，术中达到 R0，术后行 TC 方案静脉化疗 1 程，静脉腹腔联合化疗 3 程，末次化疗为 2020 年 8 月 1 日，后根据基因检测结果口服尼拉帕利长期维持治疗，PFS 达 25 个月；2022 年 9 月 15 日患者复查 CA125 缓慢上升，考虑生化复发；2022 年 12 月 15 日全身 PET-CT 提示腹膜种植转移，考虑临床复发，现化疗治疗中。

［**诊治思路**］本病例患者结合病史、症状、体征、影像学及病理结果，最终明确诊断卵巢高级别浆液性腺癌ⅣB 期。初诊时经综合评估，患者无法完成初次肿瘤细胞减灭术（PDS），经 2 程新辅助化疗后，在多学科协助下完成了间歇性肿瘤细胞减灭术（IDS），术中达到 R0，术后行静脉腹腔联合化疗，后根据基因检测结果口服尼拉帕利维持治疗，PFS 达 25 个月。本病例在诊治过程中的思考主要围绕以下问题：

（1）如何用最微创和最少花费明确晚期卵巢癌的病理诊断？

（2）消化道的原发恶性肿瘤和卵巢的转移性肿瘤如何鉴别？

（3）如何评估是否能达到满意的初次肿瘤细胞减灭术？

（4）腹壁输液港的植入能否让患者顺利完成腹腔化疗？

（5）HRD 阴性患者服用尼拉帕利维持治疗可否改善患者的生存？

［**诊治过程的思考**］

1. 如何用最微创和最少花费明确晚期卵巢癌的病理诊断？ 临床上，经综合评估可行满意的肿瘤细胞减灭术者，可考虑直接手术，明确卵巢癌的病理诊断。对于不适合直接行减瘤手术的患者，首先推荐行肿物穿刺活检或腹腔镜探查取活组织进行病理学检查；在特殊情况下，可考虑选择细胞病理学诊断。

（1）肿物穿刺活检：是指使用特定的穿刺针在超声引导或定位下对肿物进行穿刺取组织进行病理检查的方法。超声引导下的穿刺活检是目前临床应用最为普及与实用的组织取材方法，虽准确率不及手术直视下取材，且存在可能需多次穿刺取材和发生穿刺针道肿瘤种植的风险，但因其可及性与可操作性好、风险与创伤小、对患者的一般情况要求相对低，临床应用日渐广泛。

1）适应证：临床拟诊为晚期卵巢癌且通过妇科肿瘤学专家或其多学科团队评估有新辅助化疗（NACT）指征者。

2）禁忌证：①未经妇科肿瘤学专家或其多学科团队全面评估的盆腹腔肿物。②经评估后无其他部位转移征象的盆腹腔肿物（即拟诊为早期卵巢癌的患者）。③经评估后拟诊为晚期卵巢癌，但有初次肿瘤细胞减灭术（PDS）手术指征者。④严重凝血功能障碍、有出血倾向者。⑤穿刺路径无法避开大血管及重要器官者。⑥超声检查病灶显示不清者。⑦穿刺部位或穿刺路径存在感染者。

3）穿刺的路径：穿刺入路可选择经皮或经阴道，其中经阴道的肿物穿刺活检已经越来越多地应用于盆腔病变的诊断，其优势在于：①穿刺路径安全性高。与传统经皮穿刺活检相比，该技术距离穿刺肿物较近，可以提高深部肿物取材的准确性，有时更是唯一的安全进针途径，同时也是一种潜在的更微创和更低风险的方法。②避免了其他器官的遮挡与干扰。由于肿物位置深，经阴道后穹隆穿刺能有效地避免经腹壁穿刺时肠管及其气体或其他组织结构的遮挡与干扰；潜在的不足是无法完全避免阴道细菌所致的感染及穿刺针道的肿瘤种植风险，但在严格规范操作的前提下，尤其是严格遵守无瘤原则及无菌原则，这些情况都罕见。

（2）腹腔镜探查：腹腔镜手术是直视下获取组织标本，准确度和可靠性高，并且具有手术确定分期和评估能否达到满意减瘤术的作用，不足之处在于需要全身麻醉，且创伤大，同时有穿刺孔肿瘤种植转移的风险。

（3）细胞病理学诊断：在不能进行活检等特殊情况下，腹水细胞学结合CA125/CEA 比值 >25 可考虑用于晚期卵巢癌患者 NACT 前的诊断。

本病例患者临床拟诊为晚期卵巢癌，初诊时经综合评估，患者无法完成初次肿瘤细胞减灭术，有新辅助化疗的指征，结合妇科检查及超声检查情况，本病例患者采用了经阴道后穹窿的盆腔肿物穿刺活检术明确了病理学诊断。

2. 消化道的原发性恶性肿瘤和卵巢的转移性肿瘤如何鉴别？

（1）消化道的恶性肿瘤：结合本病例患者，鉴别诊断思路分析如下。

支持点：①患者因腹胀、纳差，伴大便变细就诊，三合诊提示距离肛门口约 6cm 肠腔明显受压；②CT 检查提示病灶与子宫及局部乙状结肠分界不清；③肠镜检查考虑乙状结肠癌，待病理。

不支持点：①妇科检查提示阴道后壁上段近后穹窿可扪及囊性肿物，以及子宫左旁可扪及质硬肿物，活动欠。②肿瘤标志物以CA125及HE4明显升高为主，CEA、CA19-9正常；腹部CT及全身PET-CT提示卵巢癌可能性大。③盆腔肿物穿刺活检病理结果：低分化腺癌，需要重点注意卵巢起源的可能性；肠镜活检病理结果：低分化腺癌，符合非原发性肠道肿瘤，建议临床重点排查卵巢起源的可能性。

结论：综上所述，诊断方面该患者可排除消化道的恶性肿瘤。

（2）卵巢转移性恶性肿瘤：结合本病例患者，分析如下。

支持点：①患者的直系亲属有乳腺癌病史；②影像学检查提示双侧附件区占位。

不支持点：①患者乳腺检查未见异常。②胃肠镜检查提示慢性胃窦炎伴隆起糜烂，乙状结肠肿物，考虑乙状结肠癌，待病理；后病理结果回复：低分化腺癌，符合非原发性肠道肿瘤，建议临床重点排查卵巢起源的可能性。③盆腔肿物穿刺活检病理结果：低分化腺癌，需要重点注意卵巢起源的可能性。④肿瘤标志物以CA125及HE4明显升高为主，CEA、CA19-9正常。

结论：综上所述，该患者可排除卵巢转移性肿瘤，最终诊断为：卵巢原发性恶性肿瘤。

3. 如何评估是否能达到满意的初次肿瘤细胞减灭术（PDS）?

（1）手术满意度评价

1）满意的肿瘤细胞减灭术：单个残留肿瘤病灶最大径≤1cm记录为R1，完全切净肿瘤记录无肉眼残留肿瘤为R0。无论是初治卵巢癌，还是复发卵巢癌，在患者可耐受的条件下，尽可能切净肿瘤，最好达R0（无肉眼可见残留）是患者能够生存获益的重要因素。

2）不满意的肿瘤细胞减灭术：单个残留肿瘤病灶最大径>1cm，记录为R2。

（2）如何评估能否进行PDS还是IDS：Suidan等的回顾性非随机多中心研究建立了预测Ⅲ期、Ⅳ期卵巢癌患者不满意肿瘤减灭术的多因素评分模型。他们认为评分≥3分者应行NACT。联合临床及影像学资料预测不满意肿瘤减灭术的多因素评分（预测准确性72%），本病例初诊时Suidan评分5分，详见表1-15。

Fagotti等基于腹腔镜技术建立了预测满意肿瘤减灭术的Fagotti评分模型，模型参数包括腹膜转移、横膈转移、肠系膜转移、网膜转移、肠浸润、胃浸润、肝浸润等，每项参数记2分，所有分数相加获得的总分数为腹腔镜预测分数（PIV）。该模型的准确性为77.3%~100%。PIV≥8分的患者，PDS达到满意的概率为0，应行NACT，详见表1-16。

表 1-15 Suidan CT 联合临床评分

影响因素	预测分值	本病例的评估分值
	临床因素	
年龄≥60 岁	1	0
CA125≥600U/ml	1	1
美国麻醉师协会（ASA）分级≥3	1	1
	CT 影像学特征	
脾周病变	1	0
胃肠道韧带 / 肝门病变	1	0
肾门上腹膜后淋巴结转移	1	1
弥漫性小肠粘连 / 增厚	1	0
中重度腹水	2	2
胆囊窝 / 肝段间裂隙病变	2	0
小网膜囊病灶 >1cm	2	0
肠系膜上动脉根部病灶	4	0
总分值	**预测病灶残留**	
0~2	45%	
3~5	68%	5
6~8	87%	
≥9	96%	

表 1-16 Fagotti 腹腔镜评分标准

腹腔镜特征	表现	分值
腹膜转移	大块 / 粟粒样腹膜种植病灶	2
横膈转移	广泛腹膜浸润性病灶和 / 或大部分膈肌受累	2
肠系膜转移	肠系膜根部受累	2
网膜转移	大网膜饼累及胃大弯处	2
肠浸润	小肠 / 大肠切除和 / 或肠袢上病灶的广泛种植	2
胃浸润	肿瘤侵及胃壁	2
肝浸润	肝表面病灶 >2cm	2

PIV 评分 <8 分行 PDS，PIV≥8 分行 NACT+IDS。

本病例患者结合病史、症状、体征、影像学及病理结果，拟诊断为卵巢高级别腺癌（ⅣB 期），经综合评估，患者的 Suidan 评分为 5 分，无法完成满意的肿瘤细胞减灭术，故先行新辅助化疗；经两程新辅助化疗后，患者再次返院评估，经妇科、影像科、病理科、胃肠外科、心胸外科、皮肤科、药学部等多学科联合（MDT）会诊评估，后患者于 2020 年 5 月 18 日在多学科共同努力下完成了间歇性肿瘤细胞减灭术，术中达到 R0；根据术后病理结果，最终明确诊断：右侧卵巢高级别浆液性腺癌（ⅣB 期）。

4. **腹壁输液港的植入能否让患者顺利完成腹腔化疗？** 卵巢癌主要转移途径是腹腔播散种植转移；卵巢癌腹腔化疗的研究很多，大样本随机对照研究主要有 GOG-0104、GOG-0114 和 GOG-172，这些研究结果提示腹腔化疗可以提高患者的 PFS 和总生存期（OS），对于残留病灶≤1cm 的患者生存获益，但其血液学毒性、胃肠毒性、肾毒性、神经毒性均高于静脉化疗。

卵巢上皮性癌一线化疗中国专家共识推荐意见：Ⅱ~Ⅳ期晚期卵巢癌患者减瘤术后残留病灶≤1cm（推荐级别：2A 类），或 >1cm（推荐级别：2B 类）均可以考虑腹腔化疗。

本病例为晚期的卵巢癌患者，在新辅助化疗后进一步行了满意的肿瘤细胞减灭术，术中在左侧肋弓上行腹腔输液港置入术，术后行了 3 程的静脉联合腹腔化疗，过程顺利。

根据我科经验对于晚期的卵巢癌患者，在肿瘤细胞减灭术过程中可考虑放置腹腔输液港，为后续的腹腔化疗建立通道，临床试验的腹腔化疗药物剂量较大，中国的患者往往无法耐受，目前选择的剂量为中山大学肿瘤防治中心的经验，与静脉化疗同剂量。

5. **HRD 阴性患者服用尼拉帕利维持治疗可否改善患者的生存？** 卵巢癌一线维持治疗是对新诊断卵巢癌患者完成初始化疗后达到临床完全缓解（CR）或部分缓解（PR）者所给予的后续巩固治疗，旨在推迟复发，改善生存预后。近年来，多腺苷二磷酸核糖聚合酶（PARP）抑制剂作为一线维持治疗药物完成了多项Ⅲ期临床随机对照试验，疗效显著，已成为部分卵巢癌患者一线维持治疗的最佳选择。根据《卵巢癌 PARP 抑制剂临床应用指南（2022 版）》，推荐级别详见表 1-17。

本病例患者为ⅣB 期卵巢高级别腺癌，经综合评估，患者无法完成满意的肿瘤细胞减灭术，先行了 2 程新辅助化疗，后经多学科的共同努力下完成了间歇性肿瘤细胞减灭术，术中达到 R0，术后辅助以铂类为基础的静脉联合腹腔化疗，肿瘤完全缓解后，根据基因检测结果 HRD（-）口服尼拉帕利维持治疗，PFS 达 25 个月。

表 1-17 PARP 抑制剂用于一线维持治疗推荐级别

生物标志物状态	初始化疗未联合使用贝伐珠单抗	初始化疗联合使用贝伐珠单抗
BRCA1/2 突变	奥拉帕利（1 类） 尼拉帕利（1 类）	奥拉帕利 + 贝伐珠单抗（1 类） 尼拉帕利 + 贝伐珠单抗（2A 类） 奥拉帕利或尼拉帕利（2A 类）
BRCA1/2 野生型 / HRD 阳性	尼拉帕利（1 类） 奥拉帕利（2B 类）	奥拉帕利 + 贝伐珠单抗（1 类） 尼拉帕利 + 贝伐珠单抗（2A 类） 尼拉帕利（2A 类） 奥拉帕利（2B 类）
BRCA1/2 野生型 / HRD 阴性	尼拉帕利（2A 类）	尼拉帕利 + 贝伐珠单抗（2B 类） 尼拉帕利（2B 类）

（林浣妹 胡向丹）

参考文献

1. 卢淮武，吴斌，许妙纯，等.《2022 NCCN 卵巢癌包括输卵管癌及原发性腹膜癌临床实践指南（第 1 版）》解读[J]. 中国实用妇科与产科杂志，2022，38（3）：310-318.
2. 中国医师协会妇产科医师分会妇科肿瘤学组，中国初级卫生保健基金会妇科肿瘤专业委员会. 穿刺活检与腹水细胞学检查用于晚期卵巢癌新辅助化疗前诊断的中国专家共识（2022 年版）[J]. 中国实用妇科与产科杂志，2022，38（9）：912-919.
3. 中国抗癌协会妇科肿瘤专业委员会. 卵巢上皮性癌一线化疗中国专家共识[J]. 实用妇产科杂志，2022，38（1）：582-588.
4. 中华医学会妇科肿瘤学分会. 卵巢癌 PARP 抑制剂临床应用指南（2022 版）[J]. 肿瘤综合治疗电子杂志，2022，8（3）：64-77.

第四节 妇科少见恶性肿瘤

一、罕见的卵巢癌肉瘤

【病例介绍】

何某，女，46 岁。住院号 3129××446。入院时间：2019 年 9 月 21 日。

［**主诉**］卵巢癌术后 6 个月余，腰痛 10 天，加重半天。

［**诊疗过程**］2019 年 3 月 3 日因下腹痛至肇庆市第一人民医院就诊，查盆腔 CT 提示中下腹部团块软组织密度影，大小约 13cm，考虑子宫来源肿瘤。

2019 年 3 月 12 日于肇庆市第一人民医院行剖腹探查术，术中探查盆腔巨大肿物，大小约 13cm × 12cm × 10cm，表面粗糙，不规则，包膜明显增厚，未见破裂口，乙状结肠与肿物致密粘连并包裹，肿物基底部与直肠表面及左侧盆壁呈浸润粘连，左侧输卵管及左侧卵巢融合成片，未见正常输卵管及卵巢形态，包膜明显增粗质脆，表面可见脓苔样组织黏附，子宫大小正常，表面充血粗糙，右侧卵巢肿瘤大小约 6cm × 5cm × 5cm，表面光滑，呈灰褐色，包膜完整，右侧输卵管外观正常，乙状结肠前肿瘤结节，大小约 4cm × 3cm，边缘不规则，表面红褐色，质脆，盆腔淋巴结未触及肿大，左侧附件术中冰冻提示恶性肿瘤，考虑卵巢恶性肿瘤ⅢC 期，并行全子宫 + 双侧附件 + 大网膜 + 乙状结肠前肿瘤切除术，术后病理提示左侧附件肿瘤病变符合癌肉瘤（癌成分考虑为低分化子宫内膜样腺癌，肉瘤成分考虑为未分化肉瘤），侵犯输卵管壁，右卵巢癌肉瘤，伴出血，右侧输卵管未见癌，乙状结肠前肿瘤结节可见癌肉瘤，大网膜未见癌。

2019 年 4 月 11 日中山大学肿瘤防治中心会诊病理提示左附件肿物符合癌肉瘤，浸润左输卵管，未见明确脉管及神经束侵犯，右卵巢见低分化子宫内膜样腺癌，右侧输卵管未见癌，乙状结肠前结节见癌肉瘤，大网膜未见癌。建议患者补充 6~8 疗程化疗，患者拒绝。

2019 年 9 月 10 日患者出现腰痛，不伴有下肢水肿及腹痛等不适，遂至肇庆市第一人民医院下腹部增强 CT 提示盆腔左区见多发结节，较大者直径为 3.9cm × 4.3cm，考虑肿瘤转移灶。

2019 年 9 月 21 日患者因腰痛加重至我院急诊就诊，急诊查全腹增强 CT 示：盆腔左区软组织肿块，大小约 8.4cm × 4.8cm，考虑卵巢癌复发、转移，病灶累及左侧输尿管下段，以上输尿管及左肾肾盂、肾盏扩张、积液，中度脂肪肝，未除外药物性肝损，肝左叶囊肿（图 1-34）。

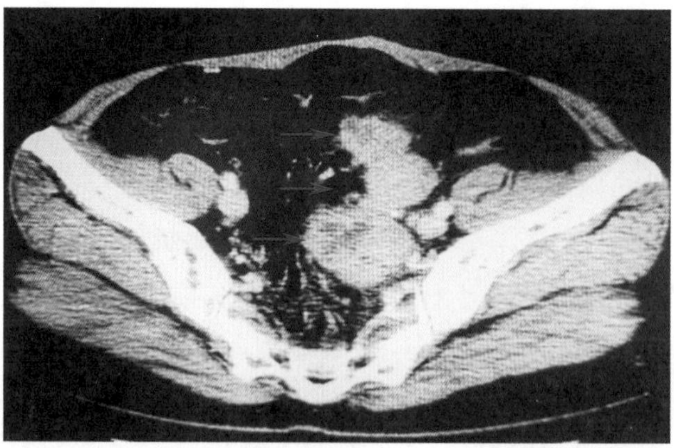

图 1-34 患者 2019 年 9 月 21 日全腹增强 CT

2019 年 9 月 25 日入住我科。

［**既往史及月经婚育史**］否认高血压、糖尿病、心脏病等其他重大内科病史；否认肝炎、结核等其他传染病史；否认重大外伤、其他手术史及输血史。已婚育，G2P2（1997 年、2001 年顺产 2 子）。

［**入院查体**］T 36.5℃，P 96 次 /min，R 18 次 /min，BP 123/83mmHg，BMI 25.63，PS 评分 1 分。心肺听诊未及明显异常。

专科检查：全身浅表淋巴结未扪及肿大。腹平软，无压痛及反跳痛，移动性浊音（-），双下肢水肿（-）。妇科检查：外阴正常，阴道通畅，阴道残端愈合可，未见赘生物。三合诊：盆腔空虚，盆腔左侧可扪及大小约 8cm×4cm 质硬肿物，活动差，无压痛，盆腔右侧未扪及异常肿物，无压痛，直肠黏膜光滑，退出指套无血污。左肾区叩击痛（+），输尿管行程区压痛（-）。

［**入院后情况**］2019 年 9 月 23 日肿瘤标志物：HE4 为 312.1pmol/L，AFP 为 1.39ng/ml，CEA 为 1.67ng/ml，CA125 为 103.40U/ml，CA15-3 为 51.37U/ml，CA19-9 为 26.70U/ml。血常规：WBC 11.31×10^9/L，NEUT% 79.7%，NEUT 9.02×10^9/L。凝血六项：纤维蛋白原（FIB）6.71g/L，D- 二聚体（DDi）1.83mg/L，纤维蛋白降解产物（FDP）7.80mg/L。尿常规：尿白细胞酯酶（++），尿白细胞 46.2 个 /μl。超敏 C 反应蛋白（hs-CRP）45.70mg/L。

2019 年 9 月 23 日全身 PET-CT：①全子宫 + 双侧附件切除术后改变；阴道残端未见明确异常高代谢病灶。②盆腔左侧份、右侧份（右侧髂窝）、胰头前方 - 胃窦后方间隙多个大小不等结节、肿块，以盆腔左侧份为著，较大者大小约为 3.8cm×4.4cm×4.8cm，病灶代谢明显增高，考虑肿瘤复发、转移；盆腔病灶与邻近乙状结肠及小肠管壁粘连，伴左侧输尿管中段受侵，其以上水平输尿管及肾盂肾盏积液扩张。③纵隔（2R、4R、4L、5、7、8 区）、双侧肺门区多个轻度增大淋巴结，代谢不同程度增高，呈对称性分布，考虑淋巴结炎性增生可能；建议密切随访观察。④左侧上颌窦炎症。⑤甲状腺左叶结节并钙化，代谢轻度增高，考虑结节性甲状腺肿，建议超声随访。⑥轻度脂肪肝；肝 S4 囊肿。⑦余全身未见明确异常高代谢病灶。

我院会诊外院切片：恶性肿瘤，符合为癌肉瘤（部分为低分化子宫内膜样腺癌，部分为未分化多形性肉瘤）。可见子宫内膜呈增生期改变和子宫颈黏膜慢性炎。部分切片脂肪组织（大网膜？）未见癌。

患者腰痛，结合查体、辅助检查结果提示泌尿系统梗阻合并感染，入院后予舒普深静脉滴注抗感染治疗。

患者入院后检查结果见表 1-18。

［**目前诊断**］①为肿瘤化疗疗程；②卵巢恶性肿瘤，癌肉瘤（ⅢC 期术后复发）；③结肠恶性肿瘤，癌肉瘤（卵巢癌肉瘤转移）；④结肠系膜恶性肿瘤，

表 1-18 入院后检验相关情况

	WBC（$\times10^9$/L）	NEUT/%	Hb（g/L）	PLT（$\times10^9$/L）	Hs-CRP（mg/L）	ALB（g/L）	Cr（μmol/L）	尿白细胞（个/μl）	尿白细胞酯酶
9月22日	11.31	79.7	118	521	45.7	40.1	82	46.2	++
9月29日	8.07	64.3	125	575	10.4	41.7	56	17.1	+

癌肉瘤（卵巢癌肉瘤转移）；⑤肾盂扩张（左侧输尿管双J管置入术后）；⑥轻度贫血；⑦脂肪肝，不可归类在他处者；⑧肝囊肿（左叶）；⑨结节性甲状腺肿；⑩乳腺腺病（双侧）；⑪慢性胃炎（伴糜烂）；⑫手术史（腹式全子宫+双侧附件+大网膜+乙状结肠前肿瘤结节切除术，肿瘤减灭术后）。

【MDT记录】（2019年9月26日）

经抗感染治疗后患者腰痛症状明显改善，但肿瘤复发范围广泛，后续治疗方案未明确，故启动MDT。

［**讨论提纲**］

（1）该例盆腔包块及胰腺结节的影像检查特点解读。

（2）针对该患者盆腔包块及胰腺结节的相关鉴别诊断。

（3）该患者下一步的处理。

［**具体讨论内容**］

（1）核医学科冉鹏程副主任医师：根据患者PET-CT及既往外院CT阅片，提示病灶以盆腔左侧份为著，较大者大小约为3.8cm×4.4cm×4.8cm，病灶代谢明显增高，盆腔病灶与邻近乙状结肠及小肠管壁粘连，盆腔右侧份（右侧髂窝）、胰头前方-胃窦后方间隙多个大小不等结节、肿块，考虑肿瘤复发、转移；纵隔、双侧肺门区多个轻度增大淋巴结，呈对称性分布，代谢不同程度增高，追问病史患者既往粉尘接触史，考虑慢性淋巴结炎性增生可能，建议密切随访，定期复查。

（2）病理科阳宇主治医师：病理方面，我院会诊外院切片，结合免疫组化相关指标，符合为癌肉瘤，部分为低分化子宫内膜样腺癌，部分为未分化多形性肉瘤。该肿瘤预后差，恶性程度高，需与患者家属详细沟通病情，告知预后。

（3）泌尿外科白遵光主任医师：癌肉瘤预后较差，5年生存率低，复发率也高。患者影像检查提示：左侧输尿管中段水平以上输尿管及肾盂肾盏积液扩张，说明存在左侧输尿管的肿瘤侵犯或压迫。患者主诉腰痛，除了考虑肿瘤侵犯本身因素外，尿路梗阻也可能是原因之一。综合考虑目前专科方面患者尿路梗阻诊断明确，保守治疗效果欠佳，具有手术指征。建议行输尿管镜检查＋输尿管支架置入术，一方面解除梗阻，保护肾功能；另一方面，可以了解输尿管的侵犯情况。

（4）腹部外科黄有星副主任医师：结合目前影像学结果，患者卵巢癌伴盆腔、胰头及胃窦周围多发转移，但病灶较局限，有潜在切除可能，术中不能排除侵犯肠管，术前需做好肠道准备，术中有肠造瘘可能，但根据病理科医师意见，该肿瘤恶性程度高，预后差，术前需与家属做好病情沟通，告知预后。

（5）放疗科高蕾主任医师：据 PET-CT 提示纵隔、肺门多个轻度增大淋巴结，代谢不同程度增高，建议完善食管纵隔镜及淋巴结活检，排除转移可能。对于目前患者病情，如手术以及化疗均不适宜，可考虑行放疗，达到减瘤目标。

（6）肿瘤内科柴小姝主任医师：患者卵巢恶性肿瘤诊断明确，据文献资料报道，该病理类型患者预后极差，病理免疫组化提示 Ki67 阳性，5 年生存率极低。靶向治疗方面，阳性不高；目前 PS 评分后允许可考虑化疗，化疗有效则可行肿瘤减灭术，术后辅以放化疗。

（7）妇科梁雪芳主任医师：该患者卵巢恶性肿瘤病理类型预后差，患者初次手术后未行规范化疗，需明确有无合适化疗方案，再行再次肿瘤细胞减灭术。目前可先行 2 个疗程化疗，评估病情变化，再决定是否行手术治疗去除肿瘤。

［**MDT 意见**］诊断方面，目前患者卵巢恶性肿瘤复发诊断明确，治疗以对症支持治疗为主，控制感染，可遵泌尿外科意见，行左侧输尿管支架置入术解除梗阻，后续行 2 疗程化疗，评估患者对化疗反应，以及是否能行再次肿瘤细胞减灭术，延缓病情进展。

【病例追踪】

2019 年 9 月 26 日行左侧输尿管双 J 管置入术。

2019 年 9 月 30 日行术后复发第 1 程 TC 方案化疗（紫杉醇 270mg，第 1 天，静脉滴注＋卡铂 700mg，第 1 天，静脉滴注）。

2019 年 10 月 22 日行第 2 程 TC 方案化疗（上程化疗后出现Ⅳ度骨髓抑制合并粒细胞缺乏症发热，故本程减量：紫杉醇 240mg，第 1 天，静脉滴注＋卡铂 600mg，第 1 天，静脉滴注）。

肿瘤标志物变化趋势见图 1-35。

2019 年 11 月 5 日术前检查：心电图正常。

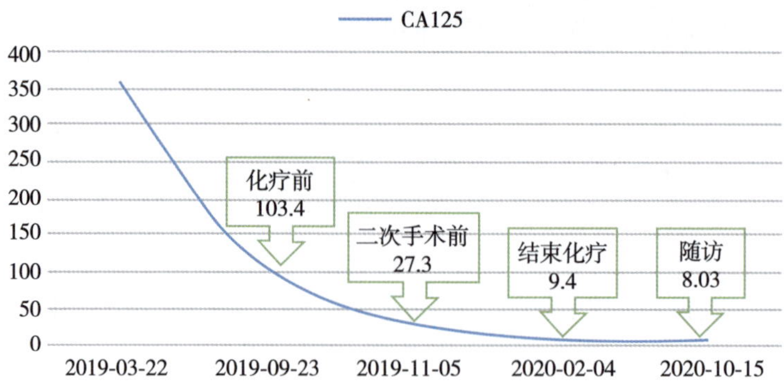

图 1-35　CA125 变化趋势

“卵巢癌肉瘤术后”，对比 2019 年 9 月 21 日片，现上、中、下腹部螺旋 CT 平扫 + 增强 + 三维重建：①卵巢癌肉瘤根治术后改变，对比前片，盆腔左侧所见病灶较前缩小，累及左侧输尿管下段及乙状结肠，左侧尿路 J 管置入术后改变，左肾及左侧输尿管轻 - 中度扩张积液。请结合临床，建议随访复查或进一步检查。②原左侧输尿管可疑结石，现片未见显示。③肝实质密度较前稍增高；肝 S4 段小囊肿，大致同前。

2019 年 11 月 12 日排除禁忌证，充分完善术前肠道准备后，行剖腹探查术，探查见：盆腔肠管及膀胱与盆壁广泛粘连，分离粘连后探查见肝膈表面均光滑，腹膜、未见肿物，见部分大网膜大小约 15cm × 7cm，未扪及肿物，降结肠与乙状结肠交界处与盆壁致密粘连，分离粘连后见结肠表面肿物约 4cm × 4cm，质脆，结节状，肿物侵犯周围腹膜组织，升结肠系膜见肿物约 1cm × 0.8cm，腹主动脉旁、盆腔腹膜后未扪及明显肿大淋巴结。子宫及双附件缺如。行大网膜部分切除术 + 结肠病损切除术 + 盆腔粘连松解术 + 肠粘连松解术，腹腔留置顺铂 120mg+ 生理盐水 500ml 溶液。手术达 R0。

术后病理诊断（图 1-36）：（左侧结肠表面肿物）恶性肿瘤，结合临床及免疫组化符合癌肉瘤转移；免疫组化结果：PAX-8（部分 ++），WT-1（部分弱 +），ER（约 50%+），PR（约 50%+），p53（–），Vimentin（+），CK（部分 +），Ki67（约 70%+），CK7（灶 +），GATA-3（灶 +）。（乙状结肠系膜肿物）送检纤维脂肪组织，未见肿瘤。（升结肠系膜结节）可见癌肉瘤转移。（部分大网膜）送检脂肪组织，未见肿瘤。镜下见肿瘤细胞核深染，核增大、多核、巨核，染色质空泡化；考虑为治疗后反应性改变，请结合临床。最终明确诊断：卵巢癌肉瘤复发转移。

2019 年 11 月 29 日、2019 年 12 月 20 日、2020 年 1 月 13 日行术后 3 程 TC 方案化疗（紫杉醇 240mg，第 1 天，静脉滴注 + 卡铂 600mg，第 1 天，静脉滴注），化疗过程顺利。2020 年 2 月 4 日于我科签字拒绝继续化疗。

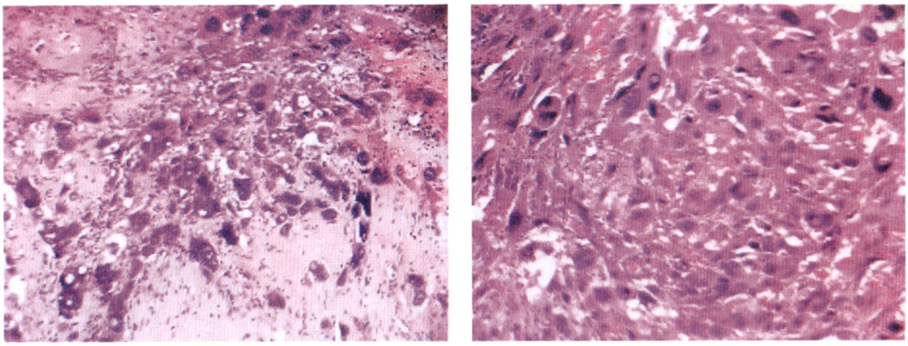

图 1-36　患者手术标本病理图片

2020 年 2 月—9 月于当地医院随访，彩超、盆腔 CT 提示未见复发或转移征象，肿瘤标志物 AFP、CEA、CA125、CA15-3、CA19-9 均未见明显异常。

2020 年 10 月 15 日于我科复查，卵巢癌筛查二项、CA19-9、CA15-3、SCC、NSE、CEA、AFP 均未见明显异常。上、中、下腹部螺旋 CT 平扫 + 增强 + 三维重建、CTU 示：①卵巢癌肉瘤根治术后及盆腔左侧不规则多发软组织肿块灶切除术后改变，术区包裹积液较前明显缩小，局部积气已吸收，盆腔左侧病灶较前缩小，与邻近乙状结肠及输尿管分界不清，并左侧输尿管及左肾轻中度扩张积液，较前明显，左侧尿路 J 管置入术后改变，左侧输尿管中段小结石，建议随访复查。②下腹部盆腔腹膜及肠系膜少量渗出，较前明显减少。③肝实质密度较前增高，肝 S4 段小囊肿，大致同前。④CTU 示左肾及左侧输尿管全程轻中度扩张积液。

2022 年 10 月电话随访，患者家属诉患者一般情况可，已于 2021 年于当地医院拔除双 J 管。后续未规律随访复查。

【总结及思考】

［**病例特点**］

（1）围绝经期女性，卵巢癌术后 6 个月余，腰痛 10 天，加重半天，无异常阴道出血及排液症状，体重明显下降。

（2）患者初次手术后未行规范化疗，肿瘤复发风险高。

（3）专科检查：全身浅表淋巴结未及肿大，右下腹压痛（+），无反跳痛；妇科检查：盆腔左侧可扪及大小约 8cm × 4cm 质硬肿物，活动差，无压痛，盆腔右侧未扪及异常肿物，无压痛，直肠黏膜光滑，退出指套无血污。左肾区叩击痛（+），输尿管行程区压痛（–）。

（4）实验室检查提示肿瘤标志物 HE4、CA125、CA15-3 均升高（HE4 为 312.1pmol/L，CA125 为 103.4U/ml，CA15-3 为 51.37U/ml），其余均正常。

（5）多次影像学 CT 检查提示盆腔多发结节、肿块，考虑肿瘤复发；PET-

CT 检查考虑肿瘤复发、转移。

（6）病理诊断：①（2019 年 3 月 20 日肇庆市第一人民医院）术后病理：（左侧附件肿瘤）病变符合癌肉瘤（癌成分考虑为低分化子宫内膜样腺癌，肉瘤成分考虑为未分化肉瘤），侵犯输卵管壁，（右附件）卵巢伴癌肉瘤，伴出血，输卵管未见癌，（乙状结肠前肿瘤结节）可见癌肉瘤，大网膜未见癌，（子宫）子宫肌间小平滑肌瘤。慢性宫颈炎。②（2019 年 4 月 11 日中山大学肿瘤防治中心）会诊病理：左附件肿物符合癌肉瘤，浸润左输卵管，未见明确脉管及神经束侵犯，右卵巢见低分化子宫内膜样腺癌，右侧输卵管未见癌，乙状结肠前结节见癌肉瘤，大网膜未见癌。

［**诊断思路**］该患者主要特点是影像学提示盆腔、胰腺结节及肿块，伴随腰痛，抗感染并解除梗阻治疗后腰痛好转，结合既往卵巢癌肉瘤病史，故疾病诊断考虑为卵巢癌肉瘤复发。对于卵巢癌肉瘤，有如下认识：

（1）流行病学：卵巢癌是严重威胁妇女健康的恶性肿瘤之一，发病率在女性生殖系统恶性肿瘤中位居第 3 位，病死率居妇科恶性肿瘤之首。卵巢癌发病隐匿，因目前尚缺乏有效的筛查及早期诊断措施，绝大多数患者在确诊时已存在局部或远处播散，5 年生存率约为 46%。据其组织病理学特征，卵巢癌原发肿瘤主要分为卵巢上皮性癌（EOC）、生殖细胞肿瘤以及性索间质肿瘤三大类。其中，女性生殖道癌肉瘤较罕见，但致死率高，依次好发于子宫、卵巢、输卵管及阴道等部位，卵巢癌肉瘤（OCS）比子宫癌肉瘤发病率低 3 倍，而临床预后更差。

（2）临床表现：卵巢癌肉瘤（OCS）在术前很难诊断，临床症状与卵巢上皮性癌（EOC）相似。早期常无症状，晚期多以腹胀、腹痛、腹部肿块等消化道症状起病。该病确诊时高达 90% 的患者病灶已超出卵巢，1/3 的患者伴有腹腔积液，超过 1/2 的患者已有淋巴结转移。

（3）辅助检查

1）肿瘤标志物检测：有学者研究发现，超过 90% 的患者术前 CA125 水平升高，CA125 的升高与 OCS 不良预后相关，并可能有助于评估治疗反应。

2）超声检查：OCS 超声声像多表现为盆腔较大低回声实性肿块，形态、边缘不规则，肿块内部可见丰富低阻血流，同时伴腹盆腔多发转移及侵犯邻近器官征象。超声检查对于 OCS 的诊断及术前评估具有较大应用价值，但其表现无特异性，难以与其他低分化卵巢癌相鉴别。

3）影像学检查：OCS 的形态取决于肿瘤的生长方式，OCS 多以巨块型为主，部分跨越腹盆腔生长，肿块压迫推移邻近肠管、子宫、膀胱等器官，大部分肿瘤形状不规则或呈分叶状，表面衬有不完整的包膜，界限不清楚。OCS 的 CT 表现多为囊实性混杂密度肿块，以囊性为主者多见，多位于单侧，囊内可见多个大小不等囊腔，壁厚薄不一，实性部分呈片絮状或结节状，CT 平扫见肿瘤实质部分多为低密度，坏死囊变区可呈更低密度。由于肿瘤细胞分化差，生长迅速，含有不同类型肉瘤成分，肿瘤血管难以供应快速长大的肿瘤组织，易发生囊变、坏死。但卵巢上皮癌亦可有坏死，不能将坏死作为 OCS 的影像特征。

4）腹水细胞学检查：对有腹水的患者抽取腹水进行生化和细胞学检查，对诊治疾病有一定的指导意义。研究发现可通过腹水细胞学检查区分肉瘤细胞和癌细胞；并可用细胞学检查评估患者化疗的效果。

5）病理学检查：组织学上，OCS 由上皮性（癌性）和间质（肉瘤性）成分组成。根据间质成分的来源，OCS 可分为同源型和异源型。间质成分来源于米勒管系统（如纤维肉瘤、平滑肌肉瘤等）为同源型，若不属于米勒管系统（如软骨肉瘤、横纹肌肉瘤等）则为异源性。癌多为浆液性腺癌、子宫内膜样癌或未分化癌。同一肉瘤中可含单一或多种肉瘤成分，文献调查分析表明异源性癌肉瘤较同源性多见。

6）腹腔镜检查：具有比任何检查都直观的特质，还可对多个部位进行活检，是盆腔包块确诊或排除肿瘤的金标准。

结合此患者分析如下：

该病例主要症状为腰痛，盆腔包块（手术病理明确），肿瘤标志物 HE4、CA125 升高，既往确诊卵巢癌肉瘤并行手术治疗，术后未行规范化疗，入院后 PET-CT 检查提示盆腔及胰头结节考虑肿瘤复发，考虑为临床癌肉瘤复发可能性高。故在治疗方面要尽快控制肿瘤进展，选取适合的化疗方案，评估后能行满意肿瘤细胞减灭术，则考虑行手术治疗。

［**治疗思路**］结合该患者反复腰痛、查体盆腔左侧可扪及大小约 8cm × 4cm 质硬肿物，活动差，炎症指标升高、肿瘤标志物 HE4、CA125 升高等，在 MDT 前存在泌尿系感染情况，MDT 后给予抗感染、解除梗阻等治疗后腰痛缓解，先予 2 程 TC 方案化疗，化疗过程中曾出现骨髓抑制。2 程 TC 方案化疗后，系统评估能行满意肿瘤细胞减灭术，遂行二次手术治疗，术中证实为卵巢癌肉瘤复发、转移，术中达 R0，病理结果证实为卵巢癌肉瘤复发，术后行 3 程 TC 方案化疗后，患者拒绝继续化疗，目前随访中。该患者的治疗主要集中在对于卵巢恶性肿瘤的治疗，相关治疗指南如下：

（1）卵巢癌肉瘤（OCS）的治疗：OCS 全面手术分期后所有患者术后必须接受化疗。首选紫杉醇 / 卡铂静脉化疗，或者用其他卵巢上皮性癌化疗方案。初始治疗后达到 CR 或 PR 者，如有 BRCA1/2 突变，可以考虑使用 PARP 抑制剂维持治疗。治疗后的监测和随访与 EOC 相同。

1）手术治疗：OCS 预后很差，OCS 肿瘤早期应行全面分期手术，晚期肿瘤细胞减灭术仍是主要的治疗方法。满意的肿瘤细胞减灭术可能改善患者的预后和生存。

2）化疗：OCS 恶性程度高，即使早期患者，也有很高的复发风险，全面手术分期后所有患者术后必须接受化疗。由于 OCS 的罕见性，治疗上很难进行前瞻性的临床研究，目前主要基于其他卵巢肿瘤和肉瘤亚型的数据以及回顾性研究，特别是 EOC 的治疗经验。目前首选紫杉醇 / 卡铂静脉化疗，或者用其他卵巢上皮性癌化疗方案。

由于缺乏大数据的临床研究，OCS 一线化疗方案尚无定论，目前多采用以铂类为基础的联合化疗。2022 年 NCCN 更新的相关指南中提及 OCS 的化疗方案有卡铂 + 异环磷酰胺、顺铂 + 异环磷酰胺、紫杉醇 + 异环磷酰胺（2B 类）；复发时治疗方案同 EOC。《FIGO 2021 妇癌报告》诊治指南中提到手术后患者应接受含铂方案化疗。其他化疗药物有索拉菲尼、拓扑替康、吉西他滨 + 多西他赛等，但疗效并不显著。目前，美国妇科肿瘤学组（GOG-261）进行了子宫和卵巢癌肉瘤Ⅲ期临床试验，同时比较卡铂 / 紫杉醇与异环磷酰胺 / 紫杉醇方案的优越性；结果显示，卡铂 / 紫杉醇在 OS 和 PFS 方面并不逊于异环磷酰胺 / 紫杉醇。

3）放疗：辅助放疗对局部控制可能有良好的效果，术后联合放化疗患者的生存率可能高于单纯放疗或化疗者。该患者再次肿瘤细胞减灭术中达到 R0 的手术，手术前后共接受 5 个周期的化疗，肿瘤标志物下降良好，彩超、盆腔 CT 提示未见复发或转移征象，患者因个人原因拒绝后续补充放疗，因此无法判断放疗对该患者是否能产生获益。

4）靶向治疗：鉴于这种疾病的罕见性，关于这些途径的相关性的数据有限，研究发现注射用恩美曲妥珠单抗（T-DM1）对于体内和体外人表皮生长因子受体 2（HER2）过表达的子宫和卵巢癌肉瘤细胞系的生长具有抑制作用。因此，部分患者可能受益于 HER2 的靶向治疗。截至目前，发现靶向通路如表皮生长因子家族（EGF family）和血管内皮细胞生长因子（VEGF）可能对 OCS 有益。该患者因为家庭经济原因，没有选择性进行基因检测。

（2）OCS 的预后相关因素：目前检测到与不良结果相关的几个临床预后因素，包括高龄、晚期和不满意肿瘤减灭术。大部分研究表明接受满意肿瘤细胞减灭术的 OCS 患者更具有生存优势。

（3）OCS 的复发：大多数 OCS 患者在完成初始治疗后 1 年内复发，平均总存活时间为 8~26 个月。由于其罕见性，目前暂无 OCS 复发后的特异性试验。患者的治疗通常借鉴其他亚型复发性卵巢上皮性癌的治疗。

结合病例，该患者在 2019 年 3 月完成初次肿瘤细胞减灭术后，未按照当地医院建议进行 6~8 疗程化疗，后续于 2019 年 9 月再次发现盆腹腔肿瘤复发，因此，对于初治患者，全面分期术后一定要建议患者接受化疗，以获得更好的生存率。对于该患者，肿瘤复发后先于我院进行 2 个疗程的 TC 方案化疗，肿瘤标志物 CA125 下降良好，再次进行再次肿瘤细胞减灭术后，该患者继续接受 3 个周期的 TC 方案化疗，肿瘤标志物一直处于下降趋势，证明含铂类的一线化疗方案，对于 OCS 来说也有非常好的疗效。OCS 患者大多数在完成初始治疗后的 1 年内复发，本例患者复发后行规范治疗，PFS 超过 32 个月，证实复发后满意减瘤术联合化疗的治疗方案对于改善 OCS 患者预后来说具有重大意义。

（魏燕雯　唐　虹）

参考文献

1. 熊明涛，刘雯，王亚梅，等．女性生殖系统肉瘤超声显像与临床病理对照研究［C］// 中国超声医学工程学会．第十届全国超声治疗及生物效应医学学术大会论文汇编．北京：中国超声医学工程学会，2019：95-96.
2. Sood AK，Sorosky JI，Gelder MS，et al. Primary ovarian sarcoma：analysis of prognostic variables and the role of surgical cytoreduction［J］. Cancer，1998，82（9）：1731-1737.
3. Kamii M，Kuroda H，Suzuki K，et al. Usefulness of ascites cytology for the evaluation of chemotherapy response in ovarian carcinosarcoma［J］. Cytopathology，2018，29（3）：306-308.
4. Rauh-Hain JA，Birrer M，Del Carmen MG. Carcinosarcoma of the ovary，fallopian tube，and peritoneum：Prognostic factors and treatment modalities［J］. Gynecol Oncol，2016，142（2）：248-254.

二、罕见的原发性腹膜透明细胞癌

【病例介绍】

曾某，女，43 岁。住院号 3142 × × × 033。入院时间：2020 年 7 月 28 日。

［**主诉**］间断左下腹隐痛 4 个月，伴肛门、左侧臀部疼痛 2 个月。

［**诊疗过程**］2020 年 3 月患者自觉左下腹隐痛，伴恶心欲呕，自行口服消炎药及中药治疗，后上述症状可缓解。

2020 年 5 月患者自觉肛门坠痛，放射至左侧臀部，伴大便次数增多，约 5~6 次 /d，大便成形，量少，曾多次于肛肠科门诊就诊，门诊医师予药物外用等对症处理，经治疗后患者上述症状未见明显改善。

2020 年 7 月中旬患者开始出现腰痛，自诉小便量减少 1/3 左右，左下腹疼痛及肛门坠痛大致同前，查 MR：腰椎骨质增生；左肾积水。

2020 年 7 月 25 日于阳春市第二人民医院查全腹 CT：左侧附件区 - 盆壁

液实性病变，考虑盆腔感染，伴左侧附件区及盆壁脓肿形成可能性，左侧附件肿瘤伴盆腔转移待排；左侧输尿管下段受侵、狭窄梗阻，左上段输尿管及左肾盂扩张积水，左肾稍萎缩、功能减退。查肌酐（Cr）91.77μmol/L，糖类抗原50（CA50）44.08U/ml。

2020年7月28日入住我科。

［**既往史**］否认高血压、糖尿病、心脏病、肾病等内科病史；否认肝炎、结核等传染病史；患者曾因“活动后尿失禁、阴道前壁脱垂（Ⅱ度）”于2018年12月5日在阳春市妇幼保健院行阴道前后壁修补术＋经阴道闭孔无张力尿道中段悬吊术（TVT-O）+骶棘韧带固定术，过程顺利，余无特殊。

［月经婚育史］12岁月经初潮，平素月经规则，25天一潮，6~7天干净，量中；末次月经（LMP）2020年7月31日，量色质同前。G2P2（2007年顺产1子，2016年顺产1女）。

［**家族史**］母亲宫颈癌病史，姨妈胆道小细胞癌病史。

［**入院查体**］T 36.6℃，P 77次/min，R 18次/min，BP 105/71mmHg，BMI 16.54，PS评分1分。心肺听诊无明显异常。

专科检查：全身浅表淋巴结未及肿大，全腹平软，左下腹轻压痛，无反跳痛，麦氏点压痛（–）。移动性浊音（–）；妇科检查：外阴正常，阴道通畅，分泌物不多，色白，宫颈基本光滑，宫颈举摆痛（–），阴道右后穹隆可扪及瘢痕样组织，子宫前位，常大，质中，活动可，无压痛。右侧附件区增厚，触痛（+），子宫左后方可扪及囊实性包块，大小约3cm×2cm，触痛明显（+++），不活动。三合诊：直肠黏膜光滑，未及赘生物，推出指套无血染。

［**入院后相关检查**］2020年7月28日HE4为91.1pmol/L，绝经前ROMA8.3%，CA19-9为80.97U/ml，E_2为222.80pmol/L，FSH为4.09U/L，HCG<0.1U/L，Cr为91μmol/L，DDi为1.69mg/LFEU，CA125、SCC、NSE均正常。肝功能：甘油三酯1.71mmol/L。血常规、血小板压积（PCT）、细菌性阴道病（BV）、衣原体抗原、白带常规未见异常。

2020年7月29日行胃镜：胃体多发息肉，慢性非萎缩性胃窦炎；病理：（胃体多发息肉）符合胃底腺息肉。肠镜：乙状结肠息肉，痔；病理：（乙状结肠息肉）管状腺瘤部分上皮呈轻度异型增生（低级别上皮内瘤变）。

2020年7月30日尿液液基薄层细胞学检查（TCT）：未找到癌细胞。

2020年8月3日我院全腹MRI增强＋磁共振尿路成像（MRU）：左侧附件区见囊性病灶（大小约2.1cm×1.7cm），考虑炎性包块与肿瘤鉴别，累及局部左侧输尿管，并左侧输尿管及左侧肾盂肾盏重度扩张、积液。MRU示左侧输尿管上段局部皱褶，其以上输尿管及左侧肾盂肾盏重度扩张、积液；左侧输尿管中段中度扩张、积液，左侧输尿管下段显示欠清。考虑为左侧输尿管下段压迫改变。

入院后考虑盆腔炎，予注射用头孢他啶、奥硝唑氯化钠注射液静脉滴注，联合多西环素口服抗感染治疗2周，患者疼痛缓解不明显。

2020年8月7日于泌尿外科行左侧输尿管镜检查（URS）+输尿管活组织检查+膀胱检查手术，术中予输尿管镜向上进镜约10cm，见输尿管肉芽增生，局部予活检，经导管及导丝均未能穿过闭锁位置。术后病理结果：（左输尿管肿物）可见少量受压变形腺体，伴上皮细胞非典型性核特征。

2020年8月10日考虑患者左侧输尿管狭窄梗阻引起肾盂积水，血肌酐升高，输尿管支架无法植入，为防止进一步损伤肾功能，请介入科行左肾穿刺引流术。

2020年8月11日转回我科继续治疗，经上述治疗后，患者肛门坠痛、左臀部疼痛缓解不明显，后根据疼痛科会诊意见，予普瑞巴林联合塞来昔布口服、会阴部神经阻滞等治疗，后肛门坠痛及臀部疼痛缓解不明显。

2020年8月17日行肾动态显像+肾小球滤过率测定：①盆腔左侧（S1~3水平）囊实性软组织影，病灶累及左侧输尿管中段，并以上输尿管及左肾积液，左肾萎缩，左肾血流灌注减低，左肾功能中-重度受损；左侧尿路造瘘术后改变，左侧输尿管上段局部迂曲。②右肾大小、形态、实质、血流灌注及功能未见异常。

2020年8月18日行瘘管造影：左输尿管中段梗阻并左肾中度积液。

2020年8月19日联合泌尿外科行腹腔镜探查取活检，术中见左肾大小基本正常，实质变薄，沿肾周筋膜外将肾脏完全游离，见肾盂明显扩张，输尿管上段扩张，沿肾盂向下游离输尿管至髂血管下方约1cm部位见输尿管周围组织质硬，与侧盆壁致密粘连。左侧降结肠表面局部可见质硬结节。剔除左侧降结肠表面质硬结节送快速病理。左侧闭孔神经周围及腰大肌内侧质硬结节范围约4cm×5cm，肿物侵犯左侧输尿管及左侧髂内动脉全程，切除左侧髂内动脉及闭孔窝处肿瘤结节。

术中冰冻病理：（盆腔肿物）腺癌结节、（输尿管表面肿物）腺癌结节、（部分输尿管）腺癌，非输尿管来源。与病理科医师沟通，从形态学上倾向腹膜高级别浆液性癌可能，与患者家属沟通，要求按腹膜癌手术范围进行肿瘤细胞减灭术。考虑肾脏ECT提示左肾血流灌注减低，左肾功能中-重度受损，术中同时切除左侧肾脏。遂行腹腔镜下盆腔粘连松解术+子宫全切除术+双侧输卵管卵巢切除术+左肾、左输尿管切除术+大网膜切除术+盆腔肿瘤细胞减灭术。

术后石蜡病理：（盆腔肿物）腺癌，结合临床及免疫组化，符合为盆腹膜来源的米勒管型上皮性肿瘤（子宫、卵巢及输卵管均未见肿瘤及相关病变），类型考虑为透明细胞癌。（输尿管表面肿物）纤维脂肪组织中可见腺癌浸润，符合腺癌结节。（部分输尿管）送检输尿管壁外膜面纤维组织中可见腺癌浸润。免疫组化结果：CK7（+），CK20（-），Vimentin（大部分+），ER（60%强弱不等+），PR（1%+），WT-1（-），CK5/6（-），Napsin A（-），HNF1β（+，见单独报告），CD15（小灶+），PI6（部分+），P53（野生型，30%强弱不等+），CD10（少数腺体周边灶性+），Ki67（50%+），PAX8（+），TTF1（-），CDX2（-），GATA3（-）。（全子宫+双附件）分泌期状态子宫内膜，慢性子宫颈炎；右侧卵巢黄体囊肿伴出血，输卵管未见明显异常。（左肾+左输尿管）肾实质慢性炎伴萎缩，输尿管慢性炎，切缘阴性。（大网膜）未见癌。（左附件+左侧骨盆漏斗韧带）左侧卵巢黄体血肿，白体形成；输卵管未见异常；骨盆漏斗韧带未见癌，另见淋巴结1枚，未见癌转移。

2020年9月3日全身PET-CT：①盆腔粘连松解术后（盆腔左侧肿物已切除，左肾、左侧输尿管、子宫、双侧附件术后缺如），阴道残端代谢增高，考虑术后改变，建议随诊复查。②左肺下叶后基底段磨玻璃样小结节，代谢无增高，考虑炎性小结节可能性大，建议密切随诊复查。③脐下、左侧盆壁皮下代谢增高灶，考虑术后改变。④余全身未见明确高代谢病灶。

根据术中及术后病理、全身PET-CT结果，明确诊断为腹膜恶性肿瘤（透明细胞癌，$T_{2b}N_0M_0$），参照腹膜恶性肿瘤化疗方案，排除相关禁忌证后，于9月3日行第1程TC方案（紫杉醇240mg静脉滴注，第1天+卡铂400mg静脉滴注，第1天）化疗。

［**目前诊断**］①腹膜恶性肿瘤（透明细胞癌，$T_{2b}N_0M_0$）；②化疗后骨髓抑制（Ⅰ度）；③肾盂积水伴有输尿管狭窄（左肾、左输尿管切除术后）；④单纯性肾囊肿（右）；⑤胃息肉（胃底腺息肉，钳除术后）；⑥慢性胃窦炎（非萎缩性）；⑦结肠息肉（低级别上皮内瘤变，钳除术后）；⑧胆囊息肉；⑨高脂血症；⑩内痔不伴有并发症；⑪坐骨神经损害（左腰骶神经损害？）；⑫肾功能的检查异常结果；⑬手术史（阴道前后壁修补术+TVT-O术+骶棘韧带固定术）。

【MDT记录】（2020年9月4日）

因患者肿瘤类型罕见，为指导后续治疗，故启动MDT。

［**讨论提纲**］

（1）本病例如何与泌尿系统来源的透明细胞癌相鉴别？

（2）如何确定肿瘤分期及进一步治疗方案？

（3）腹膜透明细胞癌相对罕见，如何从基因检测方面找到治疗的突破？

（4）患者大便次数增多，自控能力差，影响患者生活质量，如何处理？

［**具体讨论内容**］

（1）核医学科冉鹏程副主任医师：阅读2020年8月3日MRI片及2020年

8 月 17 日肾动态显像片，见术前肿物位置局限盆腔、未超出腹腔，考虑肿瘤来源泌尿系或腹膜；术后 2020 年 9 月 3 日全身 PET-CT 片所见左肺下叶后基底段磨玻璃样小结节，代谢无增高，考虑炎性小结节可能性大，不考虑肺转移瘤。

（2）病理科阳宇主治医师：患者术后病理提示盆腔肿物及输尿管表面肿物为腺癌，可排除输尿管来源。镜下见异型细胞呈管囊状，于纤维脂肪组织中浸润性生长，细胞胞质红染，嗜酸性，胞核圆形或卵圆形，部分凸向腔面，呈鞋钉样，符合透明细胞癌特征。免疫组化 CK7（+），CK20（-），WT-1（-），CK5/6（-），PAX8（+），TTF1（-），CDX2（-），基本符合透明细胞癌表现。结合临床所见，术后病理证实子宫、卵巢及输卵管均未见肿瘤及相关病变，故符合盆腹膜来源的米勒管型上皮性肿瘤，类型考虑为透明细胞癌。建议行全基因检测，若患者拒绝，则建议加做 MMR 免疫组化。

（3）泌尿外科王昭辉副主任医师：因盆腔肿物侵犯左侧输尿管，导致左侧输尿管狭窄及左肾盂积水，肾动态显像提示左肾功能中 - 重度受损，予切除左肾及左侧输尿管，术后病例提示输尿管腺癌浸润，术中未见左侧输尿管及左肾明确占位，不考虑泌尿系原发肿瘤。

（4）消化内科张海燕副主任医师：患者术前曾有大便次数增多情况，考虑术前存在骶丛神经、会阴神经受损，术后出现大便次数增多，稀水样，大便自控能力下降，考虑肛门括约肌受损，可行盆底肌电图及诱发电位检查和肛门直肠测压检测了解盆底及肛门情况；若检查结果有异常，建议行生物反馈治疗，结果若无异常，根据临床经验与效果，建议将双歧杆菌四联活菌片（思连康）更改为双歧杆菌三联活菌散（培菲康）联合止泻药蒙脱石散口服止泻。

（5）肿瘤内科张力文副主任医师：根据患者术后病理结果，患者目前诊断为腹膜透明细胞癌，根据目前文献所见报道少，为罕见型肿瘤，目前临床分期考虑Ⅱ期，但无明确充分证据支持；腹膜癌目前治疗文献报道较少，治疗效果不佳，应告知患者家属病情预后差，易复发，易转移，但考虑患者为 42 岁女性，相对年轻，倾向积极治疗；化疗方面，可从妇科肿瘤考虑，使用常规一线 TC 方案化疗，使用 6 疗程；免疫治疗方面，可参考肾肿瘤的推荐使用免疫用药，疗效有待临床实践进一步验证；靶向药物方面，暂无相关药物推荐使用，后期可推荐患者参与相关肿瘤临床试验。同时建议患者行肿瘤基因检测。

（6）放疗科高蕾主任医师：建议行肿瘤基因检测，并建议行盆腔 MRI 检查；结合术中所见，目前可考虑化疗为主，建议行 4~6 程化疗后，可结合局部姑息放疗，尽管局部放疗耐受性好，但应告知患者家属可能出现骶丛神经损害，主要以急性反应为主，远期慢性反应少。

（7）妇科肿瘤专科肖静主任医师：目前患者原发腹膜透明细胞癌诊断明

确，结合各位专家意见，尽管术中所见腹膜与周围组织粘连严重，但对术后的疾病分期影响不大，结合术前术后影像检查及术后病理结果，分期倾向于Ⅱ期；从目前免疫组化结果来看，患者病情预后差，需与家属充分沟通易复发、易转移。

［**MDT 意见**］患者现治疗主要以一线 TC 方案为主，拟行 6~8 程化疗，之后结合患者情况及家属意见，若家属同意可行局部放疗；并建议患者行全基因检测；后期患者可建议参与相关临床试验。

［**后续治疗经过**］2020 年 9 月 4 日、9 月 25 日、10 月 16 日、11 月 9 日、11 月 30 日行第 1~5 程 TC 方案化疗（紫杉醇 240mg，静脉滴注，第 1 天 + 卡铂注射液 400mg，静脉滴注，第 1 天）。

2020 年 10 月 4 日肿物基因检测（表 1-19）检得体细胞变异 45 个，具有临床意义的变异 11 个，其中 MSH2 检测到显著突变，MLH1、MSH6 和 PMS2 未检测到突变。69 个肿瘤易感基因中未发现胚系变异。TMB 为 14.70Muts/Mb，于全癌种中排序前 6%。MSI 为 MSS（微卫星稳定性）。

表 1-19 具有临床意义的体细胞变异

基因	检测结果	突变丰度或拷贝数	变异等级
MUSH2	p.L496Ffs*17（c.1487dupT）	7.92%	Ⅰ
ARID1A	p.K1072Nfs*21（c.3216delA）	3.4%	Ⅱ
PIK3CA	p.R108H（c.323G>A）	3.25%	Ⅱ
ARID1A	p.W1073*（c.3219G>A）	3.25%	Ⅱ
ATAD2	p.S1344Vfs*15（c.4030delA）	8.23%	Ⅱ
STAG2	p.R216*（c.646C>T）	4.56%	Ⅱ
RET	p.L1048Sfs*61（c.3142delC）	3.81%	Ⅱ
MUC16	p.N2936Kfs*25（c.8807dupA）	3.79%	Ⅱ
PIK3R1	p.I82Sfs*32（c.244delA）	3.35%	Ⅱ
KDM6A	p.A694Lfs*21（c.2080delG）	2.14%	Ⅱ
KMT2B	p.R1779*（c.5335C>T）	0.9%	Ⅱ

2020 年 12 月 18 日妇科检查：阴道残端可触及大小约 4cm × 3cm 结节。

2020 年 12 月 19 日 CA19-9、NSE、SCC 未见异常。2020 年 12 月 19 日、12 月 28 日和 2021 年 1 月 6 日，CA125 分别为 10.16U/ml、22.74U/ml、60.01U/ml。

2020 年 12 月 22 日胸 + 全腹 CT：①盆腔粘连松解术后，局部渗出灶已基本吸收。②左肾、左输尿管、子宫、双侧附件术后缺如，阴道残端偏右侧小强化结节（边界部分欠清，直径约 1.2cm），未除外复发，请结合临床，建议复查。③左肺下叶后基底段磨玻璃样小结节，考虑炎性小结节可能，大致同前，建议复查。④左肺下叶后基底段少量炎症。

2020 年 12 月 27 日患者突发恶心呕吐，至外院就诊查腹平片及全腹 CT 提示机械性小肠梗阻，予禁食、胃肠减压等处理后患者症状缓解不明显。

2020 年 12 月 28 日患者于我科住院，予禁食、胃肠减压、灌肠、抗感染等对症处理后患者腹胀痛无明显缓解。

2021 年 1 月 1 日我院腹平片：腹部肠管积气，扩张较前明显，考虑不完全性肠梗阻较前进展。

2021 年 1 月 6 日我院腹部 CT 平扫（对比 2020 年 12 月 22 日 CT 片）：①小肠改变，考虑不完全性小肠梗阻（新出现），请结合临床，建议复查。②盆腔粘连松解术后，盆腔内少量渗出灶，盆腔少量积液。③左肾、左侧输尿管、子宫、双侧附件术后缺如，原阴道残端偏右侧小强化结节，现平扫显示欠清，请结合临床，建议复查。

【MDT 记录】（2021 年 1 月 8 日）

患者行 5 程 TC 方案化疗后肿瘤未控，并出现肠梗阻，故启动 MDT。

［**讨论提纲**］

（1）患者肠梗阻经保守治疗后无明显缓解，寻求进一步治疗方案。

（2）目前考虑肿瘤未控，讨论后续治疗方案。

［**具体讨论内容**］

（1）妇科肿瘤专科肖静主任医师：患者第 6 程化疗前妇科检查触及阴道残端肿物质地偏软，为囊性肿块，考虑可能为炎性肿块，或者为肿瘤复发。当时查腹部 CT 可见 1.5cm 直径大小的肿块，后患者出现肠梗阻，再次妇科检查提示肿块增大，复查肿瘤指标偏高；同时微创腹腔镜手术术后 4~5 个月出现肠梗阻的机会非常少见，因此多考虑肿瘤复发未控。

（2）影像科刘玉品主任医师：患者 2020 年 12 月 22 日全腹 CT 可见阴道残端结节轻微强化，远端封闭，从影像学表现上目前暂不考虑肿瘤复发；患者 CT 片上可见肺部小磨玻璃结节；肠管弥漫性扩张，积液积气，多节段扩张，粘连性肠梗阻诊断明确。建议患者加做全腹全胸 CT 增强，并 PET-CT 检查进一步明确病变情况。

（3）腹部外科黄有星副主任医师：患者目前不完全性肠梗阻诊断明确，梗阻原因考虑肿瘤复发转移与粘连相鉴别，肠梗阻可行保守治疗，或者手术治疗，目前患者已行禁食、胃肠减压、灌肠等各项保守治疗措施，查离子、生化等未见明显异常；手术时机方面，建议手术的情况主要有以下两方面：①患者出现肠梗阻急性加重；②患者肿瘤复发并评估可以手术切除。现患者症状无发热，无急性腹膜炎，无穿孔、坏死等表现，目前手术指征尚不明确，且术后很有可能肠梗阻反复发作，极大可能手术仅仅是探查腹腔，不做任何积极处理措施。综上，患者目前手术指征尚不明确，手术预后不容乐观，建议进一步内科干预治疗，若患者出现急腹症等表现则行外科手术治疗。

（4）放疗科高蕾主任医师：患者目前暂无明显放疗靶点，建议患者继续观察。

（5）消化内科陈君千主治医师：患者目前诊断为粘连性肠梗阻，未见明显狭窄，无支架置入指征；患者目前禁食，留置胃管状态，结合患者情况，可以考虑放置鼻肠减压导管，导管随肠道蠕动深入到小肠内，对于粘连性肠梗阻以及肿瘤等有适应证，该导管类似鼻导管，也可以输注营养、接负压装置或者置入球囊，置入导管后肠道粘连可缓解，腹胀腹痛等胃肠道不适也很大程度上会相应改善。建议请麻醉科医师会诊评估术前患者状况，若麻醉无特殊禁忌，则可考虑在全麻下置入减压导管，导管可长期留置，每 2 年更换一次，也可根据患者情况长期使用，无需更换。

（6）营养科何盈犀主治医师：患者目前已应用肠外营养，若继续维持肠外营养建议加用丙氨酰谷氨酰胺注射液（力太）15~20g、每日 1 次，注意监测肾功能；根据患者状况增加白蛋白摄入，注意监测患者肾功能。

（7）肿瘤科张力文副主任医师：患者基因及免疫组化结果显示存在 MSH2 基因明显变异，可考虑免疫治疗，有可能从中获益；腹膜透明细胞癌为少见疾病，临床试验数据较少，从现有的指南和类似的随机对照试验来看，类似突变如胃肠癌 dMMR 免疫治疗效果较好，化疗引起相关并发症反而可能缩短患者生存期，化疗获益小，标准化疗为 6 程，患者已经化疗 5 程，目前肿瘤进展，不建议继续化疗。患者基因存在明显突变，但目前尚处于术后状态，建议先明确是否为肿瘤复发未控，若为复发且不可手术切除的，可考虑免疫治疗。需要注意的是常规免疫治疗可能效果不理想，存在费用高（约 15 万元/年）、免疫损伤等问题，甚至最终会危及患者生命，建议治疗前必须排除患者免疫相关疾病，可能出现免疫性心肌炎、免疫性皮炎等副作用，并详细与患者及家属沟通说明风险获益，充分评估后再行免疫治疗。

［**MDT 意见**］

（1）肠梗阻方面：患者及家属同意采取积极治疗措施，建议下一步遵照意见请麻醉科会诊，排除手术禁忌证后置入鼻肠减压管，尽早缓解患者目前腹胀腹痛等胃肠道不适，并继续目前肠梗阻禁食、减压、灌肠、电针等常规处理措施，加强肠外营养方案，注意监测患者腹痛和呕吐情况，定期复查肾功、离子等相关指标。

（2）肿瘤复发方面：进一步完善全胸、全腹 CT 增强及 PET-CT，待明确病变性质后再决定是否行免疫治疗，注意与患者及家属充分说明免疫治疗的利弊风险，根据患者的情况再决定后续治疗方案。

多项临床研究表明，在大多数癌症类型中，肿瘤突变负荷（TMB）越高，在患者肿瘤中的排序越靠前，其对免疫治疗的获益就越大。目前，美国食品药品监督管理局（FDA）批准帕博利珠单抗用于治疗无法切除或转移性高负荷突变（TMB-H）实体瘤的成年和儿童患者。综合患者基因检测结果及 MDT 专家会诊意见，免疫组化提示 MSH2 存在显著变异，TMB 14.70Muts/Mb 有较大可能从免疫治疗中获益，与家属沟通后，拟行帕博利珠单抗免疫治疗。

【病例追踪】

2021 年 1 月 8 日患者见腹胀、胃脘部隐痛、恶心、呕吐清水样物等不适。复查胸部 + 全腹增强 CT（对比 2021 年 1 月 6 日 CT 片）：①食管、胃、小肠可见留置管，小肠肠壁长段增厚、水肿，请结合临床，建议复查。②腹腔、盆腔内少量渗出灶，少量积液，较前稍增多。不除外腹腔种植转移。请结合临床，建议随访复查或进一步检查。③左肾、左侧输尿管、子宫、双侧附件术后缺如，阴道残端偏右侧小强化结节，较前相仿，请结合临床，建议复查。④左肺下叶后基底段磨玻璃样小结节，考虑炎性小结节可能，大致同前，建议复查。予置入鼻肠减压导管缓解胃肠压力，力太补充谷氨酰胺，加强维生素、脂肪乳、微量元素等多种肠外营养物质摄入，配合中药灌肠、电针、子午流注、四子散药包热敷等中医特色疗法调整脏腑功能。经治疗后腹痛腹胀较前缓解，排气排便仍不畅。

2021 年 1 月 13 日行第 1 程免疫治疗（帕博利珠单抗 200mg，每 3 周 1 次），患者拒绝继续住院，予留置胃肠减压导管出院，后胃肠功能基本恢复，于外院拔出鼻肠管。

2021 年 2 月 1 日因腹痛至我院外七科入院治疗，予胃肠减压及护胃、补液支持。复查 CA19-9 为 67.41U/ml，AFP、CEA 未见异常。当日突发胸痛，心电图提示：窦性心动过速，急性下壁心肌梗死？转我院心血管内科治疗，于局麻下行冠状动脉造影，术中所见：冠脉呈右优势型，左主干（LM）、左前降支（LAD）、左回旋支（LCX）未见狭窄，TIMI 血流 3 级；右侧冠状动脉（RCA）可见斑块，未见狭窄，TIMI 血流 3 级，排除冠心病。2 月 3 日因腹水较多行腹腔穿刺置管引流，后病情稳定出院。

后续患者于家乡医院继续完成第 2~4 程免疫治疗（帕博利珠单抗 200mg，每 3 周 1 次）。随访，最终因肿瘤进展于 2021 年 4 月死亡。

【总结及思考】

［**病例特点**］

（1）育龄期女性，间断左下腹隐痛 4 个月，伴肛门、左侧臀部疼痛 2 个月，因大便性状改变多次于肛肠科门诊治疗无明显改善。

（2）外院 CT 提示盆腔感染及左附件肿物，入院后专科检查：左下腹隐痛，肛门坠痛，向左臀部放射，腰酸痛；妇科检查：右侧附件区增厚，触痛（+），子宫左后方可扪及囊实性包块，大小约 3cm × 2cm，触痛显（++），不活动，直肠黏膜光滑，未及赘生物，推出指套无血染。予抗感染治疗 2 周，疼痛缓解不明显。

（3）影像学提示左侧附件区囊性病灶，累及局部左侧输尿管，并左侧输尿管及左侧肾盂肾盏重度扩张、积液。实验室检查提示 HE4、CA19-9 水平升高（HE4 为 91.1pmol/L，CA19-9 为 80.97U/ml），其余肿瘤标志物正常；肌酐水平升高（91μmol/L）。

（4）腹腔镜探查术中盆腔肿物冰冻病理提示腺癌结节，术后病理提示盆腹膜来源的透明细胞癌，累及输尿管。

［**诊断思路**］该患者主要特点是盆腔肿物，下腹及臀部疼痛明显，抗感染治疗后症状未见改善，早期诊断需要与以下疾病鉴别：

（1）子宫内膜异位症：子宫内膜组织出现在子宫体以外的部位时，称为子宫内膜异位症。异位内膜可侵犯全身任何部位，但以卵巢、子宫骶韧带最常见。主要症状是下腹痛和痛经，疼痛多位于下腹、腰骶部及盆腔中部，可放射至会阴部、肛门及大腿。肠道内膜异位症可出现腹痛、腹泻、便秘或周期性少量便血，严重者可因肿块压迫肠腔而出现肠梗阻症状；病灶侵犯或压迫输尿管时，可引起输尿管狭窄、阻塞，出现腰痛和血尿，甚至形成肾盂积水和继发性肾萎缩。典型盆腔内膜异位症双合诊检查时，可发现子宫后倾固定，直肠子宫陷凹、子宫骶韧带或子宫后壁下方可扪及触痛性结节，一侧或双侧附件处触及囊实性包块，活动度差。

内膜异位症血清 CA125 水平可能升高，重症患者更为明显，但敏感性和特异性均较低，不作为独立诊断依据。HE4 多正常，可用于鉴别卵巢癌。超声检查是诊断卵巢、膀胱、直肠内膜异位症的重要方法，可确定病灶位置、大小和形状，敏感性和特异性均 >96%。经腹腔镜检查的盆腔可见病灶和活组织病理是确诊依据。

（2）肿瘤性疾病：该患者妇科检查可触及子宫左后方包块，活动性差，伴有输尿管压迫症状，肿瘤标志物 HE4、CA19-9 水平升高，影像学未除外恶性肿瘤可能，需与盆腔恶性肿瘤鉴别。盆腔恶性肿瘤可分为原发性和转移性恶性肿瘤。从部位来源上，除了妇科的子宫、输卵管、卵巢外，还可以来源于泌尿系统的膀胱、输尿管，消化系统的结直肠，以及腹膜、腹膜后组织。本例患者主要需与以下几类来源的恶性肿瘤相鉴别。

1）输尿管肿瘤：患者影像学结果提示左侧输尿管受累并左侧输尿管及左

侧肾盂肾盏度扩张、积液，故需要与输尿管来源肿瘤相鉴别。

输尿管尿路上皮癌是最常见的尿路上皮恶性肿瘤，早期症状较轻，常见临床表现为间歇性、无痛性血尿、腰部或沿输尿管方向的放射性钝痛或胀痛、恶病质症状及骨痛等转移症状。部分患者可表现为尿频、尿急、尿痛症状，部分也可出现肾盂肾炎，同时出现肾积水时容易出现误诊。

新鲜尿液标本中找到脱落肿瘤细胞可作为血尿的初步筛选。CT 常表现为输尿管管壁不规则增厚或软组织肿块影，病变以上输尿管扩张积水。CTU 对 >0.3cm 的肿瘤诊断准确率较高，但对于早期小肿瘤 <0.3cm 时难以发现。MRI 及 MRU 对肾功能不全及因尿路梗阻致输尿管无法显影者较为重要。输尿管镜检查为诊断输尿管肿瘤的一线筛查手段，能直接观察输尿管腔内情况并取活检，发现早期病变和影像学不能检出的早期肿瘤。

本例患者前期影像学检查见肾盂明显扩张，输尿管上段扩张，但术中未见明显输尿管占位，术后病理排除了输尿管原发的恶性肿瘤。

2）卵巢肿瘤、输卵管肿瘤及原发性腹膜癌：结合患者体征及影像学表现，需重点考虑附件及腹膜来源的恶性肿瘤。卵巢肿瘤是常见的妇科肿瘤，早期病变不易发现，晚期病例缺乏有效的治疗手段，致死率居妇科恶性肿瘤首位。输卵管恶性肿瘤曾被认为是罕见的，但近年来的组织学、分子遗传学的证据表明，曾被归类于卵巢癌或原发性腹膜癌中 40%~60% 可能起源于输卵管，故将卵巢、输卵管和原发腹膜肿瘤归于一类疾病更为合理。

此类肿瘤早期常无症状，晚期主要症状为腹胀、腹部肿块、腹腔积液及其他消化道症状；部分患者可有消瘦、贫血等恶病质表现。妇科检查可扪及肿块多为双侧，实性或囊实性，表面凹凸不平，活动差，常伴有腹腔积液。三合诊检查可在直肠子宫凹陷处触及质硬结节或肿块。有时可扪及上腹部肿块，及腹股沟、腋下或锁骨上肿大的淋巴结。

彩色多普勒超声检查可判断肿块性质及血流变化。MR 有利于病灶定位及病灶与相邻结构关系的确定。CT 可判断周围侵犯、淋巴结转移及远处转移情况。此类肿瘤 80% 患者血清 CA125 水平升高，可与 HE4 联合应用来判断盆腔肿块的良、恶性。AFP 对卵巢卵黄囊瘤有特异性诊断价值。血清 HCG 对非妊娠性绒癌有特异性。卵巢颗粒细胞瘤、卵泡膜细胞瘤产生较高水平雌激素，浆液性黏液性囊腺瘤或勃勒纳瘤有时也可分泌一定量雌激素。

腹腔镜检查可直接观察肿块外观和盆腔、腹腔及横膈等部位，并取肿物活检、抽取腹腔积液行细胞学检查。美国妇科肿瘤学组（GOG）提出了原发性腹膜癌的诊断标准：

A. 双侧卵巢正常大小，或生理性增大，或因良性疾病增大。

B. 卵巢外的肿瘤病灶必须大于卵巢表面的病灶。

C. 光镜下病理必须满足：①卵巢无肿瘤浸润；②肿瘤浸润仅限于卵巢皮质，间质未受累；③肿瘤侵犯卵巢皮质和皮质下间质，范围 <5mm × 5mm × 5mm；④无论有否卵巢皮质受累，肿瘤侵犯卵巢组织的范围 <5mm × 5mm × 5mm。

D. 肿瘤组织学特征以浆液性类型为主，类似卵巢浆液性乳头状腺癌。

本例患者术后病理提示子宫、卵巢及输卵管均未见肿瘤及相关病变，可明确为腹膜来源的恶性肿瘤。

3）腹膜透明细胞癌：透明细胞癌因其胞质内有多量的糖原及脂肪在染色过程中溶解而得名。镜下多见透明细胞、鞋钉样细胞和嗜酸性细胞排列成实性片状、管囊状、乳头状和腺管状结构。免疫组化标记 PAX-8、CA125、CK7、CEA、HNF1-β 均阳性，CK20、CK5/6、CR、MC、CDX-2、WT-1、TTF-1、ER、PR、Villin、vimentin、CD10 和 CD15 均阴性。

米勒上皮来源的透明细胞癌形态上常以管囊状、乳头状生长为主，乳头及管囊壁上附鞋钉样透明的肿瘤细胞，细胞异型性明显，核仁清楚，乳头轴心常呈玻璃样变；免疫组化常表达 HNF1β、Napsin A、CA125、CEA 等。

原发性腹膜透明细胞癌与转移性卵巢透明细胞癌的镜下形态、免疫表达及血清标志物相似，难以区分，主要靠肿瘤生长部位、影像学检查及术中探查鉴别，排除卵巢原发性病灶后可进一步明确诊断。

原发性腹膜透明细胞癌还需与泌尿系来源的透明细胞癌鉴别。透明细胞尿路上皮癌常呈实性片状、巢状生长，无透明细胞肾细胞癌的丰富薄壁分支状血管，不具有以上特异性鞋钉状或印戒样细胞的形态学特征，同时免疫组化 P63、CK20、CK7、GATA3 常为阳性，CA9、PAX8、CA125 常为阴性。转移性肾透明细胞癌亦有透明细胞，可有肾癌病史，镜下见明显的窦状小管，缺少鞋钉样细胞、透明基膜样物质、囊管或腺样结构；可见囊性、实性、管状和乳头状区域，肿瘤细胞周围存在丰富的血管网；肿瘤细胞胞质清晰或嗜酸性，核仁突出；在中央核区，肿瘤细胞通常缺乏明显的多形性。免疫组化标记 CK7 和 CA125 多阴性，主要表达 PAX-8、PAX-2、EMA、Vimentin、CD10、低分子量细胞角蛋白、波形蛋白、肾细胞癌抗原 MOC31。

该患者术后石蜡病理提示盆腔、输尿管表面肿物为腺癌，免疫组化、镜下形态基本符合透明细胞癌特征，为盆腹膜来源的米勒管型上皮性肿瘤。

［**治疗思路**］

原发性腹膜癌治疗原则　根据 2022 年美国国立综合癌症网络（NCCN）发布的卵巢癌包括输卵管癌及原发性腹膜癌临床实践指南，原发性腹膜癌的治疗应参照卵巢上皮性癌的治疗原则。其中，透明细胞癌被认为是高级别肿瘤，多数透明细胞癌 WT-1 和雌激素受体阴性。初始治疗包括全面的手术分期加术后化疗。ⅠA~ⅠC_1 期术后可选择以铂为基础的静脉化疗或观察。ⅠC_2~ⅠC_3 期选择以铂为基础的静脉化疗。Ⅱ~Ⅳ期全身系统性治疗。初始治疗后达到 CR 或 PR 并合并 BRCA1/2 突变者，可以考虑使用 PARP 抑制剂维持治疗。

（1）手术治疗：指南推荐由妇科肿瘤医师完成手术。绝大多数选择开腹手术，下腹正中直切口可用于全面分期手术、初始和间歇性减瘤术或再次减瘤术。微创手术应由有经验的医师施行，可考虑用于经选择的早期疾病，评估初治和复发患者能否达到满意减瘤术，经选择的间歇性减瘤术，减瘤术不理想者须中转开腹。术中冰冻病理检查有助于选择手术方案。如考虑腹腔化疗，术前建议患者放置腹腔输液港。

初治累及盆腔和上腹部（评估≥ⅡB 期）的浸润性卵巢上皮性癌，初次肿瘤细胞减灭术，应尽最大努力切除所有盆腔、腹部和腹膜后肿瘤病灶。满意减瘤术标准为残余肿瘤病灶直径 <1cm，尽量达到无肉眼残留病灶。术中需切除肿瘤累及的所有大网膜，切除能够切除的术前影像学或术中探查发现的肿大或可疑淋巴结（临床阴性淋巴结不需要切除）。为达到满意的减瘤术，可根据需要切除肠管、阑尾、脾脏、胆囊、部分肝、部分胃、部分膀胱、胰尾、输尿管及剥除膈肌和其他腹膜。减瘤术后残余小病灶的卵巢上皮性癌或腹膜癌是腹腔化疗的适应证，可以考虑在初次手术时放置腹腔化疗输液港。

本例患者术中探查及冰冻病理倾向腹膜高级别浆液性癌可能，病灶累及多处盆腹膜，且肿物压迫左侧输尿管引起中 - 重度肾功能异常，遂行腹腔镜下盆腔粘连松解术 + 子宫全切除术 + 双侧输卵管卵巢切除术 + 左肾、左输尿管切除术 + 大网膜切除术 + 盆腔肿瘤细胞减灭术。

（2）全身治疗

1）化疗：指南鼓励卵巢癌、输卵管癌或腹膜癌患者在诊断和治疗中都参与临床试验。推荐化疗前，确保患者的一般状态和器官功能可耐受化疗。选择顺铂腹腔化疗和紫杉醇腹腔化疗 / 静脉化疗的患者肾功能必须正常，对腹腔 / 静脉化疗方案的后续毒性有良好的耐受性，同时不能存在化疗过程中会明显恶化的内科疾病（如既往存在神经病变）。表 1-20 为 2022 年 NCCN 指南推荐的化疗方案。

本例患者采取 TC 方案化疗，紫杉醇 240mg、静脉滴注、每日 1 次 + 卡铂注射液 400mg、静脉滴注、每日 1 次，行 5 程化疗后复查妇科检查阴道残端触及大小约 4cm × 3cm 结节，查全腹 CT 提示阴道残端上新发小病灶，考虑肿瘤进展，遂取消第 6 程化疗。

2）免疫治疗：指南推荐不论是初治、还是复发或未控的患者，都建议使用最近获得的肿瘤组织进行肿瘤分子检测，至少包括 BRCA1/2、MSI 或

表 1-20　Ⅱ~Ⅳ期卵巢上皮性癌 / 输卵管癌 / 原发性腹膜癌初始全身治疗方案

Ⅱ~Ⅳ期	首选方案	其他推荐方案	某些情况下有效方案
高级别浆液性癌 子宫内膜样癌(G2/3) 透明细胞癌 癌肉瘤	紫杉醇 / 卡铂，3周疗 紫杉醇 / 卡铂 / 贝伐珠单抗 + 贝伐珠单抗维持(为 ICON-7 或 GOG-218 方案，也可用 FDA 批准的同类药代替贝伐珠单抗，下同)	紫杉醇周疗 / 卡铂周疗(用于一般情况较差的患者，下同) 多烯紫杉醇 / 卡铂 卡铂 / 多柔比星脂质体 紫杉醇周疗 / 卡铂 3周疗	腹腔 / 静脉紫杉醇 / 卡铂(Ⅱ~Ⅲ期满意减瘤术患者) 卡铂 / 异环磷酰胺(癌肉瘤) 顺铂 / 异环磷酰胺(癌肉瘤) 紫杉醇 / 异环磷酰胺(癌肉瘤，2B 类证据) 卡铂单药(年龄 >70 岁和 / 或有合并症)
黏液性癌	氟尿嘧啶(5-FU)/ 甲酰四氢叶酸 / 奥沙利铂 ± 贝伐珠单抗(贝伐珠单抗 2B 类证据) 卡培他滨 / 奥沙利铂 ± 贝伐珠单抗(贝伐珠单抗 2B 类证据) 紫杉醇 / 卡铂，3周疗 紫杉醇 / 卡铂 / 贝伐珠单抗 + 贝伐珠单抗维持	紫杉醇周疗 / 卡铂周疗 多烯紫杉醇 / 卡铂 卡铂 / 多柔比星脂质体 紫杉醇周疗 / 卡铂 3周疗	无
低级别浆液性癌 子宫内膜样癌(G1)	紫杉醇 / 卡铂，3周疗 紫杉醇 / 卡铂 / 贝伐珠单抗 + 贝伐珠单抗维持 激素治疗[芳香化酶抑制剂(阿那曲唑、来曲唑、依西美坦)](2B 类证据)	紫杉醇周疗 / 卡铂周疗 多烯紫杉醇 / 卡铂 卡铂 / 多柔比星脂质体 紫杉醇周疗 / 卡铂 3周疗 激素治疗(醋酸亮丙瑞林、他莫昔芬)(2B 类证据)	无

dMMR，并可考虑进行 HRD 检测，根据基因检测结果选择可能有效的靶向或免疫治疗药。

卵巢癌（包括输卵管癌和原发性腹膜癌）的靶向治疗包括抗血管生成药、PARP 抑制剂及免疫治疗。部分研究表明 HRD 阴性患者，贝伐珠单抗和 PARP 抑制剂的维持治疗能延长卵巢癌无进展生存期（PFS），但无法延长总生存期（OS）。免疫治疗通过多种途径增强抗肿瘤免疫应答，包括但不限于免疫刺激细胞因子、肿瘤抗原疫苗和针对肿瘤细胞表达的免疫抑制配体的单抗（主要为免疫检查点抑制剂）。免疫表型标志物包括肿瘤突变负荷（TMB）、PD-1/PD-L1、同源重组修复缺陷或正常（HRD、HRP）、和控制肿瘤微环境（TME）的因素，包括肿瘤浸润淋巴细胞（TIL）。

HRD 能够预测肿瘤对 PARP 抑制剂和铂类药物的反应，包括乳腺癌 / 卵巢癌的种系 BRCA 突变和林奇综合征的错配修复（MMR）。与 HRP 肿瘤相比，HRD 常有 TMB 和 PD-1/PD-L1 水平的升高。

本例患者行基因检测，体细胞检测存在 MSH2 显著突变，无胚系突变，微卫星稳定性（MSS），TMB 14.70Muts/Mb，PD-L1 阴性。作为一种 PD-L1 抑制剂，帕博利珠单抗治疗 MMR 肿瘤的反应性良好，MSH2 基因突变患者可能对其敏感。同时帕博利珠单抗也可用于治疗无法切除或转移性高负荷突变（TMB-H）实体瘤的成年和儿童患者。帕博利珠单抗作用机制基于 PD-1/PD-L1 通路，PD-1 配体 PD-L1 和 PD-L2 与 T 细胞细胞膜上的 PD-1 受体结合，抑制 T 细胞增殖和细胞因子的产生。而 PD-1 配体在某些肿瘤中表达上调，通过该途径的信号可以抑制肿瘤活性 T 细胞的免疫监视。帕博利珠单抗作为一种单克隆抗体，可与 PD-1 受体结合并阻断其与 PD-L1、PD-L2 的相互作用，释放 PD-1 途径介导的免疫应答抑制，包括抗肿瘤免疫应答。

本例患者行 5 程 TC 化疗后肿瘤未控，基于分子检测结果指导下行 4 程免疫治疗（帕博利珠单抗 200mg，每 3 周 1 次），但效果并不理想，最终因肿瘤进展死亡，OS 为 8 个月。由于原发性腹膜透明细胞癌的罕见性，目前可供参考的资料十分有限，临床治疗缺乏足够的参考，临床预后普遍较差。现有病例和研究表明，透明细胞癌对一线化疗表现出耐药性，对传统铂化疗的反应性较差。虽然目前根治性手术和化疗是腹膜透明细胞癌的最佳选择，但对于铂难治性透明细胞癌患者，仍需要通过分子检测和基因检测指导靶向治疗和免疫治疗方案以改善预后。尽管本例患者对帕博利珠单抗的反应较差，但现有数据仍然表明 PD-1/PD-L1 抑制剂治疗对长期预后有潜在的好处，获得有关免疫检测和基因突变的详细信息仍是有必要的，针对相关生物标志物的联合治疗策略的进一步实践对于改善原发性腹膜癌及透明细胞癌患者的预后至关重要。（图 1-37）

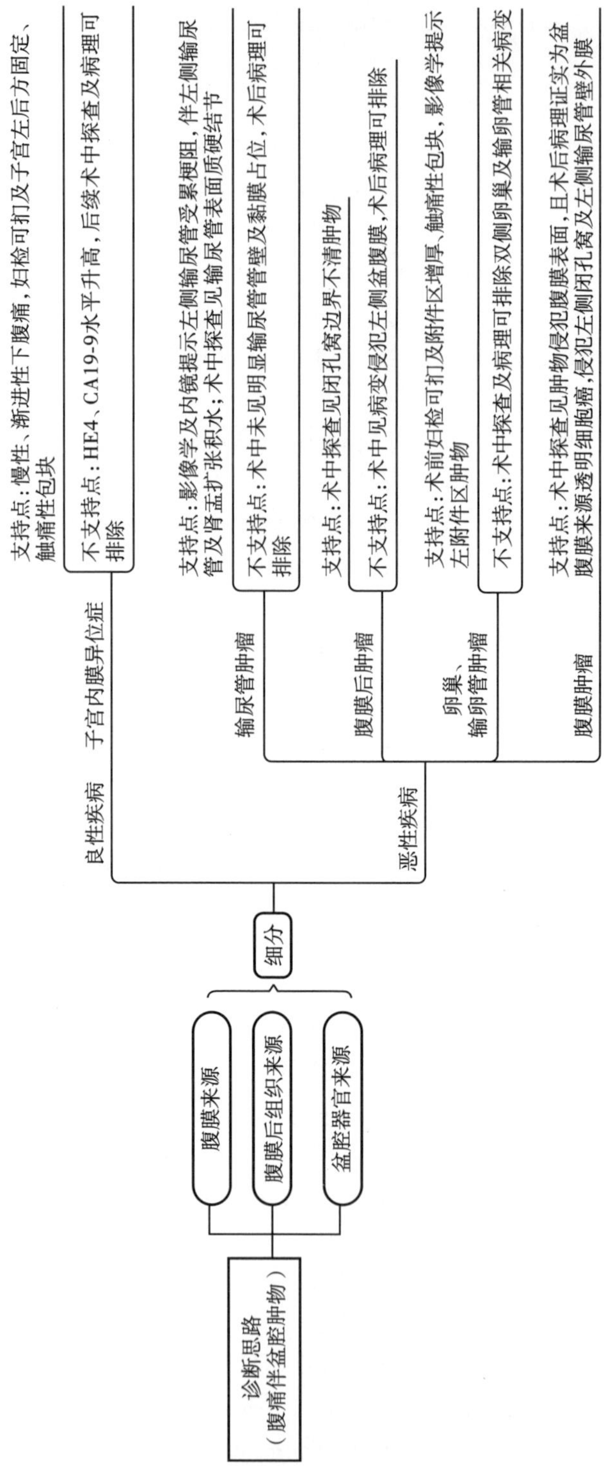

图 1-37　本例患者诊断思路图

（童若一　胡向丹）

参 考 文 献

1. Bloss JD, Liao SY, Buller RE, et al. Extraovarian peritoneal serous papillary carcinoma: a case-control retrospective comparison to papillary adenocarcinoma of the ovary[J]. Gynecol Oncol, 1993, 50(3): 347-351.
2. 陈燕坪，卢建平，陈宝珍，等. 原发性腹膜透明细胞癌 1 例并文献复习[J]. 临床与实验病理学杂志，2016，32(8): 917-920.
3. 童阔，熊波. 透明细胞肾细胞癌伴同时性对侧输尿管转移 1 例[J]. 临床与实验病理学杂志，2021，37(1): 120-121.
4. 张胜捷，姜伟，张立进，等. 膀胱原发透明细胞癌 2 例报告并文献复习[J]. 现代泌尿外科杂志，2016，21(3): 198-200.
5. 吴俊秀，赵明，魏海彬，等. 肾透明细胞癌卵巢转移 2 例[J]. 浙江医学，2020，42(24): 2691-2692，2694.
6. 卢淮武，吴斌，许妙纯，等.《2022 NCCN 卵巢癌包括输卵管癌及原发性腹膜癌临床实践指南(第 1 版)》解读[J]. 中国实用妇科与产科杂志，2022，38(3): 310-318.
7. Morand S, Devanaboyina M, Staats H, et al. Ovarian cancer immunotherapy and personalized medicine[J]. Int J Mol Sci, 2021, 22(12): 6532.
8. Le DT, Durham JN, Smith KN, et al. Mismatch repair deficiency predicts response of solid tumors to PD-1 blockade[J]. Science, 2017, 357(6349): 409-413.
9. Marabelle A, Fakih M, Lopez J, et al. Association of tumour mutational burden with outcomes in patients with advanced solid tumours treated with pembrolizumab: prospective biomarker analysis of the multicohort, open-label, phase 2 KEYNOTE-158 study[J]. Lancet Oncol, 2020, 21(10): 1353-1365.

三、罕见的腹膜中肾样腺癌

【病例介绍】

萧某，女，58 岁。住院号 3158××111。入院时间：2021 年 9 月 26 日。

［**主诉**］乳腺癌术后放化疗后 2 年余，发现盆腹腔广泛占位 20 余天。

［**诊疗经过**］2019 年 5 月因右乳肿物于深圳市龙岗中心医院行右乳肿物穿刺术，病理：浸润性导管癌（WHOⅡ级）伴大汗腺特征，局部区域见管内乳头状癌；大汗腺样化生。免疫组化（IHC）：E-Cad(+)、PR(–，乳头状癌强 90%+)、ER(–，乳头状癌强 90%+)、Her-2(++)、Ki67(约 30%+)、CK5/6(–)、P63(–)。后行右乳肿物切除术 + 右乳癌保乳根治术。术后病理：(右乳前哨淋巴结 1、2、3)均未见癌转移。(右乳肿物)浸润性癌，非特殊类型，WHOⅢ级，未见明确神经血管侵犯。(右乳切缘 1—7 点)均未见癌组织。免疫组化（IHC）：ER(–)、PR(–)、CK5/6(–)、Her2(1+)、CK8/18(+)、Ki-67

(约20%+)。

2019 年 5 月—12 月行辅助化疗。化疗方案为盐酸多柔比星脂质体 30mg+ 环磷酰胺 0.9g，3 程后改化疗为紫杉醇（白蛋白结合型）200mg、每周 1 次 × 12 次，共完成 24 程化疗，行第 2 程化疗时开始出现手脚麻木，化疗完成后症状可稍微缓解，后每行一程化疗手脚麻木症状逐渐加重，严重时胀痛难忍，影响行走，不能蹲下站立，行走有脚踩棉花感。2020 年开始服用曲马多（1~3 片，每日 1 次）止痛，效果一般。

2021 年 2 月复查发现 CEA 升高，外院完善 PET-CT 未见肿瘤复发。2021 年 4 月开始服用盐酸羟考酮（60~90mg，每日 1 次）止痛，后四肢麻木症状加重，麻木胀痛影响夜间睡眠，情绪焦虑急躁。2021 年 6 月 17 日外院复查 CA125 为 41.47U/ml。

2021 年 7 月我院神经内科住院，完善肌电图检查，提示多发性混合性周围神经病变，感觉轴索受累为重。营养神经，普瑞巴林、盐酸羟考酮缓释片止痛，盐酸度洛西汀、曲唑酮调节情绪。查 CEA 为 29.73ng/ml，CA125 为 51.18U/ml。专科会诊后建议动态复查。

2021 年 9 月 2 日我院复查 PET-CT（图 1-38）：大网膜、肠系膜不规则增厚，并多发大小不等小结节影（大者约 1.8cm × 0.9cm），代谢略增高影，以盆腔为著，伴腹腔少量积液，考虑种植转移或感染性病变，以种植转移可能性大。CEA 63.9ng/ml。建议患者肿瘤专科治疗。

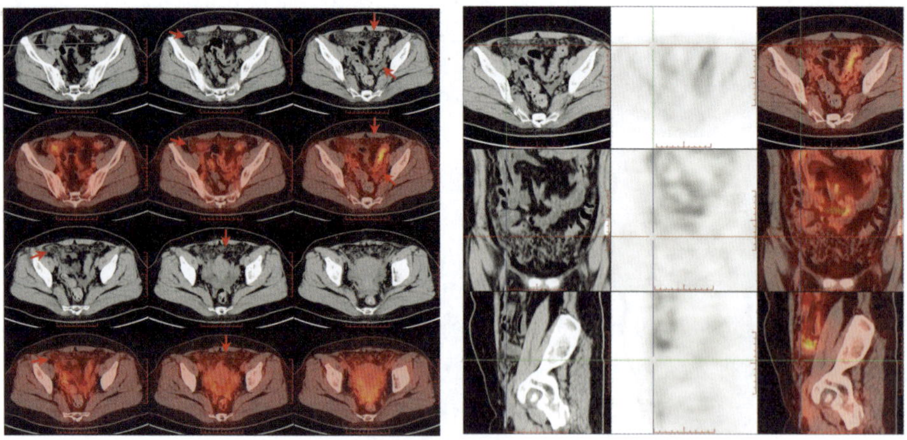

图 1-38 PET-CT（2021 年 9 月 2 日）

2021 年 9 月 10 日中山大学孙逸仙纪念医院查胸部 CT 提示术区未见肿瘤复发征象。

2021 年 9 月 26 日我院肿瘤科住院，查 CEA 为 90.00ng/ml，CA125 为

137.00U/ml，CA19-9 为 60.30U/ml，予对症止痛、营养神经及抗抑郁治疗。

为手术明确疾病性质，于 9 月 29 日转入我科。

［**既往史及月经婚育史**］乳腺癌术后放化疗后，具体详见诊治经过。既往月经规律，已绝经 3 年。离异状态，育 2 子。

父亲肝癌去世，姐姐直肠癌，姐姐的女儿乳腺癌。

［**入院查体**］T 36.0℃，P 99 次 /min，R 20 次 /min，BP 111/60mmHg，BMI 27.8，PS 评分 2 分。

心肺听诊未及明显异常。双乳外观不对称，右乳缺如，左胸壁可见陈旧性手术瘢痕愈合良好，左乳未及明显肿物。

专科检查：全身浅表淋巴结未及明显肿大。生理性神经反射存在，病理性神经反射未引出。全腹软，无明显压痛及反跳痛。妇科检查：外阴正常，阴道通畅，宫颈光滑，无举摆痛，子宫前位，育龄期大小，质中，活动一般，无压痛，双附件区未及明显异常。

［**入院后情况**］2021 年 9 月 30 日行腹腔镜手术探查。

术中见：盆腔内见血性腹水约 20ml，大网膜弥散乳头样结节，最大直径约 1.5cm，小者约 0.2cm，肝表面、胃表面未见明显肿物，小肠表面及结肠、阑尾系膜及表面均可见多发乳头状结节，局部分部密集，局部为散在、直肠表面弥漫颗粒状结节，子宫如育龄期大小，表面可见肌瘤样结节约 1.2cm，膀胱表面腹膜弥漫乳头状结节。子宫表面（主要为后壁）、双侧输卵管、卵巢表面均散在乳头状结节。子宫后壁与直肠表面粘连，左侧结肠与盆壁粘连。取膀胱表面腹膜结节及子宫后壁结节、左侧输卵管表面结节送快速病理提示：送检标本中见异型上皮细胞呈乳头状、腺样增生，细胞呈中度异型，偶见砂粒体。病变符合为上皮源性肿瘤（首先考虑米勒管上皮起源的浆液性肿瘤种植，至少呈交界性。需要临床进一步综合分析及待石蜡切片除外浆液性癌，并进一步鉴别乳腺癌转移（可能性较小）。请外科医师上台评估有望行较满意肿瘤细胞减灭术，遂转行开腹手术。切除子宫、双附件，卷地毯方式切除直肠表面、膀胱表面及盆底腹膜结节，切除结肠表面肿物及小肠表面及肠系膜上各处肿物，切除大网膜，检查创面无出血。全面检查盆腹腔，结直肠表面遗留粟粒状病灶，手术达 R1。剖视标本，见子宫肌层肌瘤样结节，内膜不厚、平整，右侧输卵管僵硬，双侧卵巢内部及左侧输卵管内未见明显占位。

术后病理（病理图片见图 1-39、图 1-40）：（大网膜、直肠表面肿物、结肠系膜结节、直肠窝腹膜、直肠系膜肿物、小肠表面肿物、右侧结肠旁沟肿物）纤维脂肪组织内见癌结节。（阑尾）阑尾浆膜面见癌结节。（全子宫 + 双侧附件）（左）输卵管壁见癌结节，（左）卵巢表面可见癌结节。（右）输卵管壁见癌结节，（右）卵巢表面可见癌结节。子宫腺肌病。多发性平滑肌瘤。萎缩性子宫

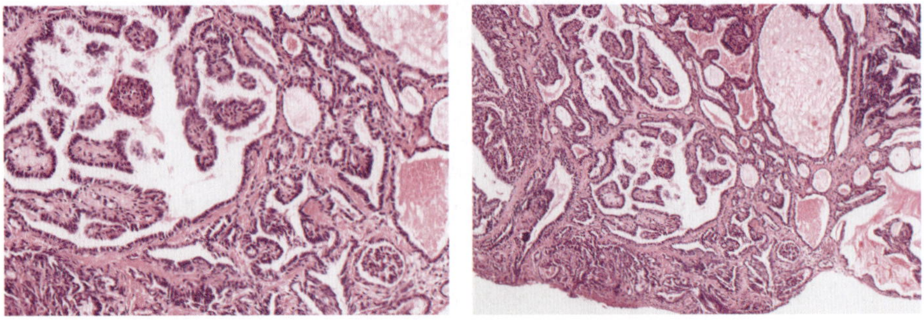

图 1-39　病理图片一

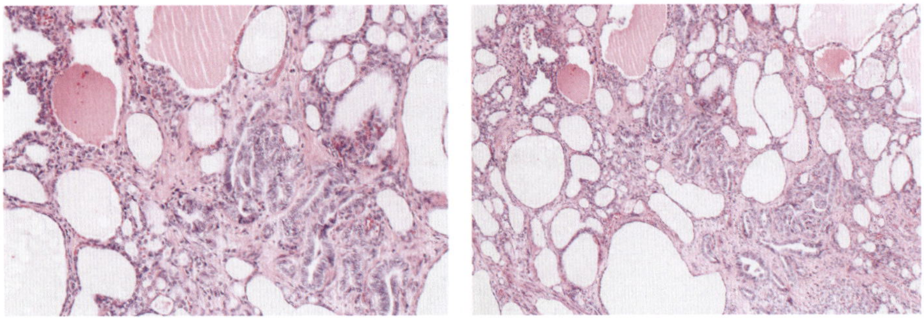

图 1-40　病理图片二

内膜。宫颈黏膜慢性炎。免疫组化结果：WT-1（-），P16（部分+），ER（-），PR（-），P53（20%强弱不等阳性），Vim（-），Ki67（20%，+），GATA-3（标记两处：均-），TTF-1（弥漫强+），CDX-2（-），PAX-8（+），Calretinin（标记两处，其中一处见小灶+），TPO（-），Tg（部分腺腔内物质±，考虑非特异性着色可能），CK20（-），CK7（+），MC（+），Napsin A（部分+），SATB2（部分+），CK19（+），BRAF（-），D2-40（-），CD10（腔缘+）。特殊染色结果：PAS（腺腔内物质+）。综上，结合临床、形态学及免疫组化结果，本例病变考虑为中肾样腺癌（腹膜原发或转移）。

中肾样腺癌为罕见的肿瘤组织学类型，其确诊仍需要进一步完善以下工作：①临床进一步综合排除甲状腺乳头状癌、肺癌、卵巢甲状腺肿恶变等肿瘤转移的可能性；②进一步鉴别宫颈等部位中肾癌或中肾样癌及其他类型癌腹腔内转移的可能性（临床及综合病理标本检查）；③建议完善KRAS、NRAS、PIK3CA、P53等基因检测协助诊断；④本例患者有既往乳腺癌病史及肿瘤家族史，建议完善遗传性卵巢、乳腺肿瘤的基因检测。⑤本病罕见且诊断疑难，必要时可送妇科病理学家进行院际会诊。

［**目前诊断**］①腹膜恶性肿瘤（中肾样腺癌？）；②乳腺恶性肿瘤（右乳癌

术后，$pT_2N_0M_0$，ⅡA 期）；③焦虑抑郁状态；④周围神经病。

【MDT 记录】

患者的病理类型罕见，为明确疾病来源及拟定下一步治疗方案，故启动 MDT。

［讨论提纲］

（1）目前疾病诊断。完善什么检查可以进一步明确来源？

（2）下一步治疗方案。

（3）继续化疗对神经损害程度如何？化疗过程中如何缓解肢体疼痛麻木症状？

［具体讨论内容］

（1）神经内科郑瑜主治医师：患者住院期间以四肢麻木伴有焦虑障碍情绪为主要症状。查体主要是周围神经的病变，四肢的病理性疼痛不明显，但焦虑情绪明显。心身疾病科会诊提示焦虑障碍的情绪明显。查肌电图提示以感觉的受损为主。查周围神经抗体阳性，根据症状、体征和电生理检查结果，暂不支持吉兰 - 巴雷综合征此类炎性相关的周围神经病的表现。当时治疗是以神经痛的治疗为主，包括普瑞巴林、度洛西汀，加上羟考酮等对症止痛，症状可缓慢减轻。患者出院后 2 周有 SSRI（5- 羟色胺选择性再摄取抑制剂）类抗抑郁药停药史，后自觉症状加重再次入院，此次入院亦无明确的神经病理性疼痛的体征，伴焦虑的情绪仍较明显，伴有戒断的一些症状，盐酸羟考酮从 90mg 减至 60mg 无法继续减药。入院后发现肿瘤指标升高，复查 PET-CT 发现腹腔明显的种植转移。回顾患者病史，其周围神经的损害，主要还是以周围感觉神经的纤维索的损害，考虑与化疗药物相关，可能为紫杉醇相关的周围神经病变。其次需要关注有无副肿瘤周围神经病，其表现在感觉神经元的病变，主要是感觉神经纤维的受累为主，神经痛不明显，但是从病理来说这种副肿瘤周围神经病变主要集中在肺癌和淋巴瘤，文献报道也是此类为多。治疗方面，对于这种神经痛，首选考虑普瑞巴林、加巴喷丁，普瑞巴林最大量可 300mg、每日 1 次。亦可以考虑联合奥马西平或卡马西平。营养神经可以考虑甲钴铵。

（2）心身疾病科曾亮副主任医师：患者存在家庭（离异、关系复杂）及疾病本身的双重打击，导致患者情绪焦虑。目前已用抗焦虑抑郁的药物来调节，但单纯用药物很难达到很好的疗效。躯体疾病可以导致心理问题，从患者症状上看，有躯体化的表现。但需进一步完善情绪或性格方面的量表，评估患者性格，进一步了解有无躯体化的倾向。如果测得指标高，加上本身的疾病因素，那么心理因素确实在症状的表现占主要因素。治疗上目前度洛西汀 40mg、每日 2 次，若肝肾功能、胃肠道无明显副反应的情况下，可以加量至

60mg、每日 2 次。曲唑酮可以按原来方案，若加量仍未见缓解，可能还是考虑心理因素影响，可以考虑做心理治疗。

（3）核医学科冉鹏程副主任医师：该患者影像主要表现在腹膜的病变，对比 2 月的影像片子，其进展非常之快。肺部前后 3 次的 CT 均未提示异常。甲状腺也未见改变。病变集中在腹腔。目前患者癌胚抗原（CEA）指标升高，病变是否为乳腺转移暂时难以明确，虽然文献有个别报道，但单纯的腹膜的种植转移尚未见过，需病理进一步明确。

（4）病理科杨海峰主任医师：中肾样腺癌并非较为常见的腺癌。第 5 版（2020 年）世界卫生组织（WHO）分类新增加了中肾样腺癌。它是一种呈现中分化的腺癌，其发病机制不明，有学者认为部分肿瘤发生于卵巢旁区域的中肾切迹。中肾样腺癌的组织学特征，类似女性生殖器官其他部位发生的中肾癌。呈现小管、腺样、导管、乳头状和实性生长方式，腺腔内可见嗜酸性胶样物。免疫组化表现为 TTF-1、CD10、PAX8 阳性，而 ER、PR 阴性。这是一种罕见的肿瘤类型，其与其他子宫内膜和卵巢上皮性恶性肿瘤很难区分，解剖位置类似，形态组织与中肾管癌非常相似。目前报道不多，其临床表现和预后未知。中肾样腺癌在卵巢相对多见，腹膜原发的暂未有文献报道。考虑为肺癌或甲状腺癌的转移的原因是免疫组化的标记 TTF-1 为阳性，其在肺癌、甲状腺癌是敏感性的表达。此外，该病理切片与患者乳腺癌切片对比，细胞类型是不同的，乳腺转移可能性小。综上所述，结合部分免疫组化的标记，最终考虑是腹膜的中肾样腺癌可能性大。

（5）基因联合实验室刘晗主治医师：此病理类型是比较罕见的肿瘤类型。2020 年 WHO 刚收录此病理类型。杨主任已说明该病例特点，诊断方面基本上可以确定的，但仍可以进一步完善基因检测和生信的一些分析。虽然 BRCA1 和 BRCA2 基因是阴性，但患者有明确的乳腺癌、直肠癌的家族肿瘤病史，故该患者的检测范围应该扩大一些，在泛癌组织 688 基因检测基础上把遗传相关的因素考虑进去作进一步筛查。

（6）乳腺科戴燕副主任医师：患者乳腺癌术前前哨淋巴结未见转移，那么乳腺转移的基本不考虑。对于三阴性的乳腺癌治疗目前没有特别好的治疗，强调节拍式的治疗和后续的随访。治疗上，在乳腺癌方面可能会用到的是吉西他滨；针对神经毒性疗效比较好的是度洛西丁，其他药物证据级别不高，疗效因人而异。若后续还会使用紫杉醇类，可以使用神经节苷脂类药物。但患者存在周围神经病变，且基因表达调节剂（GEM）抗体为阳性，此药有引起吉兰 - 巴雷综合征的风险。

（7）放疗科高蕾主任医师：患者肿瘤广泛，放疗无法大面积包围，暂时不考虑放疗，建议全身化疗为主，腹腔多发病灶，可考虑热灌注或腹腔化疗。泛癌组织 688 基因检测，检测范围较全，体细胞及遗传性均包含在内。患者肿瘤家族史明显，除了遗传性的乳腺癌、卵巢癌，还要考虑消化道癌，因为近亲也有直肠癌的家族史。若需进一步排除，建议加上大片段多重连接探针扩增技术（MLPA）检测，评估后续有无靶向治疗可能。

（8）肿瘤科张力文副主任医师：术中所见均为腹膜表面的结节，不像内生型，更像是其他肿瘤的腹腔转移，但来源不清。此病理类型非常少见，临床经验少。治疗方面，TP 方案是首选。紫杉类神经毒性大，可以考虑用吉西他滨或氟尿嘧啶类药物，但患者焦虑抑郁，症状感受可能会高于实际，治疗过程中亦可能会出现严重的神经反应。

（9）妇科肿瘤专科肖静主任医师：同意各位专家意见，患者目前中肾样腺癌诊断明确，暂不考虑乳腺转移，甲状腺、肺等部位亦未见占位性病变，病灶集中在腹腔，目前考虑来源于腹膜的中肾样腺癌。下一步治疗方面，考虑患者既往化疗导致的神经病变，采用神经毒性小的吉西他滨 + 顺铂方案化疗，其中顺铂为腹腔化疗，化疗过程中予积极营养神经，并予度洛西汀加量加强抗焦虑作用，配合身心疾病门诊心理治疗改善情绪。完善泛癌组织 688+ 大片段 MLPA 基因检测。

［**MDT 意见**］结合术后病理及多学科会诊意见，诊断考虑：腹膜恶性肿瘤（中肾样腺癌，ⅢC 期）。建议完善泛癌组织 688+ 大片段 MLPA 基因检测。依据肿瘤诊治规范，需补充后续治疗。考虑既往化疗后的神经损害，拟行吉西他滨（第 1 天，第 3 天）+ 顺铂（IP）方案化疗，化疗过程中注意营养神经、加强抗焦虑治疗，配合身心疾病门诊心理治疗改善情绪。

【病例追踪】

（1）基因检测结果（泛癌组织 688 基因检测）

1）靶向治疗方面：检测到 NRAS p.Q61R 等基因突变，有一些已批准用于其他癌种的药物或临床阶段的药物可能敏感。

2）免疫治疗方面：TMB 0.36Muts/Mb，MSS（微卫星稳定性）。

3）遗传性肿瘤方面：在 63 个肿瘤易感基因中未检测到胚系已知 / 疑似致病变异。

4）化疗药物方面：一些化疗药物的敏感性及毒副作用详见报告第 5 部分，同一种药物可能因为不同位点的证据不同而有冲突。

（2）BRCA1/2 基因胚系突变 CNV 检测（MLPA 法）：未检出已知致病或疑似致病的拷贝数变异突变。

因新型冠状病毒疫情原因，患者后 3 程化疗在当地进行，至 2022 年 2 月 13 日患者共顺利完成 6 程 GP 静脉联合腹腔化疗。初期化疗时患者神经症状加重，予盐酸羟考酮缓释片（奥施康定）（50mg，每 8 小时 1 次）口服止痛治疗，后患者神经痛症状可控制，后期未见明显加重。

随访：患者目前一般情况良好，2022 年 5 月外院复查全腹部 CT 未见明显肿瘤复发征象。肿瘤指标均正常。目前，奥施康定逐渐减量中，目前服用剂量为 40mg、每 8 小时 1 次。

【总结及思考】

［**病例特点**］

（1）双癌：患者的病理类型与乳腺癌的病理类型完全不同，不考虑乳腺癌转移，结合病史考虑，该患者为异时性乳腺和腹膜双原发恶性肿瘤：异时性双原发恶性肿瘤是指同一患者不同脏器先后发生组织学形态完全不同的原发性恶性肿瘤，其诊断标准必须符合以下 5 点：①2 种肿瘤发生时差必须在半年以上；②每个肿瘤组织学上必须均为恶性；③每个肿瘤有其独特的病理形态；④肿瘤发生在不同部位，两者不连续；⑤必须排除互为转移的可能性。

（2）病理类型及来源罕见。

（3）伴严重的周围神经痛症状。

该疾病的病理类型及来源罕见，我们将从诊断及治疗上详细论述该病例，以期为后期该类型疾病的诊断提供思路。

［**诊断思路**］

1. **原发性腹膜癌的概念**　原发性腹膜癌（PPC）是由腹膜上皮引起的罕见恶性肿瘤，发病率低。1959 年，SwerdlowM 首次报道本病，并将其描述为“盆腹膜间皮瘤似卵巢乳头状囊腺癌”。1977 年，KannersteinM 等将本病命名为“原发性腹膜乳头浆液性癌”，明确将其与腹膜恶性间皮瘤区分。原发性腹膜癌早期缺乏特异性临床表现，晚期患者多以腹痛、腹胀、腹水、乏力及消瘦等为初发症状，可有或无盆腹腔包块、直肠子宫陷凹结节等，多数伴有不同程度的血清 CA125 及 CA19-9 水平升高。临床中常有误诊发生，误诊率高达 40%~100%，且 PPC 患者预后不良，平均生存时间为 30~33 个月。

2. **原发性腹膜癌的发生发展机制**　原发性腹膜癌（PPC），女性较男性常见。目前关于女性 PPC 的组织起源有两种学说：一是胚胎残留学说，胚胎时期性腺迁移过程中残留的卵巢组织发生恶变。二是第二米勒系统学说，即第二米勒系统，起源于盆腔被覆细胞。男性胎儿发育过程中，基于睾丸分泌雄激素及米勒管抑制因子等因素，米勒管退化并逐步消失，或仅存很小的组织残留（前列腺囊、睾丸附件），故 PPC 常见于女性，男性 PPC 的报道罕见。

多数学者认为原发性腹膜癌起源于第二米勒系统，是由具有向米勒管分化潜能的卵巢外间皮细胞引起。在胚胎时期，女性生殖系统由米勒管衍化而来，而腹膜间皮细胞与米勒管上皮有着共同的胚胎起源，腹膜间皮细胞具有向米勒管上皮分化的潜能。因此腹膜可以发生与女性生殖系统肿瘤相似的各种类型肿瘤，且不侵犯卵巢，是独立的一种疾病。

3. **原发性腹膜癌的诊断依据**　为了与女性生殖系统肿瘤相鉴别，国际妇科肿瘤学组制定了明确的诊断标准，诊断原发性腹膜癌必须具备以下条件：①卵巢不存在、卵巢大小正常或因良性病变增大；②卵巢外病灶大于卵巢表面病灶；③卵巢受累仅局限于表面，且瘤体直径 <5mm，或在皮质或髓质内的瘤体大小 <5mm × 5mm，可以伴或不伴卵巢表面受累。

原发性腹膜癌与卵巢癌有着相似的临床表现及组织学类型，大部分为女性患者。常常会被误诊为卵巢癌或是其他继发性疾病，但在卵巢大小正常且未发现原发灶的患者中应考虑是腹膜癌的可能。故手术探查结合术后病理组织学检查和免疫组化染色是 PPC 诊断的金标准。

4. **原发性腹膜癌的常见病理类型**　PPC 的病理类型主要包括浆液性腺癌、浆液性乳头状癌、子宫内膜样癌、移行细胞癌、透明细胞癌和恶性混合性米勒管瘤等，浆液性腺癌为多发。

5. **罕见的原发性腹膜癌病理类型**　中肾样腺癌。

中肾样腺癌与中肾管腺癌二者仅有一字之差，但二者均为罕见的病理类型。目前，中肾管腺癌与中肾样腺癌均有少量报道，但腹膜来源的中肾样腺癌基本未见报道。

（1）中肾样腺癌与中肾管腺癌的区别：中肾管腺癌是一种罕见的恶性肿瘤，被认为来源于中肾残余，发生在已知有中肾残余的解剖位置，如宫颈和阴道侧壁，病理中可见到中肾残件或者增生。可表现出多种形态模式，如小管状、腺管状、乳头状和网状中肾管腺癌细胞及结构异型性更明显，核分裂象丰富，可有"背靠背"排列的腺体及血管和周围神经浸润，肿物周围可见残存中肾管，并多数肉眼可见包块。而中肾样腺癌（MLA）相对于中肾管腺癌更为罕见，是一种发生在子宫体和卵巢的罕见肿瘤，已被列入 2020 年世界卫生组织（WHO）女性生殖器肿瘤分类。但关于中肾样腺癌是否也来源于中肾残余尚不确定，而来自腹膜的中肾样腺癌国内外均未见相关报道。

MLA 具有中肾管腺癌相似的形态学特征和免疫表型，并表现出类似于中肾管腺癌的分子改变。

（2）中肾管腺癌的病理分子分型：Goyal 等研究了 PAX8、P16 和雌激素受体（ER）在中肾管病变及宫颈腺癌中的表达，通过免疫组化发现，无论是良性或是恶性的中肾管增殖，PAX8 始终表达出广泛的强阳性，P16 零散地在细胞质内表达，ER 阴性表达。从而得出 PAX8、P16 及 ER 在区分中肾管增殖和宫颈腺癌中具有统计学意义。中肾管腺癌的上皮为有限的假分层，内皮为立方形，而内膜样癌及浆液性癌表现为明显的假分层，并且几乎所有的中肾管腺癌患者病理都存在腔内嗜酸性分泌物。故诊断中肾管腺癌应符合以下条件：

镜下排列成乳头状或管状，细胞大且异型明显，呈图钉状，核分裂不易查见；免疫组化表达 CK7 及 PAX8、P16，EMA、CEA、ER 和 PR 阴性表达。

（3）中肾样腺癌的病理表现：中肾样腺癌在形态学、免疫表型和分子水平上表现为中肾分化，故可以理解为中肾样腺癌起源于米勒管上皮，然后沿中肾途径分化。中肾样腺癌镜下形态包括管状、腺状、导管状、乳头状或实心形态，细胞质少，腔内可见嗜酸性胶体样物质，圆形至椭圆形细胞核以及核凹槽和凹痕。中肾样腺癌仅依靠镜下形态学难以鉴别，尤其与子宫内膜样腺癌鉴别，需依靠免疫组织化学染色分析，中肾样腺癌以 ER 和 PR 阴性、GATA3 和 TTF-1 表达为特征，但 ER 和 PR 的完全阴性对子宫内膜样腺癌来说是不常见的。据报道，在良性中肾残余中没有 TTF-1 的表达，更进一步说明中肾样腺癌可能并非来源于中肾残余。

结合患者情况，可排除肺癌、乳腺癌、甲状腺癌、卵巢癌的转移。患者组织学镜下呈现小管、腺样、导管、乳头样生长方式，腺腔内可见嗜酸性胶样物，与中肾样腺癌镜下形态非常相似。免疫组化上虽然 GATA3 为阴性，但 TTF-1、CD10、PAX8 均为阳性，而 ER、PR 阴性，故考虑患者病理性质为中肾样腺癌，考虑其来源为目前尚未报道的腹膜。综上，本病例病理最终考虑为腹膜来源的中肾样腺癌。

6. **治疗方案**

（1）腹膜中肾样腺癌全世界罕见报道，治疗上按照原发性腹膜癌的方案治疗：原发性腹膜恶性肿瘤与原发性卵巢恶性肿瘤在组织发生、临床表现、疾病转归方面有诸多相似，因此对原发腹膜恶性肿瘤主要沿用卵巢癌的治疗方案，采用肿瘤细胞减灭术和以铂类为主的联合化疗。普遍认为，以铂类为主的联合化疗能够提高缓解率。

现普遍认为，腹膜癌（PC）是一种区域性癌转移，部分经选择的病例，科学整合现有技术进行积极治疗不但能够有效控制病情进展，而且可能达到部分临床治愈。通过肿瘤细胞减灭术（CRS）切除肉眼可见的病灶，处理宏观病变，达到组织学水平根治。

而腹腔化疗（IPC）是在治疗腹膜癌及恶性腹水过程中出现的化疗新方式，相较于单纯全身静脉化疗可明显改善卵巢癌预后。IPC 包括静脉 / 腹腔联合化疗、腹腔热灌注化疗（HIPEC）和加压腹腔气溶胶化疗（PIPAC）等。IPC 可加强局部药物输送到腹膜表面，增加腹腔内化疗药物浓度，延长作用时间，并且能比静脉给药化疗更有效地消除残留的微小腹膜病灶，增强治疗效果。目前有充足的证据表明 IPC 能够改善卵巢癌患者的预后（Ⅰ级证据）。在美国妇科肿瘤学组（GOG）172 试验中，研究者发现 IPC 为卵巢癌患者带来的生存获益可持续 10 年甚至更久；且每增加 1 个 IPC 周期，卵巢癌患者的死亡风险可下降 12%；IPC 治疗还能提高 CRS 后有残留病灶患者的存活率（*HR*=0.75，95%*CI* 0.62~0.92，*P*=0.006），当然，接受了满意 CRS 的患者的生存获益更明显。但静脉化疗联合 IPC 的毒性大于单纯静脉化疗，且操作复杂，在一定程度上限制了该治疗方式的应用。

综上所述，腹膜中肾样腺癌的诊断应符合以下几个方面：①符合原发性腹膜恶性肿瘤的诊断；②病理提示为中肾样腺癌（与中肾管腺癌相似的形态学特征和免疫表型，并表现出类似于中肾管腺癌的分子改变）。治疗上与卵巢癌的治疗基本一致。

（2）化疗致外周神经病变的治疗：患者伴严重的周围神经痛症状。其病因考虑化疗药物损害及焦虑情绪二者的叠加影响。在止痛、营养神经、抗焦虑药物及心理治疗后患者症状可控制。

近年来，化疗所致的外周神经毒性日益受到专家学者的关注和重视，外周神经毒性主要表现为末梢神经、脑神经和自主神经的损害，是临床常见的药物剂量限制性不良反应，引起外周神经毒性的化疗药物主要有铂类、长春碱类、紫杉类及依托泊苷等。目前对化疗所致的外周神经毒性反应机制尚不明确，其防治措施包括一般性措施和药物，一般性措施指加强保暖，尽量减少或避免接触冷刺激，通过临床用药控制和改变治疗方案等等，西医药物治疗主要有抗癫痫类、钙镁合剂、维生素类、核苷酸类及抗氧化剂等，多与化疗同时运用，可一定程度减轻化疗所致外周神经毒性反应发生率，但疗效不理想，因此探索其发病机制仍是目前一大难点。

（彭 潇　胡向丹）

参 考 文 献

1. Swerdlow M. Mesothelioma of the pelvic peritoneum resembling Papillary cystadenocarcinoma of the ovary; casereport[J]. Am J Obstet Gynecol, 1959, 77(1): 197-200.
2. Kannerstein M, Churg J, Mc Caughey WT, et al. Papillarytumors of the peritoneum in women: Mesothelioma orpapillary carcinoma[J]. Am J Obstet Gynecol, 1977, 127(3): 306-314.
3. Mi D, Zhang Y. Diagnostic and prognostic value of HE4in female patients with primary peritoneal carcinoma[J]. Int J Biol Markers, 2018, 33(4): 395-400.
4. 郭山伟，刘钰，孙苗苗，等. 原发性腹膜癌误诊为卵巢癌 1 例[J]. 滨州医学院学报，2017, 40(4): 310-311.
5. Barda G, Menczer J, Chetrit A, et al. Comparison betweenprimary peritoneal and epithelial ovarian carcinoma: a population-based study[J]. Am J Obstet Gynecol, 2004, 190(4): 1039-1045.

6. 邓斐，陈小祥，王秀芬．原发性腹膜癌 18 例临床诊治分析［J］. 临床肿瘤学杂志，2015，20（10）：922-925.
7. 宁泽，陈睿，陈柯宏，等．洛铂联合多西他赛行肿瘤细胞减灭术加腹腔热灌注化疗治疗原发腹膜癌的临床观察［J］. 中国医学工程，2018，26（7）：55-57.
8. 卢光辉，孙纲，赵会梦，等．原发性腹膜癌 1 例［J］. 中国现代医生，2020，58（12）：170-172.
9. Blontzos N，Vafias E，Vorgias G，et al. Primary peritoneal serous papillary carcinoma：a case series［J］. Arch Gynecol Obstet，2019，300（4）：1023-1028.
10. Levy T，Weiser R，Boaz M，et al. The significance of the pattern of ser-um CA125 level ascent to above the normal range in epithelial ovarian，primary peritoneal and tubal carcinoma patients［J］. Gynecol Oncol，2013，129（1）：165-168.
11. Kristeleit R，Davidenko I，Shirinkin V，et al. A randomised，open-label，phase 2 study of the IDO1 inhibitor epacadostat（INCB024360）versus tamoxifen as therapy for biochemically recurrent（CA-125 relapse）-only epithelial ovarian cancer，primary peritoneal carcinoma，or fallopian tube cancer［J］. Gynecol Oncol，2017，146（3）：484-490.
12. 张静，梁志勇，高洁，等．原发性腹膜和卵巢浆液性乳头状腺癌的临床病理［J］. 协和医学杂志，2012，3（1）：77-83.
13. Kim SS，Nam JH，Kim GE，et al. Mesonephric adenocarcinoma of the uterine corpus：a case report and diagnostic pitfall［J］. Int J Surg Pathol，2016，24（2）：153-158.
14. Goyal A，Yang B. Differential patterns of PAX8，p16，and ER immunostains in mesonephric lesions and adenocarcinomas of the cervix［J］. Int J Gynecol Pathol，2014，33（6）：613-619.
15. Zhang L，Cai Z，Ambelil M，et al. Mesonephric adenocarcinoma of the uterine corpus：report of 2 cases and review of the literature［J］. Int J Gynecol Pathol，2019，38（3）：224-229.
16. Mirkovic J，Mc Farland M，Garcia E，et al. Targeted genomic profiling reveals recurrent KRAS mutations in mesonephric-like adenocarcinomas of the female genital tract［J］. Am J Surg Pathol，2018，42（2）：227-233.
17. Mc Farland M，Quick CM，Mc Cluggage WG. Hormone receptor-negative，thyroid transcription factor 1-positive uterine and ovarian adenocarcinomas：report of a series of mesonephric-like adenocarcinomas［J］. Histopathology，2016，68（7）：1013-1020.
18. Kezlarian B，Muller S，Werneck Krauss Silva V，et al. Cytologic features of upper gynecologic tract adenocarcinomas exhibiting mesonephric-like differentiation［J］. Cancer Cytopathol，2019，127（8）：521-528.
19. Euscher ED，Bassett R，Duose DY，et al. Mesonephric-like carcinoma of the endometrium：a subset of endometrial carcinoma with an aggressive behavior［J］. Am J Surg Pathol，2020，44（4）：429-443.

20. Howitt BE, Emori MM, Drapkin R, et al. GATA3 is a sensitive and specific marker of benign and malignant mesonephric lesions in the lower female genital tract[J]. Am J Surg Pathol, 2015, 39(10): 1411-1419.
21. Kenny SL, Mc Bride HA, Jamison J, et al. Mesonephric adenocarcinomas of the uterine cervix and corpus: HPV-negative neoplasms that are commonly PAX8, CA125, and HMGA2 positive and that may be immunoreactive with TTF1 and hepatocyte nuclear factor 1-β[J]. Am J Surg Pathol, 2012, 36(6): 799-807.
22. Sarkar S, Malekshah OM, Nomani A, et al. A novel chemotherapeutic protocol for peritoneal metastasis and inhibition of relapse in drug resistant ovarian cancer[J]. Cancer Med 2018, 7(8): 3630-3641.
23. van Driel WJ, Koole SN, Sikorska K, et al. Hyperthermic intraperitoneal chemotherapy in ovarian cancer[J]. N Engl J Med, 2018, 378(3): 230-240.
24. Gadducci A, Carnino F, Chiara S, et al. Intraperitoneal versus intravenous cisplatin in combination with intravenous cyclophosphamide and epidoxorubicin in optimally cytoreduced advanced epithelial ovarian cancer: a randomized trial of the Gruppo Oncologico Nord-Ovest[J]. Gynecol Oncol, 2000, 76(2): 157-162.
25. Tewari D, Java JJ, Salani R, et al. Longterm survival advantage and prognostic factors associated with intraperitoneal chemotherapy treatment in advanced ovarian cancer: a gynecologic oncology group study[J]. J Clin Oncol, 2015, 33(13): 1460-1466.

第五节 多 源 癌

一、子宫卵巢双原发透明细胞癌ⅣB期1例

【病例介绍】

黄某，女，62岁。住院号314××687。入院时间：2020年8月10日。

［**主诉**］绝经15年，间断阴道少量出血3年，腹胀腹痛伴大便不畅1个月。

［**诊疗过程**］2005年自然绝经。

2017年初无明显诱因反复阴道少量出血，量不多，未予诊治。

2020年7月出现腹胀，7月下旬出现腹痛不适，胀痛为主，伴大便排出不畅。

2020年8月1日当地医院就诊，下腹部CT：①盆腹腔巨大占位性病变（21cm×12cm×22.7cm），考虑来源于附件，卵巢囊腺癌伴两侧肾上腺转移可能（左肾上腺肿物5.7cm×5.1cm×5.8cm、右肾上腺肿物9.7cm×6.3cm×8.9cm），未排除腹腔转移，请结合临床。②马蹄肾改变；左肾小结石。③少量腹水。全身PET-CT：①下腹部-盆腔巨大囊实性占位（21cm×14cm），边缘代谢增高，考虑为卵巢癌可能性大，建议活检。②左侧盆壁及腹膜后腹

主动脉旁多个淋巴结增大（较大者约 1.8cm × 0.9cm），代谢增高，考虑为转移。③双侧肾上腺恶性病变（较大者约 9.8cm × 6.5cm，转移？肾癌？）。④右后肩背部皮下结节影（1.6cm × 1.4cm），代谢增高，不除外转移，建议活检。⑤甲状腺右侧叶病变（0.8cm × 1.2cm），以功能性腺瘤可能性大。⑥左肺上叶小结节（0.3cm × 0.4cm），代谢未见增高，考虑为良性；马蹄肾，左肾小结节。⑦子宫腔内可疑代谢增高影，多考虑为伪影或炎性改变，请结合临床考虑。宫颈液基薄层细胞学检查（TCT）：非典型腺细胞，倾向于肿瘤。HPV 均为阴性。肿瘤标志物：CA125 为 241U/ml，CA19-9 为 38U/ml，AFP、CEA、CA15-3 未见异常。

［**既往史**］高血压病史多年，最高血压 150^{+}/105mmHg，现服用拜新同（硝苯地平控释片）降压，述平素血压控制尚可。否认其他内科疾病及传染病。

［**月经婚育史**］适龄婚育，绝经前月经正常，47 岁自然绝经。

［**家族史**］否认家族肿瘤及遗传病史。

［**入院查体**］T 36℃，P 75 次 /min，R 18 次 /min，BP 150/102mmHg，BMI 24.5，PS 评分 1 分。

全身浅表淋巴结未扪及明显肿大；右后肩胛区皮下扪及结节，直径约 1cm，边界清，活动好，无压痛。腹部膨隆，扪及一囊实性肿物，大小约 30cm × 25cm，双侧界达腋前线，上界达脐上 4 横指，边界清，尚可推动，无压痛。

妇科检查：外阴正常，阴道通畅，宫颈膨大、光滑，宫旁软，盆腔扪诊不满意。三合诊：直肠黏膜光滑，指套退出无血染。

［**入院后检查**］2020 年 8 月 11 日肿瘤标志物：CA125 为 226.20U/ml，CA19-9、CEA、HE4、SCC 正常。

妇科彩超：宫腔内所见注意不良病变可能（子宫内膜与肌层边界欠清，内见低回声团 19mm × 12mm）；子宫后方肿物（223mm × 115mm × 191mm），考虑卵巢来源可能，GI-RADS 5 类。

肾上腺彩超：双侧肾上腺区低回声肿块（左侧 72mm × 53mm，右侧 90mm × 61mm），结合临床，转移瘤未除外。

静脉肾盂造影：双输尿管中下段显影欠清、膀胱上缘压迹、双肾及双侧输尿管上段、少许积液，考虑腹部占位病变压迫所致。

胃肠镜检查：慢性胃窦炎；肠腔可见外压。

2020 年 8 月 11 日行阴道镜检查 + 分段诊刮 + 取环：阴道镜下见宫颈上唇淡薄的醋酸白色上皮，宫颈管内见较厚重醋酸白色上皮，余宫颈及阴道壁未见明显醋酸白色上皮；上复方碘后见上唇不着色。搔刮宫颈管，刮出少许组织物，用取环钩钩出完整圆形节育环 1 枚；搔刮宫腔，刮出烂鱼肉样组织物约

5g；在宫颈12点处行活检。病理结果未回复。

患者为绝经后女性，盆腹腔巨大占位，考虑卵巢来源肿瘤伴肾上腺转移可能，右后肩胛区皮下结节考虑肿瘤转移，内膜不除外恶性可能，原发于子宫内膜或卵巢可能性大。有无手术机会以及手术范围如何确定，非手术治疗如何选择，故启动MDT。

［**目前诊断**］①盆腔肿物（卵巢恶性肿瘤？）；②肾上腺肿瘤（转移瘤？）；③右后肩部皮下结节（转移瘤？）；④绝经后出血（子宫内膜癌？）；⑤左肾结石；⑥轻度贫血。

【MDT记录】（2020年8月12日）

［**讨论提纲**］

（1）患者的影像特点解读。

（2）患者目前有手术指征，但能否初始手术切除？手术的风险评估及围手术期注意事项。

（3）若不能手术，下一步治疗方案如何选择？

［**具体讨论内容**］

（1）核医学科冉鹏程副主任医师：阅读患者外院CT及PET-CT片子，补充意见如下：①盆腔巨大病灶为囊实性，考虑卵巢来源；②肾上腺肿物考虑转移可能，但病灶以实性为主，需结合临床；③右后肩部结节，有转移可能，但皮下孤立转移灶较少见，需结合临床查体、排除炎性可能；④宫腔内可疑代谢增高影，结合患者绝经后出血病史，考虑恶性病变可能；⑤肠系膜间隙比较清晰。

（2）肿瘤内科张力文副主任医师：CA125升高，但无明显特异性，无法判断肿瘤原发灶，建议待诊刮病理结果后再明确下一步治疗方案。盆腔巨大占位，可考虑行减瘤术以解除压迫症状。

（3）泌尿外科白遵光主任医师：患者目前发现双侧肾上腺巨大肿物，结合PET-CT结果，考虑肾上腺恶性病变可能。但肿瘤性质是原发还是转移，尚不能确定，结合病史考虑转移可能性大。关于后续处理，专科意见如下：①如妇科考虑行盆腔肿物探查，因肿瘤巨大，切口可能会延长至剑突下，故可同期行双侧肾上腺肿物探查备切；②患者肿瘤多发、体积巨大，目前手术较难完整切除，建议根据病理情况先行术前新辅助治疗，如治疗有效，肿瘤体积缩小后再行手术，手术难度会下降；③建议完善术前检查，如肾上腺相关功能性指标，如甲氧基肾上腺素、甲氧基去甲肾上腺素、尿香草苦杏仁酸、高血压立、卧位3项、血皮质醇、24小时尿游离皮质醇测定、促肾上腺皮质激素等检查；④如行手术，双侧肾上腺肿物同期切除后，保留的正常肾上腺组织很少或基本无法保留，术后容易出现腹胀、厌食、恶心呕吐、嗜睡乏力、血压变化，严重时出现昏迷、休克等肾上腺危象症状，需提前进行激素准备。

（4）腹部外科仇成江主治医师：右后肩胛区皮下结节活动好，可协助行肿物切除以明确疾病性质。如妇科手术，可协助手术。

（5）妇科肿瘤专科肖静主任医师：结合目前已有检查结果及昨日诊刮术中所见，目前考虑卵巢来源或子宫内膜来源恶性肿瘤可能性大，但患者卵巢巨大占位，却未见腹水等典型卵巢癌体征，考虑子宫内膜来源可能性大。晚期子宫内膜恶性肿瘤，患者情况好，仍可行全子宫 + 双附件切除 ± 减瘤术，手术指征明确，患方亦有手术意愿。但患者双侧肾上腺存在巨大病灶，若行手术切除，肾上腺能保留的正常组织少或基本无，术后容易出现肾上腺皮质功能不足的一系列表现，甚至出现肾上腺危象，影响术后生活质量，严重时危及生命可能。根据讨论结果，先完善肾上腺相关检查评估病情，追踪诊刮病理结果，必要时可先行新辅助化疗以缩小肾上腺病灶后再行肿物切除。

［**MDT 意见**］①完善肾上腺相关检查，评估肾上腺肿物有无功能；②行右后肩部皮下肿物切除，明确肿物性质；③待诊刮病理结果回复后，拟先行新辅助化疗。

【病例追踪】

（1）2020 年 8 月 12 日下午行右后肩部皮下肿物切除，完整切除病灶，大小 2.0cm × 1.5cm。

（2）完善甲状腺功能 5 项、高血压立卧位 3 项、血皮质醇、促肾上腺皮质激素、尿香草苦杏仁酸基本正常。

（3）诊刮 + 右后背肿物切除术后病理结果：（宫颈、宫腔刮出物）分化差的癌（类型符合透明细胞癌）；（右后背肿物）分化差的腺癌，考虑为转移。免疫组化结果：CEA（–），WT-1（–），P16（–），ER（–），PR（–），P53（+），Vim（–），Ki67（70%），Napsin A（–）。明确诊断：子宫内膜透明细胞癌、右后背分化差腺癌。

（4）根据病理结果，结合 MDT 讨论结果，于 2020 年 8 月 17 日、2020 年 9 月 15 日（我院）、2020 年 10 月 16 日（外院）行 3 程新辅助化疗。方案及剂量：紫杉醇 240~270mg+ 卡铂 600mg。

（5）经过 3 程新辅助化疗后，2020 年 11 月 9 日外院复查 CT 示：盆腹腔偏右侧巨大囊实性占位（20.2cm × 18.9cm × 22cm；治疗前 21cm × 12cm × 22.7cm）；双侧肾上腺占位（左侧 7.5cm × 5.9cm、右侧 9.1cm × 6.2cm；治疗前左侧 5.7cm × 5.1cm × 5.8cm、右侧 9.7cm × 6.3cm × 8.9cm）。盆腔肿物及双侧肾上腺肿物大小无明显缩小；CA125 升至 459U/L。疗效评价为疾病稳定（SD），考虑透明细胞癌对化疗不敏感，患者盆腹腔肿物巨大，为尽快解除压迫症状，于 2020 年 11 月 20 日在气管插管全麻下行剖腹探查术，术中探查见：腹腔内未见明显游离积液；左侧卵巢肿物约 25cm × 23cm，呈囊性，包膜完整，输卵管增粗，肿物与直肠、侧盆壁粘连；子宫萎缩，直肠前壁与子宫见片状粘连；右侧输卵管卵巢外观形态正常；肝表面、脾、膈下未触及结节；肠管表面光滑，大网膜未触及结节；腹主动脉旁及盆腔未触及明显肿大淋巴结；双侧肾上腺肿物，左侧大小约 10cm × 8cm、质中、活动欠，右侧大小约 12cm × 10cm、质硬、活动差。切除全子宫 + 双附件 + 大网膜后请泌尿外科白遵光主任、王昭晖副主任上台协助手术，再次探查双侧肾上腺占位，左侧大小约 10cm × 8cm，位于胰尾后方，下界与左肾动静脉相邻，右侧大小 12cm × 10cm，基底与腰大肌粘连固定，腔静脉与右肾静脉包绕肿物内侧及前面，分界不清。尝试游离右侧肾上腺肿物，见肿物与腔静脉及右肾静脉致密粘连，无法游离。术中与患者家属说明病情及风险，同意暂不处理右肾上腺肿物，仅行肿物活检。完整切除左侧肾上腺肿物。台下切开标本见：左侧卵巢内见黄色液体约 3 000ml，囊壁内见乳头状突起及黄色坏死组织；宫腔及宫颈未见肿物，内膜平整，肌层未见占位病变；右侧卵巢及输卵管未见异常；左侧肾上腺肿物切面呈实性，色暗红，无包膜。

术后病理结果：（左侧附件）卵巢透明细胞癌，卵巢表面及输卵管表面未见肿瘤受累（全子宫 + 右附件）子宫浅肌层见小灶透明细胞癌浸润，右侧输卵管及卵巢未见肿瘤；左、右宫旁组织未见肿瘤。（右侧肾上腺）送检组织中见低分化癌浸润；（左侧肾上腺肿物）送检肾上腺组织见低分化癌浸润，结合免疫组化结果，考虑为透明细胞癌转移。（大网膜）纤维脂肪组织，未见癌。免疫组化：CK（+），CK7（局灶 +），Vim（+），ER（–），PR（5% 弱 +），CgA（–），Melan-A（–），CK20（–），PAX8（+）。腹腔冲洗液未见肿瘤细胞。

最终确定诊断及分期：卵巢透明细胞癌ⅣB 期（双侧肾上腺、右后背部皮下转移）、子宫内膜透明细胞癌（卵巢、子宫内膜双原发可能性大）。

术前请内分泌科会诊协助围手术期皮质激素使用，因为拟行双侧肾上腺切除，建议术前、术中、术后 24 小时予静脉滴注氢化可的松（术前 100mg、术中 100mg、术后 50mg，每 6 小时 1 次）。但实际术中仅行右侧肾上腺切除，保留左侧肾上腺，故术后仅静脉滴注 50mg 氢化可的松后予停药。围手术期患者未出现肾上腺皮质功能不全表现。

2020 年 11 月 30 日行术后第 1 次 TC 方案化疗（紫杉醇 240mg+ 卡铂 600mg）化疗，化疗后出现Ⅳ度骨髓抑制（血红蛋白最低 54g/L，血小板计数最低 35×10^9/L），当地给予输红细胞悬液 2.5U、血小板 1U，并给予长效升白针、特比奥注射升白细胞、血小板治疗。

（6）2021 年 1 月 11 日术后第 1 次化疗后 CA125 由术前 459U/L 降至 211U/L，1 月 13 日行术后第 2 次 TC 方案化疗，药物均予减量，紫杉醇 210mg+

卡铂 400mg，化疗后再次出现Ⅳ度骨髓抑制，血红蛋白最低降至 45g/L，在当地医院输血治疗。后患者因个人原因，拒绝继续返院治疗，当地医院对症支持治疗。

此后电话随访，患者于 2021 年 6 月去世。

【总结及思考】

［病例特点］

（1）绝经后女性，以绝经后出血、腹胀排便异常为主诉。

（2）体格检查：全身浅表淋巴结未扪及明显肿大；右后肩部扪及结节，直径约 1cm，边界清，无压痛。腹部膨隆，扪及一囊实性肿物，大小约 30cm×25cm，双侧界达腋前线，上界达脐上 4 横指，边界清，尚可推动，无压痛。妇科检查：外阴正常，阴道通畅，宫颈膨大、光滑，宫旁软，盆腔扪诊不满意。三合诊：直肠黏膜光滑，指套退出无血染。

（3）辅助检查：外院全身 PET-CT：①下腹部 - 盆腔巨大囊实性占位（21cm×14cm），边缘代谢增高，考虑为卵巢癌可能性大；②左侧盆壁及腹膜后腹主动脉旁多个淋巴结增大（较大者约 1.8cm×0.9cm），代谢增高，考虑为转移；③双侧肾上腺恶性病变（较大者约 9.8cm×6.5cm，转移？肾癌？）；④右后肩背部皮下结节影（1.6cm×1.4cm），代谢增高，不除外转移；⑤子宫腔内可疑代谢增高影，多考虑为伪影或炎性改变。肿瘤标志物：CA125 为 241U/ml，CA19-9 为 38U/ml。

［诊断思路］

（1）该患者绝经后出血、腹胀腹痛发现盆腔肿物入院，宫腔诊刮病理提示子宫内膜透明细胞癌，右后肩部结节病理考虑分化差的腺癌，考虑转移。PET-CT 提示盆腹腔巨大占位，考虑卵巢来源恶性肿瘤。结合病史、影像学结果及组织病理结果，需鉴别子宫内膜癌卵巢转移、卵巢癌子宫内膜转移、子宫内膜卵巢双原发癌。

1）子宫内膜癌卵巢转移：子宫内膜癌卵巢转移发生的概率约 5%，Ⅰ期患者卵巢转移的发生率为 1.7%~11%，Ⅱ期发生率约为 5.0%~13.1%。根据研究显示，子宫内膜癌发生卵巢转移与以下因素相关，包括高组织学分级、深肌层浸润、宫颈浸润、宫外扩散、淋巴结转移、腹水细胞学阳性等。

诊断子宫内膜癌卵巢转移的标准是根据 1985 年 Ulbright 等提出的 5 项标准：①卵巢小，直径 <5cm；②双侧卵巢受累，卵巢呈多结节状；③子宫深肌层浸润；④脉管浸润；⑤输卵管受累。若病理检查发现符合以上标准中的 2 项则诊断子宫内膜癌卵巢转移。

该患者术前影像检查子宫内病灶不大、单侧卵巢肿物巨大，宫腔诊刮见烂鱼肉组织，减瘤术中大体标本剖开宫腔内膜、子宫肌层肉眼未见明显肿瘤，术后病理提示子宫仅浅肌层浸润、双侧输卵管未见肿瘤、单侧卵巢肿瘤直径大于 5cm、无脉管浸润，均不符合 Ulbright 提示的子宫内膜癌卵巢转移的诊断标准。

2）卵巢癌子宫转移：卵巢癌的转移途径有：①种植转移：此为卵巢癌最主要的转移途径：肿瘤穿透包膜，广泛种植在盆、腹腔内；②局部蔓延：肿瘤局部蔓延生长至子宫、输卵管及盆腔其他组织；③淋巴转移：腹膜后淋巴转移也是卵巢癌的主要转移途径，腹膜后淋巴结转移率达 50%~60%；④血行播散：肿瘤可通过血液循环播散至肺、肝、骨、脑等。

该患者术中探查盆腹腔腹膜、肝表面、脾、膈下未触及结节，肠管表面光滑，大网膜未触及结节，腹主动脉旁及盆腔未触及明显肿大淋巴结，左侧卵巢肿瘤表面光滑，术后病理证实左侧卵巢表面及同侧输卵管表面未见肿瘤累及，大网膜亦未见肿瘤，卵巢癌常见的种植、局部蔓延的转移方式在该患者身上未有明显体现，故卵巢癌蔓延转移至子宫的可能性不大。

术中探查肾上腺肿瘤与肾静脉、腔静脉关系密切，卵巢癌亦可通过血行转移至此，同时血行转移亦可解释该患者为何出现右后肩部皮下转移。子宫病灶仅局限于子宫腔内及浅肌层，所以该患者考虑卵巢癌子宫转移可能性不大。

3）子宫内膜及卵巢双原发癌：有学者将子宫内膜及卵巢双原发癌分为 3 组：①两者病理均为子宫内膜样癌；②两者病理均不为子宫内膜样癌，但两者病理类型相同；③两者为完全不同的组织学病理类型。其中同时性卵巢和子宫内膜双原发癌的病理以两者都是子宫内膜样癌最为常见。

由于子宫内膜和卵巢均起源于延伸的米勒管系统，为共同的组织起源，延伸的米勒管系统作为一个形态单位对周围环境起反应，多个解剖部位可同时发生相同或独立的肿瘤。因同源性，用免疫组化也不易鉴别。该患者病理类型虽为透明细胞癌，仍可借鉴 Scully 确定的子宫内膜及卵巢双原发癌的诊断标准，即：①2 个癌灶没有直接的联系；②通常没有子宫肌层浸润或仅有浅表的肌层浸润；③没有淋巴和血管内的浸润；④肿瘤主要存在于卵巢和子宫内膜；⑤2 个肿瘤常局限于原发灶或仅伴微小转移；⑥常伴有子宫内膜不典型增生；⑦卵巢内有时伴有子宫内膜异位症；⑧2 个肿瘤的组织学类型可以相同也可以不同。

该患者子宫内膜透明细胞癌、仅浅肌层浸润，左侧卵巢透明细胞癌、卵巢表面及同侧输卵管表面未见肿瘤累及，两个病灶间未见直接联系，所以考虑卵巢及子宫内膜双原发透明细胞癌可能性大。

卵巢及子宫内膜均为子宫内膜样癌一般发现时分期较早，预后较好。治疗前 CA125 水平及卵巢癌的分期是子宫内膜及卵巢双原发癌独立的预后因素；病理类型对预后也有很大影响；两者为不同病理类型的双原发癌预后要明显差于两者病理类型均为子宫内膜样癌的患者。该患者卵巢及子宫内膜透明细胞癌诊断明确，考虑双原发可能性大，肾上腺及右肩部转移瘤考虑卵巢癌血行转移可能性大。不管是子宫内膜原发、卵巢原发或者子宫内膜卵巢双原发，患者肿瘤晚期（ⅣB 期）诊断明确，对后续治疗方案的确定无太大影响；晚期透明细胞癌，预后差。

（2）该患者出现双侧肾上腺巨大占位，考虑转移瘤，需鉴别其为功能性和非功能性肿瘤。

肾上腺肿瘤主要分为功能性和非功能性两大类，会引起内分泌功能变异者称为功能性肿瘤，不引起内分泌功能改变者称为非功能性肿瘤。肾上腺皮质分泌的醛固酮、糖皮质激素和髓质分泌的儿茶酚胺，这些激素在调节机体代谢平衡和维持生命中起重要作用。功能性肾上腺肿瘤，会导致皮质醇、醛固酮、儿茶酚胺分泌异常，可引起相关的临床症状及实验室指标的异常。

皮质醇征主要由糖皮质激素分泌增多引起，该类患者临床表现如下：①典型的向心性肥胖：满月脸、水牛背、悬垂腹；②皮肤菲薄；③高血压和低血钾；④糖尿病和糖耐量减低；⑤性功能紊乱；⑥精神神经异常，如失眠、注意力不集中、记忆力减退，甚至抑郁躁狂；⑦其他：骨质疏松和肌萎缩、生长发育障碍、多血质。

原发性醛固酮增多症简称原醛症，是肾上腺皮质分泌过量的醛固酮所致，典型表现为高血压、高醛固酮、低血钾、低血肾素、碱中毒、肌无力或周期性瘫痪等。

嗜铬细胞瘤起源于肾上腺髓质、交感神经节或其他部位的嗜铬组织，肿瘤持续或间断地释放大量儿茶酚胺，引起持续性或阵发性高血压和多个器官功能及代谢紊乱，患者可表现为高血压、头晕头痛乏力、高血糖、晕厥等情况。

实验室检查方面包括高血压立卧位 3 项、促肾上腺皮质激素、血皮质醇、24 小时尿游离皮质醇测定、尿香草苦杏仁酸测定等检查，通过实验室检查明确其有无功能。

该患者未见典型的向心性肥胖体征、精神正常、无肌无力或周期性麻痹症状，虽然有高血压病史，经药物治疗后血压可降至正常，无恶性高血压表现；入院后初步检查血钾、血糖等正常，进一步完善血压立卧位 3 项、促肾上腺皮质激素、血皮质醇、24 小时尿游离皮质醇测定、尿香草苦杏仁酸测定等检查均未见明显异常，诊断考虑双侧肾上腺为无功能性肿瘤。

据研究，肾上腺转移癌临床表现的突出特点是几乎所有转移瘤均无肾上腺皮质、髓质功能异常之表现，当肿瘤浸润使肾上腺皮质破坏 90% 以上时，可表现出皮质功能不全，但极少见，局部体征不明显，部分有腰部不适。结合病史，症状体征及实验室检查结果，该患者肾上腺转移癌考虑为无功能性肿瘤。

［**治疗思路**］该患者宫腔及后背部病理结果为透明细胞癌、（右后背部）转移瘤，PET-CT 提示肾上腺转移癌存在、盆腔巨大肿物，原发病灶可能是子宫内膜或卵巢，对于晚期子宫内膜或卵巢癌，仍是尽量行肿瘤细胞减灭术，特别是对于透明细胞癌，因其对化疗不敏感，故对于一般情况尚可的患者仍尽量行手术切除全子宫 + 双附件 ± 大网膜 + 减瘤术，是否切除淋巴结则应根据术中探查情况、肿瘤细胞减灭情况而定。而对于考虑暂时无法行满意肿瘤细胞减灭术者，则可在明确病理后先行新辅助化疗后择期再行间歇性肿瘤细胞减灭术。该患者经 3 程新辅助化疗后疗效评价为疾病稳定（SD），后行肿瘤细胞减灭术，因肾上腺肿瘤与大血管关系密切，未能行满意减瘤，残存肿瘤大，化疗后出现Ⅳ度骨髓抑制，不能如期化疗，后期更因患者个人原因拒绝继续治疗，于术后 7 个月去世。

1. **卵巢透明细胞癌的新辅助化疗**　卵巢透明细胞癌对化疗不敏感，新辅助化疗需慎重，对于晚期透明细胞癌患者，合理选择初次肿瘤细胞减灭术（PDS）和新辅助化疗（NACT）后，间歇性肿瘤细胞减灭术（IDS）尤为重要。根据指南，透明细胞癌一线化疗方案选择紫杉醇 + 卡铂（TC 方案），新辅助化疗疗程一般 2~4 程，尽量不超过 6 程。透明细胞癌对化疗反应率低、容易出现耐药，目前仍缺乏高级别临床应用的相关证据。

该患者因双侧肾上腺巨大肿瘤，根据泌尿外科会诊意见，如手术有可能需要完全切除双侧肾上腺，围手术期可能出现肾上腺危象危及生命可能，家属对此存在担忧，所以选择先行新辅助化疗。患者术前共行 3 程 TC 方案化疗后 CT 检查盆腔及肾上腺病灶未见明显缩小，疗效评价为疾病稳定（SD），也印证了透明细胞癌对化疗的反应率底。

2. **初次肿瘤细胞减灭术（PDS）或间歇性肿瘤细胞减灭术（IDS）？**　对于初治的晚期卵巢癌，如评估可行满意的肿瘤细胞减灭术应尽量行 PDS，手术达到 R0 者的无进展生存期（PFS）明显优于肉眼有残留病灶者。对于广泛盆腹腔种植转移病灶无法行 PDS 者，NACT 后病灶有可能完全消退，手术难度、术中出血、术中术后并发症较 PDS 减少，满意的 IDS 其总生存期（OS）与 PDS 的 OS 无差别。

对于晚期肿瘤患者，是否切除淋巴结则是根据术中探查情况、肿瘤细胞减灭情况而定，如术中探查有肿大淋巴结，可行肿大淋巴结切除；如盆腹腔肿瘤减灭满意，亦可行系统淋巴结清扫。

该患者术中探查双侧肾上腺占位，左侧大小约 10cm × 8cm，位于胰尾后方，下界与左肾动静脉相邻，右侧大小 12cm × 10cm，基底与腰大肌粘连固定，腔静脉与右肾静脉包绕肿物内侧及前面，分界不清。尝试游离右侧肾上腺肿物，见肿物与腔静脉及右肾静脉致密粘连，无法游离，考虑继续手术下腔静脉损伤、右肾静脉损伤风险极大，与患者家属沟通后未继续行右侧肾上腺切除，肿瘤残留病灶大小为 12cm × 10cm，故手术为不满意减瘤。残存肿瘤的大小是预后不良的独立因素，该患者术后因重度骨髓抑制、加上个人原因未能及时接受治疗、最终放弃治疗，并于术后 7 个月去世。

3. **术后辅助治疗**　早期卵巢透明细胞癌患者术后辅助化疗是否真正获益存在争议。根据 2021 年 NCCN 指南，仅ⅠA 期术后可选择化疗或观察，而 2022 年 NCCN 指南新增了ⅠB~ⅠC_1 期术后可选择化疗或观察，但并无前瞻性随机对照研究数据的支持。《卵巢透明细胞癌临床诊治中国专家共识（2022 年版）》推荐ⅠA 期术后可化疗 3 周期或观察，ⅠB~ⅠC 期均建议辅助化疗。Ⅱ~Ⅳ期患者术后辅助治疗以化疗为主，虽然与卵巢高级别浆液性癌相比，卵巢透明细胞癌对一线含铂化疗方案的反应率低，但 TC 方案仍是目前该类卵巢癌的首选化疗方案。

该患者术前使用 3 程 TC 方案化疗，疗效评价为 SD。肿瘤细胞减灭术后，肿瘤负荷明显减少，可继续使用原方案化疗或更换化疗方案，鉴于二线化疗方案的反应率更低，故该患者减瘤术后仍尝试继续选择 TC 方案化疗。后因患者未继续返院治疗，对其后期继续使用 TC 方案的疗效无法评价。

4. **抗血管药物——贝伐珠单抗的使用**　贝伐珠单抗在卵巢癌中的使用指征包括：①高复发风险人群：Ⅳ期、Ⅲ期非 R0 患者、NACT、腹水；②对化疗不敏感的肿瘤类型：透明细胞癌、低级别浆液性癌、性索间质肿瘤；③化疗效果差的肿瘤，特别是 CA125 下降不理想的人群；④BRCA 无突变或 HRD 阴性患者；⑤肿瘤复发患者，特别是铂耐药的复发患者。

贝伐珠单抗用于新辅助化疗需谨慎，IDS 患者术前需要停用贝伐珠单抗至少 6 周后才能手术。该患者肿瘤分期为Ⅳ期、手术未达到 R0、病理类型为透明细胞癌，符合使用贝伐珠单抗的指征，但在新辅助化疗期间未同时使用贝伐珠单抗，是因为考虑该患者行 2~3 程化疗后拟行手术，所以未使用该药。术后化疗期间，因手术时间短，暂未使用贝伐珠单抗。后患者因个人原因放弃继续治疗，故整个治疗期间该患者均未使用贝伐珠单抗，该患者是否能从贝伐珠单抗药物中获益，无从考证。

5. **多腺苷二磷酸核糖聚合酶抑制剂（PARPi）的使用**　PARPi 在卵巢癌维持治疗中的作用已使卵巢癌的治疗模式彻底改变，患者也因此获益良多。卵巢透明细胞癌患者 BRCA1/2 突变率低，缺乏 PARPi 维持治疗相关前瞻性临床研究证据，但基于目前针对高级别浆液性癌为主的卵巢癌 PARPi 一线维持治疗高级别临床证据及其亚组分析结果推断，《卵巢透明细胞癌临床诊治中国专家共识（2022 年版）》推荐：

（1）初始治疗不含贝伐珠单抗且 BRCA1/2 突变者，达到 CR 或 PR 后选择奥拉帕利或尼拉帕利维持治疗；Ⅱ期且达到 CR 者也可以考虑观察随访。

（2）初始治疗含贝伐珠单抗：①BRCA1/2 野生型或者未知者，达到 CR 或者 PR 后选择贝伐珠单抗维持治疗；②BRCA1/2 突变者，达到 CR 或 PR 后选择贝伐珠单抗 + 奥拉帕利、或奥拉帕利、或尼拉帕利维持治疗，贝伐珠单抗 + 尼拉帕利也可同样获益，有待相关研究数据公布。

对于 HRD 阳性的卵巢透明细胞癌患者，鼓励参加 PARPi 维持治疗的相关临床试验。

6. **PI3K/AKT/mTOR 抑制剂**　PI3K/AKT/mTOR 抑制剂是卵巢透明细胞癌中备受关注的分子靶向药物，依维莫司在体外和体内均被证实对透明细胞癌细胞具有抗肿瘤活性。GOG-268 评估了西罗莫司联合 TC 方案序贯西罗莫司维持在Ⅲ~Ⅳ期卵巢透明细胞癌患者中的疗效，发现对手术达到 R0 的患者预后最好。

7. **免疫检查点抑制剂**　免疫检查点抑制剂在卵巢癌治疗中的使用率还不高，需根据基因检测结果选择可能有效的靶向药。现阶段在卵巢癌中的研究结果提示肿瘤缓解率很低。目前多把免疫治疗放在卵巢癌的后线治疗中，当其他药物治疗效果不佳时，根据患者的基因状态，选择单药或者联合其他药物一起使用。

卵巢透明细胞癌的发生发展涉及多条分子信号通路，其分子特征有别于其他类型卵巢癌，中国专家共识推荐卵巢透明细胞癌患者应在行 BRCA1/2 检测的同时常规进行肿瘤组织的错配修复功能检测，如 dMMR，并可考虑进行 HRD 检测。其意义在于指导选择合适的靶向药物。因基因检测费用较贵，该患者家属未同意行基因检测，所以该患者是否存在基因突变未能明确，能否从靶向药物中获益亦不能明确。

（蔡林儿　孙艳梅）

参 考 文 献

1. 步华磊，靳成娟，王霞，等 . 子宫内膜癌卵巢转移高危因素的 Meta 分析[J]，现代妇产科进展，2017，26(4)：287-292.
2. 杨孝明，王玉东 . 子宫内膜及卵巢双原发癌的研究进展[J]，中国妇产科临床杂志，2020，21(4)：431-432.

二、宫颈卵巢双原发癌 1 例

【病例介绍】

何某，女，38 岁。住院号 3129× × ×847。入院时间：2019 年 10 月 8 日。

［**主诉**］发现宫颈病变6年余，腹胀5个月。

［**诊疗过程**］2011年出现同房后阴道出血，患者未予重视。

2013年7月顺德区桂洲医院查人乳头瘤病毒（HPV）高危型阳性，液基薄层细胞学检查（TCT）可见非典型细胞，不除外高度鳞状上皮内病变及宫颈腺细胞病变可能。

2013年8月顺德区桂洲医院行阴道镜活检：宫颈原位腺癌。

2013年12月于中山大学肿瘤防治中心行宫颈环形电切术，术后病理：宫颈原位腺癌，内切缘可见原位癌。因患者有生育要求，未进一步手术治疗。

2015年12月顺德第一人民医院行宫颈活检，病理：宫颈9点、12点呈轻-中度非典型增生。建议手术，患者拒绝。

2016年12月顺德妇幼保健院行宫颈活检，病理：原位腺癌，宫颈管搔刮见少许宫颈管黏膜组织。

2016年12月31日顺德第一人民医院查盆腔MRI增强示：宫颈内膜欠光整，建议进一步检查。CA19-9为50.4U/ml，SCC、AFP、CEA、CA15-3、CA125、HE4未见异常。患者仍拒绝手术。

2017年4月顺德区妇幼保健院查HPV18（+），TCT未见上皮内瘤样病变及恶性细胞（NILM）。阴道镜：低度宫颈上皮内瘤变（CIN）？2019年5月开始出现腹胀，当地医院中医药治疗。

2019年7月12日于顺德第一人民医院查胸腹CT增强：盆腔左侧巨大囊实性占位（9.5cm × 7.8cm × 7.1cm），考虑左侧附件恶性肿瘤性病变，囊腺癌？伴腹腔大量积液，肝内多发低密度结节，考虑转移，子宫多发肌瘤（较大者约6.5cm × 6.0cm），两侧胸膜下少许结节，待排转移。盆腔MRI示：考虑来源于左侧附件恶性肿瘤性病变，囊腺癌可能性大，伴腹盆腔大量积液。HPV18（+），TCT：不典型鳞状上皮，倾向于上皮内高度病变（ASC-H）。CA125为107.9U/ml，CA19-9为55.9U/ml；SCC、HE4、CEA未见明显异常。

2019年7月15日顺德第一人民医院行腹腔穿刺，查腹水细胞学：未见癌细胞。

2019年7月26日在中山大学肿瘤防治中心查糖类抗原72-4（CA72-4）为8.85U/ml，CA125为128.5U/ml，AFP、CA15-3、CEA、CA19-9、NSE、HE4未见异常。全腹CT：左侧附件区囊实性占位（106mm × 76mm），考虑卵巢浆液性囊腺瘤可能性大，盆腹腔大量积液，肝内多发低密度灶（大者21mm × 16mm），考虑转移；大网膜左份多发斑片影，可疑转移；子宫壁多发病灶（大小约65mm × 62mm × 73mm），考虑子宫肌瘤可能性大。

2019年7月29日中山大学附属肿瘤医院行宫颈环形电切术（切除组织大

小 3cm × 1cm × 0.9cm），术后病理：病变符合高分化腺癌。

2019 年 7 月 31 日查妇科彩超示：双侧附件区多发囊实性及实性病灶（右侧 51mm × 49mm，左侧 103mm × 68mm），考虑恶性，卵巢癌可能性大。

2019 年 8 月 2 日在 B 超监测下行经腹盆腔包块穿刺术，术后病理示：镜下送检卵巢组织中见白体形成，伴小灶钙化，未见癌。

2019 年 8 月 3 日行上腹部 MRI 增强示：肝 S4、7、8 多发结节，考虑血管瘤可能性大；腹腔大量积液。患者近 5 个月体重下降约 5kg。

［**入院查体**］T 36.8℃，P 67 次 /min，R 18 次 /min，BP 84/56mmHg，BMI 18.6，PS 评分 1 分。心肺听诊未及明显异常。

专科检查：全身浅表淋巴结未及肿大。腹部膨隆，腹肌软，未扪及明显肿物，无压痛及反跳痛，移动性浊音（+）。消毒下妇科检查：外阴正常，阴道通畅，少量暗红血污，宫颈光滑、呈锥切术后改变，无举摆痛，子宫前位，常大，质中，活动可，无压痛，因盆腹腔大量腹水，双侧附件区扪诊欠满意，未触及明显包块。三合诊：双侧宫旁组织尚软，直肠黏膜光滑，未扪及肿物，指套退出无血染。

［**既往史及家族史**］乙肝小三阳病史 20 余年，20 余年前曾服用药物治疗（具体不详），近期复查肝功未见明显异常。2019 年 9 月 30 日因眠差至顺德伍仲珮纪念医院，完善相关量表评估，考虑为有轻度焦虑情绪，当前维持奥沙西坦（5mg，口服，每晚 1 次）、右佐匹克隆片（3mg，口服，每晚 1 次）、马来酸氟伏沙明片（50mg，口服，每晚 1 次）抗焦虑。父亲糖尿病病史；奶奶肠癌病史；外婆肺癌病史，姑姑子宫内膜癌病史。

［**月经婚育史**］月经规律，12 岁初潮，周期 37 天，经期 7 天，量中，痛经（+）。LMP 2019 年 10 月 5 日，量色质如常。已婚育，G3P1（2010 年顺产 1 女）A2，配偶、女儿体健。

［**入院后情况**］2019 年 10 月 8 日血常规：WBC 4.98×10^9/L，Hb 102g/L，PLT 406×10^9/L；肝功能：总蛋白（TP）61.3g/L，白蛋白（ALB）30.8g/L，A/G 1.0；凝血：FIB 6.99g/L，活化部分凝血活酶时间（APTT）33.2 秒，DDi 1.16mg/LFEU，FDP 6.90mg/L；CRP 43.7mg/L。肾功能、电解质、粪便常规未见异常。肿瘤标志物情况见表 1-21。

表 1-21　2019 年 10 月 8 日肿瘤标志物

CA125（U/ml）	HE4（pmol/L）	ROMA（绝经前）	CA19-9（U/ml）	SCC（ng/ml）	NSE（ng/ml）	CEA（ng/ml）	AFP（ng/ml）	CA15-3（U/ml）
138.20	94.8	29.8%	55.94	0.9	9.7	0.85	1.83	11.88

2019 年 10 月 9 日妇科彩超：子宫增大（80mm × 70mm × 75mm），考虑子宫肌瘤（后壁 73mm × 61mm × 61mm）；子宫内膜增厚、质地不均（内膜厚 24mm，内见增强回声光团 20mm × 17mm × 10mm）；盆腔巨大混合回声，建议进一步检查。

2019 年 10 月 10 日全身 PET-CT 检查：①左中下腹巨大囊实性肿块（5.8cm × 13.2cm × 16.7cm），病灶实性部分及部分分隔代谢略 - 轻度增高，考虑卵巢恶性肿瘤（囊腺癌）可能性大，请结合活检病理。②右侧附件区囊实性改变（1.3cm × 3.6cm × 3.4cm），代谢略增高，需注意受累可能。③宫颈环形电切术后，子宫颈局部代谢轻度增高。④子宫前壁内肿块并环样钙化改变，代谢无增高，考虑子宫肌瘤。⑤大量腹水，较前增多。双侧胸腔少量积液。⑥甲状腺右叶下极高代谢灶（直径约 1.2cm），考虑甲状腺腺瘤或结节性甲状腺肿，建议超声随访。⑦肝实质密度欠均匀，增强影像所见肝内多发结节，代谢无增高，提示偏良性病变，建议随访观察。⑧左肾小结石。⑨右侧第 9 肋骨骨折，请结合临床。⑩余全身未见明确异常高代谢病灶。

2019 年 10 月 12 日胃镜：慢性非萎缩性胃窦炎伴糜烂。肠镜：所见大肠黏膜未见明显器质性病变。

入院后给予补充白蛋白纠正低蛋白血症。

入院后监测出入量及腹围情况（表 1-22）。

表 1-22 出入量及腹围情况

	总入量 /ml	总出量 /ml	尿量 /ml	腹围 /cm
2019 年 10 月 10 日	730	740	340	81.5
2019 年 10 月 11 日	1 500	360	210	81.5

［**目前诊断**］①宫颈腺癌（高分化）；②盆腔肿物（卵巢癌？卵巢转移癌？）；③子宫平滑肌瘤；④腹水（大量）；⑤肝内多发结节；⑥肋骨骨折（右侧第 9 肋）；⑦轻度贫血；⑧焦虑症（轻度）。

【MDT 记录】（2019 年 10 月 12 日）

患者宫颈腺癌诊断明确，合并盆腔包块、腹腔大量腹水，结合 PET-CT 考虑卵巢恶性肿瘤（囊腺癌）可能性大。目前诊断考虑：宫颈腺癌 + 卵巢转移癌？宫颈腺癌合并卵巢癌？下一步如何获取腹腔包块病灶明确病理诊断，若为双癌或宫颈腺癌转移卵巢，手术方案该如何制订，故启动 MDT。

［**讨论提纲**］

（1）该患者 PET-CT 影像检查特点解读。

（2）PET-CT 提示右侧第 9 肋骨骨折，进行肿瘤骨转移与原发性骨折的鉴别诊断。

（3）针对该患者宫颈腺癌合并盆腔包块的诊断及鉴别诊断。

（4）评估手术方式及手术时机，围手术期注意事项。

［**具体讨论内容**］

（1）核医学科冉鹏程副主任医师：患者 PET-CT 见盆腔巨大包块，包块内分隔，代谢稍高，结合其外院 CT、MRI 结果，考虑卵巢囊腺癌可能性大，需待病理确诊。宫颈呈环形电切术后改变，局部代谢轻度增高，结合外院多次病理结果，考虑宫颈腺癌。甲状腺结节考虑良性改变；肝内多发结节，代谢无增高，提示偏良性病变。患者大量腹水，大网膜显示欠佳。肋骨骨折暂不考虑病理性骨折，请结合临床。

（2）骨科苏海涛主任医师：PET-CT 提示右侧第 9 肋骨骨折，患者近期无明显跌倒、撞击等外伤史或长期咳嗽病史，结合阅片所见，考虑为陈旧性骨折。肿瘤骨转移以多发为主，少见转移至单肋骨者，结合患者病史、症状及影像学所见，暂不考虑病理性骨折。术中器械牵拉不影响，术后不排除右胁肋疼痛症状加重，如有症状可予对症处理。

（3）病理科阳宇主治医师：会诊患者外院腹水细胞学、盆腔包块穿刺活检病理结果均未见癌。外院宫颈环形电切术后病理考虑高分化腺癌，基底切缘及内口侧切缘阳性。病理未支持卵巢来源肿瘤。

（4）肿瘤内科柴小姝主任医师：患者以腹胀、小便不利为主症，无异常阴道流血，入院查 HE4、CA125 升高，SCC 正常，结合影像学所见，考虑盆腔肿物为卵巢来源肿瘤可能性大。患者大量腹水，可请介入科会诊协助穿刺置管引流腹水，一可送检腹水找癌细胞以辅助诊断，二可缓解腹胀症状。患者影像学提示肝多发结节、肋骨骨折，需排除肝、骨转移。目前盆腔肿物未取得组织病理检查，诊断尚未明确，有手术探查指征以进一步明确病理诊断及分期，以指导后续治疗。

（5）妇科肿瘤专科肖静主任医师：患者已婚育女性，2019 年 7 月 29 日外院宫颈环形电切术后病理提示宫颈高分化腺癌，切除组织大小为 3cm × 1cm × 0.9cm，基底切缘及内口侧切缘阳性，PET-CT 提示宫颈局部代谢轻度增高，目前宫颈高分化腺癌诊断明确，临床分期暂考虑为 FIGO 分期 ⅠB_2 期，有行广泛子宫切除 + 盆腔淋巴结清扫术及术后补充放疗指征。盆腔巨大肿物性质未明确，化疗前需明确肿物性质以制订化疗方案，有手术探查指征。手术方式选择剖腹探查，若为卵巢癌伴盆腹腔转移或黏液性肿瘤，术中可留置腹腔热灌注管以术后行腹腔热灌注治疗。

（6）腹部外科黄有星副主任医师：患者当前大量腹水，腹腔压迫明显，剖腹探查手术术中腹压骤降导致低血压性休克风险高，建议术前至介入科置管引流，首次放腹水量宜小于 2 000ml，其后再完善全腹 CT 增强 +CTU 检查，以进一步了解肿物情况及泌尿系受压可能。患者白蛋白偏低，术前应补充白蛋白至 35g/L 以上。必要时我科协助手术。

［**MDT 意见**］①建议腹腔穿刺抽取腹水减压，同时送检化验及病理检查以协助诊断，予留置引流管减压。②穿刺减压，争取盆腹腔脏器恢复大概正常位置后，建议行全腹 CT 平扫 + 增强 +CTU 检查以评估腹腔病灶及泌尿系情况。③排除手术禁忌证后予行开腹手术探查。④右侧第 9 肋骨折考虑陈旧性，术中器械牵拉不影响，术后不排除右胁肋疼痛症状加重，如有症状可予对症处理。

【病例追踪】

2019 年 10 月 12 日至介入科行腹腔穿刺置管引流术引流腹水减压。完善腹水液基薄层细胞学检查（TCT）：可见少量核轻度异型细胞。

2019 年 10 月 14 日全腹 CT 增强：①左侧腹腔囊实性肿块（大小约为 15.8cm × 13.2cm × 16.7cm）考虑左侧卵巢来源上皮恶性肿瘤，囊腺癌可能性大，大网膜及腹膜多发结节，考虑转移瘤，请结合 PET-CT 检查；②肝多发类圆形低密度影，考虑良性病变可能，未除外转移瘤，请结合 PET-CT 检查；③右侧附件区异常密度影（大小约为 1.6cm × 2.9cm × 3.4cm），注意种植转移可能，请结合 PET-CT 检查；④大量腹水，腹腔引流术后改变；⑤子宫前壁密度影，考虑子宫肌瘤；⑥左肾小结石。

充分完善术前肠道准备，排除禁忌证后，2019 年 10 月 16 日剖腹探查术，术中探查见：盆腹腔内见大量淡黄色胶冻状黏液约 6 000ml，肝、胆、脾、膈下未见异常，肠管表面、盆腹腔腹膜表面潮红，见胶冻状黏液附着，子宫增大如孕 2 个月，前壁外隆肌瘤样结节约 7cm × 6cm，左侧卵巢表面肿物大小约 16cm × 14cm × 12cm，表面见菜花样结节约 7cm × 4cm，右侧卵巢及双侧输卵管外观基本正常，左侧附件与盆壁粘连，部分结肠与左侧盆壁粘连。腹主动脉右旁触及增大淋巴结约 2cm × 1cm，盆腔淋巴结未触及明显肿大，大网膜挛缩，阑尾表面未见异常。

术中先切除左侧附件，剖开左侧卵巢肿物呈多房囊性改变，囊内为淡黄色胶冻状黏液，术中送冰冻病理回复示：（左侧附件）交界性黏液性囊腺瘤，伴上皮内癌，考虑伴间质微小浸润（建议石蜡切片明确及评估范围）。

遂行子宫广泛根治性切除术 + 右侧附件切除术 + 盆腔淋巴结清扫术 + 腹主动脉旁淋巴结切除术 + 盆腔粘连松解术 + 肠粘连松解术 + 大网膜切除术 + 阑尾切除术（图 1-41）。

术后病理结果：①宫颈呈锥切术后改变，肉眼观未见明确肿物，镜下见宫颈管见少量癌组织残留，浸润宫颈管壁最深处约 1.6mm；组织学类型：腺癌；

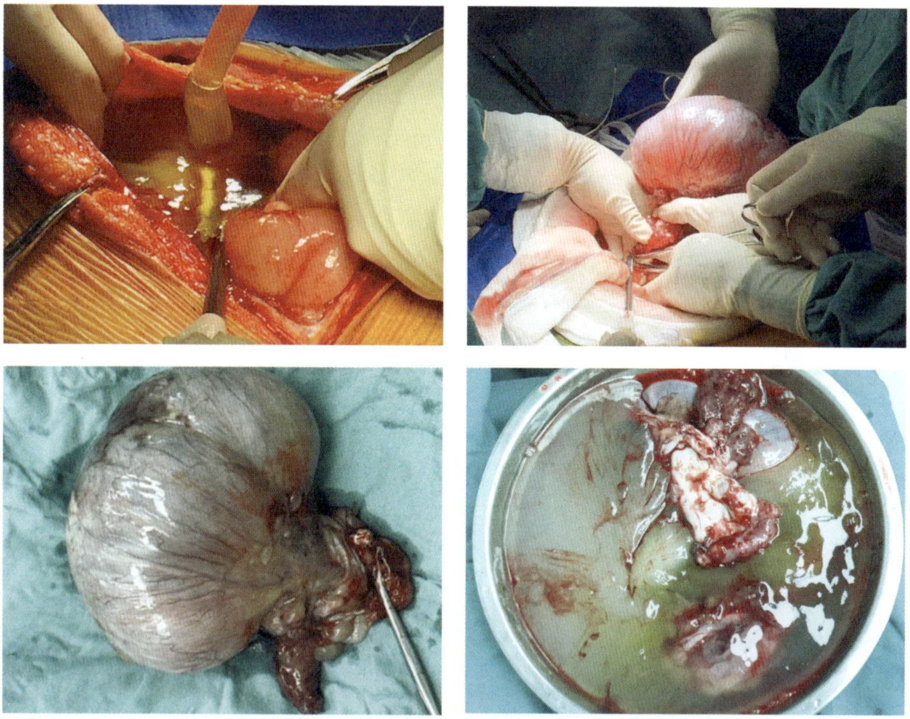

图 1-41 术中图片及左侧附件标本图片

组织学分级：高分化；子宫体：表面可见宫颈腺癌累及，子宫平滑肌瘤伴梗死；阴道、阴道壁切缘、子宫旁组织、右侧附件、淋巴结、大网膜、阑尾、右侧腹膜活检均未见癌累及，淋巴管－血管未累及。病理诊断：(子宫颈)宫颈呈锥切术后改变，可见少量高分化腺癌残留，切缘阴性。②(左侧附件)送检囊壁样组织一块，大小 14cm×14cm×3cm，多房囊性，内含黏液，部分呈实性；镜下大部分呈交界性黏液性肿瘤改变，伴上皮内癌，局灶为黏液性癌。免疫组化：CEA(+)，WT-1(－)，ER(－)，PR(－)，P53(10%+)，Vim(－)，Ki67(90%+)，Villin(+)，CDX2(+)，P16(+)，PAX8(+)，CK7(+)，CK20(部分+)。腹水 TCT：未见明显异型肿瘤细胞。

结合外院宫颈环形电切术后病理结果及此次术后病理明确诊断：①宫颈腺癌(高分化，$\mathrm{I B_2}$ 期)；②左侧卵巢黏液性癌($\mathrm{I C_2}$ 期)。

2019 年 10 月 17 日、10 月 18 日共行 2 次腹腔热灌注治疗。

2019 年 10 月 31 日行第 1 程 TP 静脉联合腹腔化疗，具体方案：紫杉醇 210mg、静脉滴注、第 1 天＋顺铂 90mg、腹腔注射、第 1 天。化疗后出现Ⅲ度骨髓抑制，予升白治疗后好转出院。

2019 年 11 月 21 日行第 2 程化疗，TC 方案：紫杉醇 210mg、静脉滴注、第

1 天 + 卡铂 600mg、静脉滴注、第 1 天。化疗过程顺利，化疗后出现Ⅳ度骨髓抑制。

2019 年 12 月 13 日、2020 年 1 月 3 日、2020 年 1 月 23 日、2020 年 2 月 14 日分别行第 3~6 程化疗，更改为 TP 方案，具体方案：紫杉醇脂质体 180mg、静脉滴注、第 1 天 + 顺铂 90mg、静脉滴注、第 1 天。化疗过程顺利。

2020 年 2 月、2021 年 1 月至我院全面复查，未见肿瘤复发征象。

2022 年 3 月患者自行触及右下腹包块。2022 年 3 月 23 日广东同江医院全腹增强 CT：①考虑肝多发不典型海绵状血管瘤，同前相仿；②左肾单发小结节；③回盲部内旁类椭圆肿块影，拟淋巴结转移可能。

2022 年 4 月 15 日患者无腹痛腹胀，生命体征平稳，BMI 19.27，PS 评分 0 分。我院查阴道残端 TCT 未见上皮内瘤样病变及恶性细胞（NILM），高危型 HPV-DNA 检测阴性，CA125 为 7.05U/ml，CA19-9 为 30.1U/ml，SCC 为 1.0ng/ml。全身 PET-CT：①左侧卵巢癌切除术后 + 子宫颈癌切除术后，阴道残端未见异常密度灶及高代谢灶。②右中下腹升结肠内侧旁肿块，代谢轻度增高，考虑腹膜种植转移；病灶与邻近升结肠、横结肠壁粘连。③计算机体层成像尿路造影（CTU）示双侧输尿管未见明确受侵犯征象。④左肺下叶背段磨玻璃样小结节，代谢无增高，大小、形态基本同前，建议随诊。⑤肝实质密度欠均匀，增强影像所见肝内多发结节，代谢无增高，提示偏良性病变（血管瘤），大小、形态基本同前，建议随访观察。⑥左肾小结石，同前。⑦右侧第 9 肋骨局部骨质密度增高，代谢无增高，考虑骨折愈合后改变。⑧余全身未见明确异常高代谢病灶。

2022 年 4 月 22 日我院行腹腔镜探查见：肝、胃、胆、脾、胰、网膜等未见异常，肿瘤位于回盲部肠管，大小约 3cm × 3cm，侵犯回盲部肠壁，肠系膜未见明显肿大淋巴结，近端肠段无扩张，肠壁无水肿，余肠管未见异常，盆腔无肿大淋巴结，术中行右半结肠部分切除及回盲部分切除术，术后病理：（回盲部肿物）符合韧带样纤维瘤病。免疫组化：DOG1（−），CD117（散在 +），CD34（−），SMA（−），Desmin（部分 +），S-100（散在 +），Ki67（2%+），B-catenin（核 +）。

2022 年 9 月，随访自诉当地门诊查妇科彩超及肿瘤标志物未见异常。

2023 年 3 月，电话随访无不适症状。

【总结及思考】

［**病例特点**］

（1）患者为 38 岁女性，因“发现宫颈病变 6 年余，腹胀 5 个月”为主诉入院。

（2）2013 年因宫颈原位腺癌行宫颈环形电切术，术后病理示：宫颈组织内见原位腺癌，内切缘可见原位腺癌，术后患者拒绝补充手术治疗。2019 年 7 月 29 日外院再次行宫颈环形电切术（切除组织大小 3cm × 1cm × 0.9cm），术后病理：病变符合高分化腺癌，我院会诊宫颈环形电切术后病理标本提示基底切缘及内口侧切缘阳性。

（3）专科检查：全身浅表淋巴结未及肿大。腹部膨隆，腹肌软，未扪及明显肿物，无压痛及反跳痛，移动性浊音（+）。消毒下妇科检查：外阴正常，阴道通畅，少量暗红血污，宫颈光滑、呈锥切术后改变，无举摆痛，子宫前位，常大，质中，活动可，无压痛，因盆腹腔大量腹水，双侧附件区扪诊欠满意，未触及明显包块。三合诊：双侧宫旁组织尚软，直肠黏膜光滑，未扪及肿物，指套退出无血染。

（4）实验室检查：血红蛋白轻度下降（Hb 102g/L），血清白蛋白下降（ALB 30.8g/L）；肿瘤标志物 HE4、CA125 及 CA19-9 轻度升高（HE4 为 94.8pmol/L，CA125 为 138.20U/ml，CA19-9 为 55.94U/ml），其余均正常。

（5）多次全腹 CT 及盆腔 MRI 提示左侧附件区囊实性包块，伴盆腹腔大量积液；PET-CT 提示左中下腹巨大囊实性肿块，病灶实性部分及部分分隔代谢略 - 轻度增高，考虑卵巢恶性肿瘤（囊腺癌）可能性大；子宫颈局部代谢轻度增高；大量腹水，较前增多；胃肠镜未见明显异常。

［**诊断思路**］

（1）该患者主要特点是宫颈腺癌诊断明确，且合并盆腔巨大囊实性肿物，结合 PET-CT 考虑卵巢恶性肿瘤可能性大。故诊断需鉴别宫颈卵巢原发性双癌与宫颈癌卵巢转移。

1）宫颈卵巢原发性双癌：女性生殖系统多原发癌（MPC）指同时或前后发生在同一女性生殖器官不同部位或 2 个甚至多个器官的彼此无关联的恶性肿瘤。宫颈卵巢原发性双癌即同时或先后原发于子宫颈及卵巢的恶性肿瘤，在临床上较为罕见。临床诊疗中，宫颈卵巢原发性双癌因缺乏独特而典型的临床表现，确诊依赖于手术治疗过程中的术野探查以及术后切除标本的病理检查，病理检查技术以免疫组织化学（免疫组化）等最为常见和实用。

目前，多原发癌的诊断标准是以 Warren 和 Gafe 的观点为基础，并通过后人的修改与补充而得到的，即：①任一肿瘤需确诊为恶性肿瘤；②任一肿瘤均有其特异的病理学形态；③肿瘤原发于同一器官不同部位或不同的器官；④任一肿瘤有其独特的转移途径，确诊前需排除复发或者转移性肿瘤。多部位原发性肿瘤无典型临床表现，与一种或多种原发肿瘤症状相似，大多数时候仅表现为一种肿瘤的症状。有患者主要临床表现为阴道排液、流血，也有患者以腹痛腹胀、腹部肿块为首要就诊缘由。

2）宫颈癌卵巢转移：宫颈癌转移至卵巢临床上并不多见，大多数报道均显示宫颈腺癌发生卵巢转移较宫颈鳞癌常见。通常患者是以阴道流血、流液为首发症状就诊，宫颈活检提示宫颈癌进而行手术治疗，术中或术后病理确诊宫颈癌卵巢转移。亦有文献报道患者因腹痛腹胀、盆腔包块就诊，经过手术及术后病理确诊。宫颈癌可发生单侧或双侧的卵巢转移，也可同时伴随盆腹部其他器官的转移，甚至存在远处转移。多数宫颈癌卵巢转移的受累卵巢肉眼观无明显异常，但也有卵巢增大、囊肿及实性肿块的情况。宫颈癌的播散至周围脏器组织主要是通过直接扩散和淋巴转移，血行转移较为罕见。当宫体受累时，由于宫颈腺癌浸润性生长的临床特点，肿瘤细胞可直接蔓延累及卵巢组织；而累及宫旁组织时，癌细胞可直接侵犯卵巢组织，或经过主、阔韧带的血管以及淋巴管侵及卵巢。目前普遍认为临床分期、癌肿大小、病理组织类型、宫体或宫旁受累、血管或淋巴管浸润、盆腔淋巴转移等与宫颈癌发生卵巢转移相关。

术前结合本例患者的临床资料分析，患者已行宫颈环形电切术，病理提示宫颈高分化腺癌，PET-CT 提示宫颈局部代谢轻度增高，未见明确宫体、宫旁组织受累征象，腹膜后淋巴结未见明显肿大，考虑宫颈癌通过直接扩散转移至卵巢可能性小，但仍不能排除通过淋巴转移或血行转移至卵巢可能。因此本例患者的诊断仍需通过手术探查及病理明确诊断。

（2）该患者诊断的关键点是取得盆腔肿物组织病理检查，而针对盆腔肿物获取病理结果的途径有以下几种：

1）腹腔穿刺留取腹水行脱落细胞学检查：患者合并大量腹水，可通过腹腔穿刺置管，多次留取腹水送检行脱落细胞学检查，查找肿瘤细胞。

2）盆腔肿物穿刺活检：使用特定的穿刺针在超声引导下对盆腔肿物进行穿刺取少量组织进行病理检查。

3）腹腔镜探查直视下活检：腹腔镜探查评估盆腹腔病灶情况，行腹水细胞学检查，直视下行盆腹腔多点活组织检查，评估分期。

4）剖腹探查完整切除包块行病理检查：手术探查盆腹腔病灶侵犯情况，评估可完整切除肿物及行满意肿瘤细胞减灭术，先行肿物完整切除，术中送快速冰冻病理检查明确肿物性质，根据冰冻病理结果决定手术范围。术后根据石蜡病理结果，决定后续治疗方案。

在选择获取病理诊断的途径时，应从操作的难易程度、创伤的大小、成功率、造成肿瘤播散的风险等几个方面进行综合考虑。对于怀疑盆腔恶性肿瘤的患者，应获取组织病理学结果以明确诊断，不能仅凭细胞学病理结果作出诊断。

结合本例患者的综合情况，患者宫颈腺癌诊断明确，妇科检查提示宫颈锥切术后肉眼未见明显残留病灶，宫旁组织尚软，PET-CT 提示宫颈呈环形电切术后改变，局部代谢轻度增高，宫旁组织未见侵犯征象，盆腔巨大囊实性肿物高度怀疑卵巢恶性肿瘤，复查 CT 提示大网膜及腹膜多发结节，考虑转移瘤，若卵巢肿瘤亦有满意减灭可能，故选择行剖腹探查并对肿物进行完整切除，术中送快速冰冻病理检查明确性质，根据冰冻病理结果确定手术范围。

［**治疗思路**］本例患者目前宫颈癌诊断明确，结合术前妇科检查及 PET-CT 影像，考虑可行子宫广泛切除术。盆腔肿物高度怀疑卵巢恶性肿瘤，合并大量腹水，大网膜及腹膜多发结节，无论为原发肿瘤或转移瘤，应评估决定初次肿瘤细胞减灭术（PDS）是否达到 R0 水平。若评估能行满意肿瘤细胞减灭术时，应行 PDS，尽最大努力达到 R0。若评估不能行满意肿瘤细胞减灭术时，则仅行盆腹腔多点活检明确病理及分期，经 3~4 疗程新辅助化疗（NACT）后，再考虑行间歇性肿瘤细胞减灭术（IDS）。

如何评估行 PDS 还是行 IDS？Suidan 等进行了一项前瞻性非随机多中心研究，提出了一个由 3 项临床特征及 8 项影像学特征组成的多因素评分模型，得分为 0~2 分、3~5 分、6~8 分、≥9 分组预测病灶残留的准确性分别为 45%、68%、87%、96%，模型总准确性为 72.0%。本病例患者 Suidan 评分模型评估为 2 分（表 1-23）。

表 1-23　Suidan 联合临床及影像学资料预测不满意肿瘤减灭术的多因素评分模型

影像因素	预测评分 / 分	本病例评估分值
年龄≥60 岁	1	0
CA125≥600U/ml	1	0
美国麻醉医师协会（ASA）分级≥3	1	0
脾周病变	1	0
胃肠道韧带 / 肝门病变	1	0
肾门上腹膜后淋巴结（包括膈肌上）	1	0
弥漫性小肠粘连 / 增厚	1	0
中重度腹水	2	2
胆囊窝 / 肝段间裂隙病变	2	0
小网膜囊病灶 >1cm	2	0
肠系膜上动脉根部病变	4	0

本例患者术前 Suidan 评分为 2 分，考虑可行满意 PDS。故进一步行剖腹探查术，术中评估肿瘤病灶局限在左侧卵巢，盆腹腔大量淡黄色胶冻状黏液，大网膜挛缩，可疑大网膜累及，根据 Fagotti 评分模型总分 0 分，评估可行满意肿瘤细胞减灭术，术中切除左侧附件送冰冻病理结果为左侧卵巢交界性黏液性囊腺瘤，伴上皮内癌，考虑伴间质微小浸润。考虑为宫颈卵巢原发性双癌，进一步行子宫广泛根治性切除术及卵巢癌肿瘤细胞减灭术。结合临床及术后病理明确诊断为宫颈腺癌（高分化，$\text{I}B_2$ 期）合并左侧卵巢黏液性癌（$\text{I}C_2$ 期）。根据《妇科恶性肿瘤腹腔热灌注化疗临床应用专家共识（2019）》推荐卵巢黏液性肿瘤术前或者术中破裂、大量黏液溢出污染腹腔者术后采用腹腔热灌注治疗或腹腔热灌注化疗。根据宫颈癌 NCCN 指南推荐，宫颈腺癌采用“四因素模型”，仅存在“腺癌”一项因素，故术后无需补充放疗。而按卵巢癌 NCCN 指南推荐，卵巢黏液性腺癌ⅠC 期，术后可选择观察或化疗。考虑本例患者为宫颈腺癌合并卵巢黏液性癌，术前合并盆腹腔大量黏液污染腹腔，因此术后给予 2 次腹腔热灌注治疗，及 6 程化疗巩固预防复发。患者随访至今暂无复发征象。

宫颈卵巢原发性双癌的治疗尚无统一且标准的方案，通常是采用手术治疗为主，辅以放、化疗的综合治疗模式。具体的手术方式以宫颈癌根治性手术切除及卵巢癌的肿瘤细胞减灭术最为常见，术后依据临床或病理分期以及病理检查结果等配合适当的化疗和 / 或放疗。手术范围除各个肿瘤独立的器官外，对重叠的组织器官则选择范围更广的术式。在临床中，宫颈卵巢原发性双癌通常是在医师初步诊断宫颈癌或卵巢癌而施行手术探查的过程中或术后切除标本的病理检查时得以诊断。由于大多数在确诊时临床分期较早，恶性程度低，加之得到早期治疗，通常结局良好。

在临床诊疗过程中，原发性双癌与转移癌的诊断与鉴别至关重要，因为二者的临床分期、治疗方案、预后等大相径庭，通常原发性双癌的临床期别较早，结局较好。通过明确不同组织器官或同一组织器官不同部位肿瘤的分化程度、病理类型、有无淋巴血管浸润、肿瘤边界区有无癌前病变等可以初步鉴别原发与转移性癌。由于术前无法明确多部位肿瘤的原发性或转移性，待术后确诊后，医师应根据具体的情况制订相应的随访方案，提高患者治疗后生活质量及改善预后。

（朱秀君）

参 考 文 献

1. 莫小雨，郭清民，唐慧芸，等．宫颈卵巢原发性双癌和宫颈癌卵巢转移的临床分析［J］.

华西医学.2017,32(7):1108-1111.

2. 石莉,周树林,姜旖,等.妇科恶性肿瘤相关的多发性原发性恶性肿瘤 30 例临床分析[J].中华妇产科杂志,2014,49(3):199-203.
3. 刘瑾杨,张克强.晚期卵巢癌患者肿瘤减灭术前评估方法的进展[J].中南大学学报:医学版,2017,42(7):854-859.
4. Suidan RS, Ramirez PT, Sarasohn DM, et al. A multicenter assessment of the ability of preoperative computed tomography scan and CA-125 to predict gross residual disease at primary debulking for advanced epithelial ovarian cancer[J]. Gynecol Oncol, 2017, 145(1): 27-31.
5. Fagotti A, Ferrandina G, Fanfani F, et al. Prospective validation of a laparoscopic predictive model for optimal cytoreduction in advanced ovarian carcinoma[J]. Am J Obstet Gynecol, 2008, 199(6): 642.
6. Fagotti A, Vizzielli G, De Iaco P, et al. A multicentric trial(Olympia-MITO 13)on the accuracy of laparoscopy to assess peritoneal spread in ovarian cancer[J]. Am J Obstet Gynecol, 2013, 209(5): 462-462.
7. 李晶,林仲秋.妇科恶性肿瘤腹腔热灌注化疗临床应用专家共识(2019)[J].中国实用妇科与产科杂志,2019,35(2):194-201.
8. 彭巧华,吕卫国.2022 年第 1 版《NCCN 子宫颈癌临床实践指南》解读[J].实用肿瘤杂志,2022,37(3):205-214.
9. 卢淮武,吴斌,许妙纯,等.《2022NCCN 卵巢癌包括输卵管癌及原发性腹膜癌临床实践指南(第 1 版)》解读[J].中国实用妇科与产科杂志,2022,38(3):310-318.

三、子宫左肺双原发癌 1 例

【病例介绍】

曾某,女,56 岁。住院号 3152××× 571。入院时间:2021 年 3 月 11 日。

[**主诉**]月经紊乱年余,不规则阴道出血 2 个月余。

[**诊疗过程**]2019 年 11 月出现月经紊乱,2~3 个月一潮,7~10 天干净,患者未予重视,未行相关诊治。

2021 年 3 月 4 日当地医院就诊,查肿瘤标志物:CA125、CA15-3、CA19-9、CEA、AFP 正常。妇科彩超:子宫后壁实性肿物(54mm×43mm),考虑子宫肌瘤;子宫内膜增厚(18mm);宫腔内异常实质性回声团块(35mm×17mm),性质待查,黏膜下肌瘤?其他性质待排;左侧附件处囊性占位病变(56mm×27mm),性质待查,考虑输卵管积水可能。

2021 年 3 月 5 日当地医院行宫腔镜检查 + 分段诊刮术,术后病理提示:①宫颈管:黏液样物见少许炎细胞聚集;②子宫内膜:腺癌,建议行免疫组化。胸片提示左下肺野类圆形阴影。胸部 CT 平扫 + 增强:左肺下叶后基底段欠规则型软组织肿块影（32mm × 33mm），考虑周围型肺癌可能，建议穿刺活检。全身 PET-CT：①子宫腔团块状局灶性高代谢病灶（4.2cm × 2.2cm × 4.3cm），符合子宫内膜癌影像改变；子宫肌瘤（4.6cm × 4.1cm）。②左侧髂外血管旁稍高代谢肿大淋巴结（0.6cm × 0.4cm），考虑淋巴结转移可能性大。③左下肺外侧基底段团块状局灶性高代谢病灶（3.0cm × 2.3cm × 2.9cm），考虑左下肺周围性肺癌，请结合病理学检查，灶周阻塞性肺不张右中肺少量纤维灶。④双肺门及纵隔内未见高代谢淋巴结转移影响改变。当地医师考虑内膜癌合并周围型肺癌可能。

2021 年 3 月 11 日入住我科。

［**既往史及月经婚育史**］30 年前因异位妊娠在外院行开腹手术（具体不详）；否认高血压病、糖尿病、心脏病、肾病等内科病病史；否认结核、肝炎等传染病病史；否认重大外伤、输血及其他手术史。

既往月经尚规律，26~30 天一潮，7~10 天干净，量中，色暗红，血块（+），痛经（+），腰酸（−），乳房胀痛（−）。月经情况见现病史。已婚育，G5P4（顺产 2 子 2 女）A1。

［**家族史**］否认家族遗传病及恶性肿瘤病史。

［**入院查体**］T 36℃，P 78 次 /min，R 20 次 /min，BP 133/84mmHg，BMI 24，PS 评分 0 分。

专科检查：全身浅表淋巴结未及明显肿大，双侧胸廓对称，局部无膨隆，呼吸平稳、运动一致，胸廓扩张度对称，无胸膜摩擦感，双肺叩诊呈清音，双肺呼吸音清。妇科检查：外阴正常，阴道通畅，宫颈光滑，无举摆痛，子宫后位，增大如孕 2 个月余，质中，活动可，无压痛，双附件区未及明显异常。三合诊：宫旁清晰，直肠黏膜光滑，指套退出无血染。

［**入院后情况**］血型：A 型，RhD（+）。血常规、粪便常规、肝功能、生化、血脂、凝血正常。尿常规：尿潜血（+）。肿瘤标志物：HE4 为 97.4pmol/L，绝经前 ROMA（HE4，CA125）28.9%，CA125 为 25.96U/ml，绝经后 ROMA（HE4，CA125）、肺相关抗原 4 项未见异常。心电图：窦性心律，ST-T 异常。妇科彩超：子宫增大（73mm × 76mm × 65mm），多发性子宫肌瘤（较大 46mm × 29mm × 50mm），子宫内膜欠均质（12mm），请结合临床考虑：右附件未见明显异常，左附件所见考虑（55mm × 28mm × 32mm）输卵管积液？建议结合临床。盆腔少量积液。心脏彩超：二尖瓣、三尖瓣少量反流；左室舒张功能减退，EF 69%。

［**目前诊断**］①子宫内膜恶性肿瘤，腺癌；②肺占位性病变（左下肺周围型肺癌？）；③子宫肌瘤；④左侧输卵管积水。

【MDT 记录】（2021 年 3 月 16 日）

患者 56 岁，女性，不规则阴道出血病史，外院诊刮病理提示子宫内膜样腺癌，病理玻片我院会诊结果：子宫内膜样腺癌。外院全身 PET-CT 检查提示肺部结节，考虑恶性病变可能，暂不能明确原发或继发，故启动 MDT 以制订下一步治疗方案。

［**讨论提纲**］

（1）该例子宫病灶及肺部结节的影像特点解读，是否能鉴别原发或是转移？

（2）患者目前子宫内膜癌的诊断明确，是否有必要先穿刺诊断肺部肿物性质？

（3）患者下一步手术范围如何界定？如果非手术治疗该如何选择？

［**具体讨论内容**］

（1）核医学科冉鹏程副主任医师：阅读外院 PET-CT，患者宫腔内病灶为高代谢，结合外院病理及我院会诊病理结果，证实为子宫内膜恶性肿瘤，左侧髂外血管旁肿大淋巴结，直径约 1.5cm，代谢轻度增高，考虑淋巴结转移可能性大。左肺下叶外侧基底段团块状局灶性高代谢病灶呈分叶状，与胸膜有少许粘连，考虑恶性肿瘤可能性大，但原发或者转移灶比较难鉴别，一般来说，原发病灶多为孤立病灶，转移瘤多双肺散布，此患者只有一个结节病灶，考虑原发周围型肺癌可能性大，但最终需进一步病理才能确诊；左附件区病灶呈管状，考虑输卵管积液可能。余全身未见明确高代谢病灶。

（2）介入科孟凡喆主治医师：患者肺部病灶孤立，结合影像学考虑肺部肿物为恶性病变可能性大，可行介入穿刺活检，但为避免肿瘤播散、种植，建议外科手术切除。

（3）心胸外科郑远副主任医师：根据 PET-CT 影像特点，考虑肺恶性肿瘤可能性大，病灶孤立，倾向于原发，PET-CT 提示双肺门及纵隔内未见高代谢淋巴结转移征象，分期考虑为Ⅰ期，有外科手术指征。不建议穿刺明确肿物性质，穿刺存在血行播散、种植可能，可考虑行胸腔镜下肺部占位楔形切除术，术中送冰冻，若冰冻提示与子宫内膜为同源肿瘤，即肺部为转移瘤，则仅行局部病灶切除，术后辅助放化疗；若为异源肿瘤，则子宫内膜及肺为双原发肿瘤，术中根据情况做肿物周围淋巴结清扫，Ⅰ期患者术后无需放疗、化疗，此期患者 5 年生存期可达到 60%~90%，如术后证实存在淋巴结转移，则为Ⅲ期，术后需放化疗。患者心肺功能可，建议与贵科同时手术，手术时间长，术后尽早活动，早期用力咳嗽，预防肺炎、肺不张。

（4）肿瘤科张力文副主任医师：患者目前存在双病灶，肺部原发或继发不明，目前根据影像学结果不能判断，需病理确诊。PET-CT 提示左下肺外侧基底段单发病灶（3.0cm × 2.3cm × 2.9cm），双肺未见其余病灶，局部病灶切除有意义。若病理提示原发性肺癌，根据术后分期确定是否需要行术后辅助治疗；而妇科内膜癌术后辅助化疗方案 TC（紫杉醇 + 卡铂）对肺癌亦有效。非小细胞肺癌一般建议进行常见基因检测。分期较晚患者根据基因突变情况行靶向治疗，为患者提供更多选择。

（5）放疗科高蕾主任医师：肺部肿物方面同意影像科、胸外科意见，暂考虑原发可能性大，早期肺癌术后无需后续治疗。子宫内膜癌方面，目前分期考虑Ⅲ期可能，建议术后尽早放疗，或同期放化疗。若肺部肿物为转移癌，则考虑为子宫内膜癌Ⅳ期，应尽早行妇科手术，术后辅助放化疗，可采用化疗 - 放疗 - 化疗的“夹心模式”序贯放化疗。

（6）妇科肿瘤专科肖静主任医师：结合各位专家意见，目前考虑子宫内膜、肺部双癌可能性大，但最终需病理明确。行盆腔 MRI 增强进一步明确肌层浸润程度，PET-CT 提示左侧髂外血管旁稍高代谢肿大淋巴结，考虑淋巴结转移可能。术中切除淋巴结的分期和指导辅助治疗意义大于其治疗价值。术中切除子宫及双附件，行盆腔淋巴结活检，术中活检若证实淋巴结转移，需切除腹主动脉旁淋巴结并达肾血管水平。若活检证实淋巴结阴性，若手术时间过长，也可不行系统淋巴结清扫，术后辅助放化疗。手术入路方面，可行开腹或腹腔镜手术。患者目前一般情况可，予完善肺功能及血气检查，若心肺功能尚可，则与胸外科同期手术，手术先行胸腔镜下肺部占位切除，术中送冰冻病理检查，若肺部为转移病灶，则仅行肺部占位楔形切除，而后再转行腹部手术。手术时间较长，注意做好各项术前准备，术后必要时转 ICU。根据术后病理再决定下一步治疗方案。

［**MDT 意见**］患者目前考虑子宫内膜癌合并周围型肺癌可能性大，为祛除病灶，明确病性，有手术指征，予完善肺功能、血气分析及盆腔 MRI 检查进一步评估病情，排除手术禁忌证后，拟行子宫内膜癌姑息性手术及胸腔镜下肺部占位切除。手术时间较长，注意做好各项术前准备，术后必要时转 ICU。根据术后病理再决定下一步治疗方案。

【病例追踪】

充分完善术前检查。盆腔 MRI：①子宫内膜改变，考虑内膜癌；②左侧髂外血管旁小淋巴结，未除外转移；③子宫肌壁间多发肌瘤，后壁病灶较大。肺功能：①肺通气功能大致正常；②最大分钟通气量正常；③肺弥散功能正常；④残气容积正常，残总比正常。血气分析正常。完善各项术前准备，排除禁忌证后于 2021 年 3 月 17 日在气管全麻下行手术治疗。

术中胸腔镜探查：胸内未见积液，未见明显胸膜转移病灶；肺与胸膜无粘连；肿物位于左下肺基底段，大小约 3.0cm × 3.0cm × 2.5cm，质地较硬，边界不清，未侵犯胸膜、其他肺叶、胸内大血管。肺门、纵隔见数个淋巴结，质软。显露下肺肿物，以切割缝合器呈楔形切除肿物，送冰冻病理检查回报：（左下肺肿物）腺癌：考虑肺原发可能性大，建议待石蜡及免疫组化进一步除外转移可能。遂行左下肺切除术＋肺门、纵隔肿大淋巴结清扫。

腹腔镜下见：盆腔未见游离积液；大网膜与前腹壁粘连，肝表面、肠管网膜外观无异常；子宫增大如孕 2^+ 个月，子宫后壁肌瘤结节直径约 5cm，双侧宫角旁可见淡黄色炎性改变及细小透明小囊肿；左附件与降结肠可见粘连索。留取腹腔冲洗液送病理找癌细胞。术中部分淋巴结冰冻检查，结果：（左侧髂总淋巴结）未见癌转移（0 枚 /1 枚）；（左侧髂外淋巴结）未见癌转移（0 枚 /6 枚）；（左侧闭孔淋巴结）未见癌转移（0 枚 /1 枚）。

术中患者生命体征平稳，遂继续行腹腔镜下全子宫＋双侧附件＋双侧卵巢动（静）脉高位结扎术＋盆腔淋巴结清扫术＋腹主动脉旁淋巴结切除术。术程顺利，术中出血约 100ml。

术后予预防感染、护胃及补液营养支持治疗，中医综合疗法促进胃肠功能恢复。术后恢复良好。

［**术后病理**］（全子宫＋双附件）去分化子宫内膜腺癌（未分化癌＋高－中分化子宫内膜样腺癌）；病理学分期：$pT_{1a}N_0Mx$（FIGO 分期ⅠA）。

肿瘤位置：宫体；肿瘤大小：肉眼范围约 3.0cm×3.0cm；组织学类型：去分化子宫内膜腺癌（未分化癌＋高－中分化子宫内膜样腺癌）；组织学分级：FIGO 3 级；肌层浸润深度 <1/2 肌层（浸润深度 0.7cm，肌层厚度 2.5cm）。

宫颈累及：子宫颈管及子宫颈外口未见癌。

其他器官：左卵巢白体形成，可见包涵囊肿，未见癌；右卵巢白体形成，可见包涵囊肿，未见癌；左输卵管未见癌，可见子宫内膜异位病灶，系膜见副中肾管囊肿，右输卵管未见癌，系膜见副中肾管囊肿。

切缘宫旁及韧带组织均未见癌累及。

淋巴管 - 血管侵犯：可见脉管内癌栓。

淋巴结：左侧盆腔淋巴结（0/10）、右侧髂总淋巴结（0/2）、右侧盆腔淋巴结（0/10）、腹主动脉左旁淋巴结（0/4）、腹主动脉右旁淋巴结（0/8）、左侧髂总淋巴结（0/1）、左侧髂外淋巴结（0/6）、左侧闭孔淋巴结（0/1），均未见癌转移。

其他病变：子宫平滑肌瘤。

附加免疫组化：ER（80%+），PR（腺癌成分 60%+，未分化成为阴性），Vim（部分＋），P53（60% 强弱不等＋），MSH2（未见表达缺失），MSH6（未见表达缺失），MLH1（未见表达缺失），PMS2（未见表达缺失），CD34（血管内皮＋），TTF-1（部分＋）。

（左下肺肿物）肺腺癌，中分化。标本（左下肺肿物）肺叶切除标本，体积 13.5cm×7.0cm×3.0cm。标本完整性：完整。肿瘤大小：3.5cm×2.5cm×

2.0cm。肿瘤数目：单一病灶。组织学类型：腺癌（乳头 80%+ 微乳头 20%）。组织学分级：中分化。胸膜侵犯：弹力纤维染色显示肿瘤累及肺表面弹力纤维膜。

肺切缘：未见癌。淋巴管 - 血管侵犯：有。

附加免疫组织化学检查：TTF-1（+），CK7（+），Napsin A（+），P63（部分 +），ER（15%+），PR（15% 弱 +），EMA（+）。（左下肺）肺组织呈术后改变，未见癌残留，支气管断端阴性；肺门处检及淋巴结（0/4）、左侧第十一组淋巴结（0/2）、左侧第八组淋巴结（0/1）、左侧第九组淋巴结（0/1）、左侧第五、六组淋巴结（0/1）、左侧第七组淋巴结（0/2），均未见癌转移。（腹腔冲洗液）未找到恶性肿瘤细胞。

最终明确诊断：子宫内膜样腺癌（ⅠA 期，去分化），肺腺癌（T_2，中分化）。

根据肿瘤诊治指南及肿瘤科、胸外科会诊意见，治疗首选化疗 + 阴道近距离照射。排除化疗绝对禁忌证，于 2021 年 3 月 26 日行 TC 方案化疗 1 程，紫杉醇按 175mg/m^2 计算，实取 270mg，卡铂按血浆浓度 - 时间曲线下面积（AUC）5~6 计算，实取 700mg，化疗前予苯海拉明肌内注射、地塞米松静脉推注及口服预防过敏，盐酸昂丹司琼静脉推注及阿瑞匹坦口服预防呕吐，艾司奥美拉唑护胃及补液支持治疗。患者化疗过程顺利，化疗后于 2021 年 3 月 29 日出院。患者出院后继续在当地医院行 2 程 TC 方案化疗，未行放疗，后每半年定期复查肿瘤标志物、妇科彩超等未见异常，随访至 2022 年 12 月，未见肿瘤复发。

【总结及思考】

［**病例特点**］

（1）围绝经期女性，因“月经紊乱年余，不规则阴道出血 2 个月余”入院。患者无家族史，无抽烟、无肺部疾病史，职业为家庭主妇，有环境油烟吸入史。

（2）体格检查：全身浅表淋巴结未及明显肿大，双侧胸廓对称，局部无膨隆，呼吸平稳、运动一致，胸廓扩张度对称，无胸膜摩擦感，双肺叩诊呈清音，双肺呼吸音清。妇科检查：外阴正常，阴道通畅，宫颈光滑，无举摆痛，子宫后位，增大如孕 2 个月余，质中，活动可，无压痛，双附件区未及明显异常。三合诊宫旁清晰，直肠黏膜光滑，指套退出无血染。

（3）肿瘤指标：HE4 为 97.4pmol/L，绝经前 ROMA（HE4，CA125）28.9%，CA125 为 25.96U/ml，绝经后 ROMA（HE4，CA125）、肺相关抗原 4 项未见异常。

（4）影像学检查：妇科彩超提示子宫内膜增厚、宫腔占位，考虑内膜病变可能。胸部 CT 提示左肺下叶后基底段欠规则型软组织肿块影（32mm × 33mm），考虑周围型肺癌可能。

（5）病理结果提示子宫为未分化癌 + 高 – 中分化子宫内膜样腺癌，淋巴管 - 血管侵犯，未侵犯深肌层。左下肺肿物为中分化肺腺癌，切缘和淋巴结阴性，未见转移。

［**诊断思路**］该患者的主要特点是月经紊乱伴不规则阴道出血，宫腔镜检查 + 诊刮术后病理提示子宫内膜腺癌。患者无咳嗽咳痰，体检查 CT 提示肺部占位，考虑是双原发癌，为子宫内膜癌合并肺癌可能性大，通过病理可排除转移癌。

多原发癌（MPC），指某一个体同时或先后发生 2 个或 2 个以上的原发性恶性肿瘤，它包括同时癌（2 个肿瘤同时发生或在 6 个月内相继发现）和异时癌（超过 6 个月再发现的肿瘤）。在临床上同时癌易被漏诊或误诊，异时癌则易与转移和复发相混淆。由于 MPC 与复发转移癌两者的处理及预后不同，且对研究肿瘤的发生学和免疫学有意义。

MPC 诊断标准各家均不完全相同，目前国际上普遍接受的是 1932 年 Warren 和 Gates 所制定的标准：①各个肿瘤在病理上均为恶性；②各个肿瘤均独立存在，排除互为转移的可能性；③肿瘤发生在不同部位、不同组织。MPC 的诊断较难，特别是与转移癌或复发癌极易相混，鉴别诊断也不容易，许多患者因误诊而失去对第二癌或更多癌的根治机会，治疗原则截然不同，前者只要患者条件允许，都应以根治性手术为首选方法，疗效与单发癌相似。后者多用姑息性治疗。国内多数学者认为，多原发癌的治疗与第一原发癌相同，多采取积极的根治，可望获得长期生存，切勿因同时存在多个肿瘤而放弃手术。陈学燕通过对既往文献的综合分析发现第一癌和二、三重癌均以消化系统最常见，其次是泌尿生殖系统、呼吸系统、成对器官、头颈部，女性患者中以乳腺癌及妇科系统癌（卵巢、子宫）较常见。女性由于雌激素等内分泌因素的不同，在与激素作用靶点相关的部位又会呈现出其特有的规律。在胚胎起源上，子宫、卵巢、输卵管上皮起源相同，可同时或先后发生多原发癌。子宫内膜、卵巢、乳腺、甲状腺在激素代谢通路上存在某些共性而有相互作用发生 MPC 的潜能。MPC 形成原因至今尚未明确，现在多数学者认为是多种内外致癌因素长期刺激，在基因突变基础上形成的多系统综合性疾病，主要形成原因及风险因素可能有以下几个方面：不良生活习惯（饮食因素、吸烟、酗酒）、环境暴露、内分泌因素、基因突变或缺失、放化疗等医源性因素、家族遗传因素、宿主自身易感性、年龄老化及首发癌之后患者经过漫长的临床病程获得长期生存等。

MPC 强调早期发现、早期诊断、早期治疗，因此，医务人员应掌握恶性肿瘤的特征、转移途径，必须严格鉴别第二、三癌灶是属转移、复发还是另一原发病灶。PET-CT 在肿瘤患者中检测多原发癌有特别的意义，检出的多原发癌大多数为早期阶段，对提高患者的生存率有积极意义。

此患者为围绝经期女性，既往体健，此次就诊主要因为月经紊乱伴不规则阴道出血，外院已行宫腔镜检查＋诊刮术后病理已明确是子宫内膜腺癌，平素无咳嗽咳痰低热等不适，肺部占位是术前常规体检时发现的，阅读外院 PET-CT 片提示肺下叶外侧基底段团块状局灶性高代谢病灶呈分叶状，与胸膜有少许粘连，考虑恶性肿瘤可能性大，但原发病灶或者转移灶比较难鉴别，一般来说，原发病灶多为孤立病灶，转移瘤多双肺散布，此患者只有 1 个结节病灶，考虑原发周围型肺癌可能性大，病灶孤立，倾向于原发，PET-CT 提示双肺门及纵隔内未见高代谢淋巴结转移征象，分期考虑为Ⅰ期，有外科手术指征。考虑为多原发癌，子宫内膜癌并周围型肺癌可能性大。多原发癌的治疗与首发癌的治疗相同，主要采用根治性手术或综合治疗方案，尽量提高患者的远期生存率及远期生活质量。经多学科会诊，综合会诊意见，同时与患方充分沟通知情同意，排除手术禁忌证后，行腹腔镜下子宫内膜癌全面分期手术及胸腔镜下肺部占位切除＋淋巴结清扫术。术后病理证实为多原发癌，子宫内膜样腺癌（ⅠA 期，去分化），肺恶性肿瘤［腺癌（T_2，中分化）］。

本病例为同时性多原发癌（子宫内膜腺癌、肺腺癌），治疗首先选择子宫内膜癌＋肺癌根治性手术，术后病理提示分期早，但分化差，需后续化学药物治疗，化疗选用对子宫内膜癌及肺癌均敏感的紫杉醇＋卡铂。患者术后行 3 程化疗后因个人原因拒绝继续化疗，现患者一般情况好，随访至今仍未发现患者有其他转移灶，远期生存率及生活质量还需进一步随访观察。总之，对于肿瘤患者应全面检查，发现可疑肿瘤时应及早、多病灶活检，及时发现或确诊是否为多原发癌或转移癌，防止漏诊、误诊。严格区分多原发癌及复发、转移癌，在无手术禁忌证的情况下尽量争取根治性手术，避免姑息治疗，加强综合治疗，提高患者生存质量，延长生存期。

患者因无肿瘤家族史，拒绝行基因筛查，其实如果患者能完善 POLE 检查，基本明确子宫内膜癌的分子分型，那么对于本病例的预后会有更好的预示作用。

（冯淑仪　蔡林儿）

参考文献

1. 汪铮，张晓菊，马利军．肺癌早期诊断思路［J］．内科急危重症杂志，2014，20（5）：289-293.

2. Fante R, Roncucci L DiGregorio O, et al. Frequency and clinical features of mutiple tumors

of the large bowel in the general population and in patients with hereditary colorectal carcinomas[J]. Cancer, 1996, 77(10): 2013-2021.

3. 陈学燕,李利亚. 多原发恶性肿瘤临床特点及发病机制的研究进展[J]. 中日友好医院学报, 2019, 33(1): 41-44.

第二章　妇科良性疾病

一、极具迷惑性的腹痛盆腔包块

【病例介绍】

徐某，女，51岁。住院号3135×××442。入院时间：2020年2月20日。

［**主诉**］反复下腹痛伴大便困难5个月，再发加重10天。

［**诊疗过程**］2019年7月因急腹痛在外院诊断为急性化脓性阑尾炎伴穿孔，行腹腔镜下阑尾切除术，术后病理结果为急性蜂窝织炎性阑尾炎，术后腹痛症状完全缓解。

2019年10月患者出现下腹部疼痛，以左下腹为主，大便困难，无发热，无异常阴道出血排液，无呕吐腹泻等。

2019年11月20日外院行盆腔CT示：盆腔团块状异常信号影，考虑盆腔炎性包块可能，累及乙状结肠、直肠渗出；盆腔少量积液。胃镜未见异常。肠镜提示：(直肠)黏膜慢性炎。

肠黏膜病理：(直肠)送检肠黏膜组织，局灶见溃疡形成，未见肿瘤，请结合临床。

予抗感染、调节胃肠道功能等对症处理后，腹痛症状好转，但仍有排便困难，需开塞露辅助通便。

2020年2月10日患者上述症状再次加重，以右下腹疼痛为主，伴腰酸痛，大便困难，无发热，无异常阴道出血及排液，白带不多，患者曾至外院急诊就诊，医师予止痛对症处理，症状缓解不明显。

2020年2月16日至我院急诊就诊，行下腹部CT示：①右下腹团块影(大小约6.4cm×4.9cm，边界不清)，伴下腹腔-盆腔多量渗出性病变，邻近肠管肠壁水肿，与膀胱、子宫分界不清，所见左侧输尿管扩张积液。②所见腹膜后、肠系膜间及盆腔多发增大淋巴结(较大直径约1.1cm)(图2-1)。血常规：WBC 13.69×10^9/L，NEUT 85.6%，Hb 93g/L，PLT 688×10^9/L；CRP 150.52mg/L。考虑合并感染，予头孢曲松、奥硝唑抗感染治疗4天，经治疗后患者右下腹稍有减轻，但盆腔包块持续存在，大便难解。近5个月体重下降5kg以上。

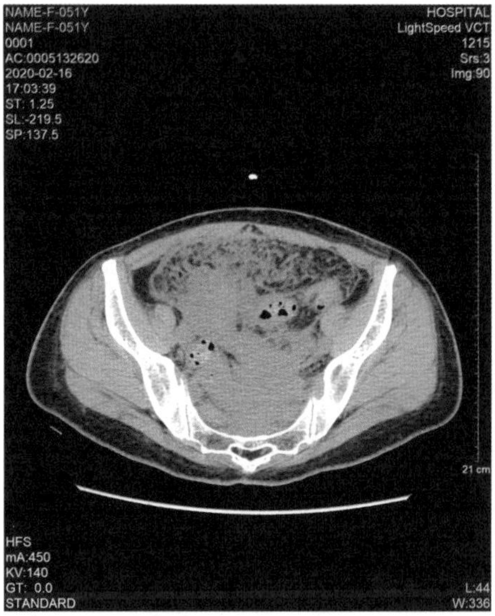

图 2-1　2 月 16 日 CT

［**既往史及月经婚育史**］既往有高血压病史 10 余年，血压最高 160/110mmHg，规律服用美托洛尔以及硝苯地平控制血压。月经规律，已婚育，G1P1（1998 年剖宫产 1 子）A0，无生育要求，余无特殊。

［**入院查体**］T36.6℃，P83 次 /min，R 18 次 /min，BP 132/98mmHg。心肺听诊未及明显异常。

专科检查：全身浅表淋巴结未及肿大，全腹平软，右下腹压痛（+），无反跳痛，麦氏点压痛（–）。移动性浊音（–）。妇科检查：外阴正常，阴道通畅，分泌物不多，色白，宫颈无举摆痛，子宫前位，大小正常，活动欠佳，子宫右前方可扪及囊性包块，大小约 6cm × 5cm，边界欠清，活动欠佳，与子宫关系密切；子宫左后方可扪及一直径约 10cm 质硬肿物，与左侧骨盆致密粘连，固定不动，触痛（+），左附件未及异常包块。三合诊：距肛门 6cm 可扪及子宫左后方肿物下界，外压肠管，肠腔狭窄仅容 1 指，直肠黏膜尚光滑，退指后指套无血染。

［**入院后情况**］2020 年 2 月 20 日血 HE4 为 168.9pmol/L，CA125 为 88.87U/ml；CA19-9、CA15-3、CA72-4、CEA、AFP、SCC、NSE 定量未见异常。血常规：WBC 8.60×10^9/L，中性粒细胞百分比 79%，血红蛋白 75g/L，C 反应蛋白（CRP）64.40mg/L，降钙素原 0.08μg/L，D- 二聚体 3.25mg/L。

2020 年 2 月 25 日我院全腹部 MRI 平扫 + 增强 +MRU：盆腔右侧髂窝及左侧骶前间隙所见病灶（6.4cm × 4.9cm，4.4cm × 6.2cm），考虑恶性肿瘤性病变，结合病史，考虑转移瘤可能性大，并下腹部及盆腔种植转移，冰冻盆腔形成，病灶累及邻近直肠、乙状结肠。小肠、膀胱右后壁，左侧输尿管盆腔段，并左侧输尿管全程、左侧肾盂、肾盏重度扩张、积液；少量腹水。（图 2-2）

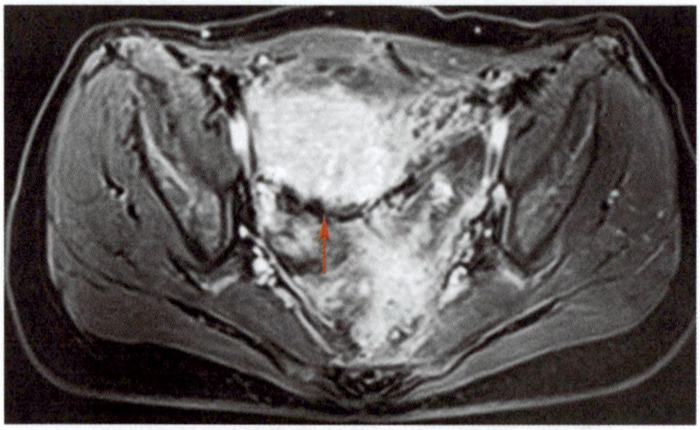

图 2-2 2月25日 MRI

入院后予注射用头孢曲松钠（罗氏芬）联合奥硝唑静脉滴注抗感染治疗。患者入院后部分检查结果见表 2-1。

表 2-1 患者入院后部分检查结果

	白细胞计数（$\times 10^9$/L）	中性粒细胞百分比 /%	血红蛋白（g/L）	血小板计数（$\times 10^9$/L）	C 反应蛋白（mg/L）	红细胞沉降率（mm/h）	降钙素原（μg/L）	粪便隐血
2 月 16 日	13.69	85.6	93	688	150.52			
2 月 17 日	13.98	86.4	87	712	166.49			
2 月 20 日	8.60	79.0	75	680	64.40	58	0.08	
2 月 21 日								++
2 月 22 日								++
2 月 23 日								−
2 月 24 日	7.17	74.8	79	661	26.0		0.05	
2 月 27 日	4.07	64.1	85	554				

2020 年 2 月 24 日风湿三项、免疫六项、自身免疫十二项、抗核抗体均为阴性。

入院后继续予头孢曲松联合奥硝唑抗感染治疗，给予多糖铁口服改善贫血，给予硝苯地平缓释片、酒石酸美托洛尔控制血压，患者腹痛症状明显改善。

［**目前诊断**］①盆腔肿物性质待查：附件肿瘤？腹膜肿瘤？炎性包块？②左侧肾盂重度积水；③左侧输尿管积水；④盆腔肿物合并感染；⑤高血压2级，中危组；⑥子宫肌瘤；⑦中度贫血；⑧慢性非萎缩性胃炎；⑨宫颈多发宫颈腺囊肿；⑩左侧前庭大腺囊肿；⑪左侧甲状腺结节；⑫肝多发囊肿。

【MDT 记录】

经抗感染治疗后患者腹痛症状明显改善，对症通便治疗后大便可解，但盆腔包块持续存在，且来源及性质不明，故于2020年2月27日启动MDT。

［**讨论提纲**］

（1）该例盆腔包块的影像检查特点解读。

（2）针对该患者盆腔包块的相关鉴别诊断。

（3）该患者下一步的处理。

［**具体讨论内容**］

（1）影像科刘玉品主任医师：详细翻阅了患者2019年7月至今影像学资料，患者2019年7月外院查全腹CT未见异常，2019年11月CT影像见骶前包块，包块呈蟹足样生长，逐渐增大，与周围组织间隙关系逐渐不清晰，至2020年2月我院CT及MRI提示骶前包块和右下腹部包块，骶前包块累及盆壁的腹膜及肌肉，从腹膜后向盆腔浸润，与周围组织关系不清，累及左侧输尿管下段，不能除外恶性间叶组织来源肿瘤可能。

（2）妇科肿瘤专科肖静主任医师：患者为中年女性，反复下腹部疼痛伴大便困难。其一，患者2019年7月曾于外院行腹腔镜下阑尾切除手术治疗，自诉术中盆腔粘连严重，术后无腹痛，无发热等不适。2019年10月底至今患者反复出现下腹部疼痛，患者当时手术记录术中无特殊，术后病理结果符合术前诊断，本次发病暂未排除是否与手术相关。其二，患者入院查血常规提示中度贫血，患者既往否认贫血病史，追溯患者既往病历资料，患者2019年11月查血常规提示轻度贫血，其中粪便隐血阳性，患者本次入院查两次粪便常规仍提示隐血弱阳性，自诉平素大便颜色较深，否认黏液脓血便、牙龈出血等，平素月经量不多，目前考虑贫血与大便隐血以及疾病慢性消耗有关。其三，患者自觉腹痛方面，自2019年10月底反复下腹痛，其间曾有撕裂样疼痛感，2019年11月外院查肠镜提示直肠15~30cm处黏膜充血水肿，病理提示肠黏膜局灶见溃疡形成，结合患者以上情况，目前诊断方面，倾向于消化道炎性疾病可能性大，如克罗恩病等。

（3）病理科阳宇主治医师：翻阅患者复印的外院病历资料，患者2019年11月曾行2次肠镜检查，提示肠黏膜充血水肿，肠镜病理结果提示直肠黏膜慢性炎，病理对消化道免疫性疾病如克罗恩病的诊断作用有限，该病需多结合患者的症状、肠镜及 CT 检查进行诊断，必要时可考虑借外院病理切片会诊。

（4）风湿科黄清春主任医师：患者围绝经期女性，无典型皮肤及关节症状与体征，入院查自身免疫十二项，其中抗核抗体（ANA）阳性，但滴度不高，免疫球蛋白 G（IgG）稍高，风湿三项示 CRP 稍高，临床意义不大，结合相关检查阴性，目前考虑本病与风湿免疫性疾病关系不大，结合患者影像学检查，目前考虑未除外恶性肿瘤可能，建议尽快行肿瘤活检明确诊断。

（5）肿瘤科张力文副主任医师：结合患者的病史、症状、体征及辅助检查，目前考虑恶性肿瘤可能性大，需鉴别以下疾病：①腹膜癌：患者盆腹腔广泛种植，但从影像学看肿物从腹膜后向盆腔浸润，生长方式不符合腹膜癌的特点。②肠癌：患者反复下腹部疼痛伴大便困难，但既往肠镜未见明显肿物，但仍未能完全排除。③肠黏膜淋巴瘤：本病需大块组织活检进一步明确诊断，生长方式不典型。④间叶细胞来源的恶性肿瘤，如肉瘤：患者肿瘤指标大部分阴性，符合肉瘤的特征，同时肉瘤生长快，恶性程度高，暂未排除。⑤其他部位肿瘤转移可能。

（6）腹部外科黄有星副主任医师：患者为中年女性，结合其发病情况，以及影像学检查，目前盆腔肿物来源方面，考虑腹膜后来源的可能性大；性质不排除恶性肿瘤可能；结合盆腹腔情况，目前不是最佳手术时机；且患者经治疗后，大便可解，无造瘘指征；建议尽快行肿物活检进一步明确诊断；活检过程中注意肿物与肠管关系，注意出血风险。

（7）介入科孟凡喆主治医师：目前诊断考虑盆腔肿物来源于腹膜后的可能性大，但性质不明，不除外肿瘤，需要组织病理来进一步明确；取组织的手段可采用穿刺活检以及手术切除或切取活检，穿刺活检创伤小，但阅该患者 CT 及 MRI 片，见肿物界限不清，周围肠管混杂，且紧贴髂血管，故穿刺难度很大，有可能出现严重出血或肠管损伤等，故建议手术切除或切取活检更合适。

（8）泌尿外科白遵光主任医师：患者目前盆腔肿物压迫左侧输尿管下段，左侧输尿管全程、左侧肾盂、肾盏重度扩张、积液；有放置输尿管支架指征，建议可行双侧输尿管置管术。

（9）妇科梁雪芳主任医师：结合患者发病经过以及诊治过程，患者腹痛方面考虑盆腔包块合并炎症，目前经抗感染治疗后，现腹痛基本缓解，炎症指标明显下降，提示目前治疗有效；但盆腔包块现已导致泌尿系梗阻，拟先转泌尿外科行手术解除梗阻后，再行肿物活检术；综合各位专家意见，建议行腹腔镜探查，手术切除或切取活检。

[MDT 意见] 诊断方面，目前考虑盆腔或腹膜后来源可能，性质考虑恶性肿瘤可能性大，治疗上建议行手术探查，活检及术后病理进一步明确，指导下一步治疗；另盆腔肿物现已导致泌尿系梗阻，拟先请泌尿外科解除梗阻后，尽快行腹腔镜探查 + 肿物切除或切取活检术。

【病例追踪】

2020 年 2 月 27 日行输尿管镜检查(URS)+ 输尿管支架置入术 + 输尿管扩张术，术程顺利。术后予抗感染及补液等对症治疗。

2020 年 3 月 5 日完善肠道准备后行腹腔镜探查术，术中所见：盆腹腔未见明显腹水，盆腔内广泛粘连，大网膜广泛粘连于前腹壁，分离大网膜与腹壁粘连后见大网膜广泛水肿、潮红，质地偏硬，部分大网膜及回肠肠管致密粘连于右侧宫角及右侧盆壁。直肠和乙状结肠广泛充血水肿，致密粘连，乙状结肠袢状扭曲呈麻花状，直肠致密粘连于左侧盆壁，直肠、乙状结肠致密粘连于骶前区域，子宫及双侧附件外观基本正常(图 2-3)。遂行盆腔粘连松解术 + 肠粘连松解术 + 网膜切除术 + 骶前病损切除术 + 盆腔引流术。

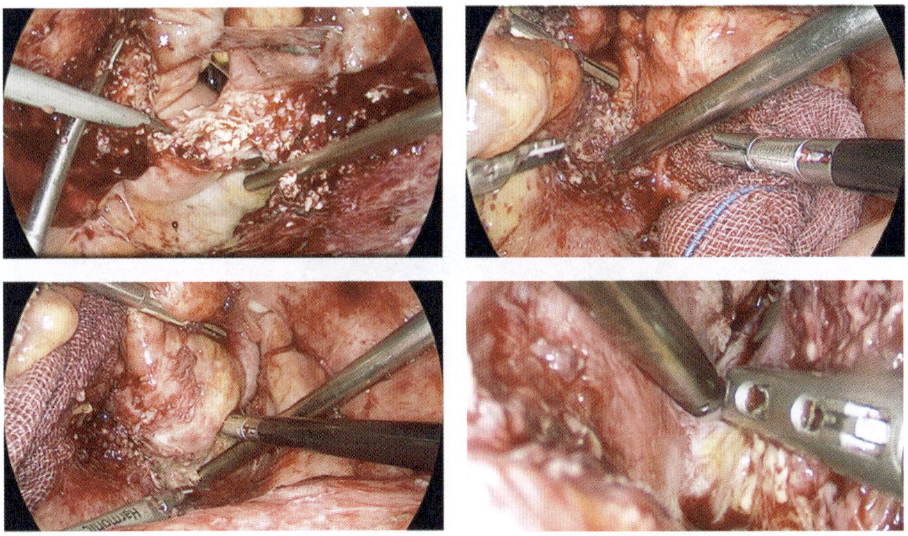

图 2-3　术中图片

术中冰冻病理：(盆腔右侧肿物)送检组织呈炎性改变，未见明确恶性特征；(大网膜肿物)送检组织考虑为炎性改变，待石蜡进一步明确(除外炎性假瘤样病变等)。

术后直肠指检，盆腹膜后直肠左侧壁可扪及肿物大小约 5cm × 4cm，肠管内置入肛管检查肠道通畅。直肠充气试验(－)。

术后出现发热，最高体温 39.0℃，伴腹痛、肛门坠胀感明显，先予盐酸莫西沙星氯化钠注射液联合奥硝唑静脉滴注，后改予亚胺培南静脉滴注抗感染治疗及对症支持治疗，治疗后患者体温恢复正常，腹痛症状明显改善。

［**术后病理诊断**］腹腔冲洗液：细胞块病理诊断未见明显核异型细胞。

（盆腔右侧肿物）病理：符合慢性化脓性炎。

（大网膜肿物）病理：结合临床，符合慢性化脓性炎，伴炎性假瘤样结节形成。免疫组化结果：CD38（浆细胞浸润明显）/CD21（-），IgG（浆细胞+），IgG4（IgG4+浆细胞比例无显著增加），Kappa（+），Lambda（+），CD138（浆细胞浸润明显），ALK（-），SMA（间质纤维部分+），CK（间质纤维部分+）。特殊染色结果：PAS（-），PASM（-）。请结合临床资料进一步分析。

（左侧骶前肿物）病理：结合临床，符合慢性化脓性炎，伴炎性假瘤样结节形成。特殊染色结果：PAS（-），PASM（-），抗酸染色：阴性。

最终明确诊断：盆腹腔脓肿。

患者于 2020 年 3 月 16 日出院。

［**出院后随访**］患者出院后仍有间断腹胀伴嗳气，时有大便不尽，门诊予美沙拉嗪抗炎、护胃中药等治疗后症状可缓解。

2020 年 5 月患者因反复大便不畅行肠镜检查（图 2-4）及病理活检：（直乙交界黏膜）肠黏膜慢性活动性炎，伴溃疡形成。给予美沙拉嗪抗炎治疗，结合中药及针灸治疗。

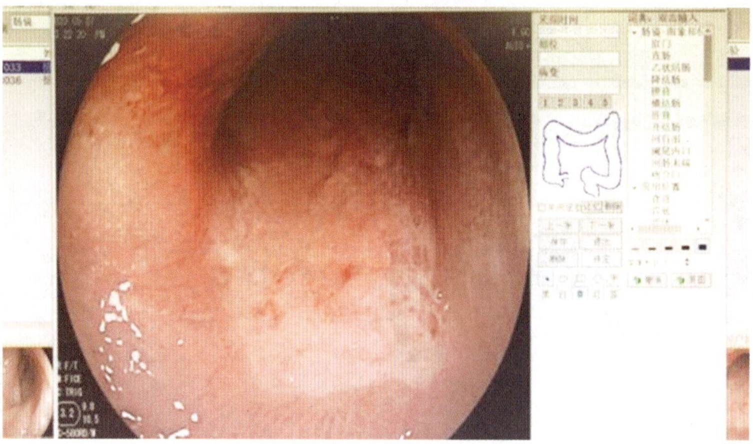

图 2-4 2020 年 5 月肠镜

2020 年 9 月复查肠镜（图 2-5）提示黏膜正常，未见溃疡，患者停服相关药物，无不适。

2021 年 1 月患者无不适，胃纳好，大便正常，体重增加 10kg。

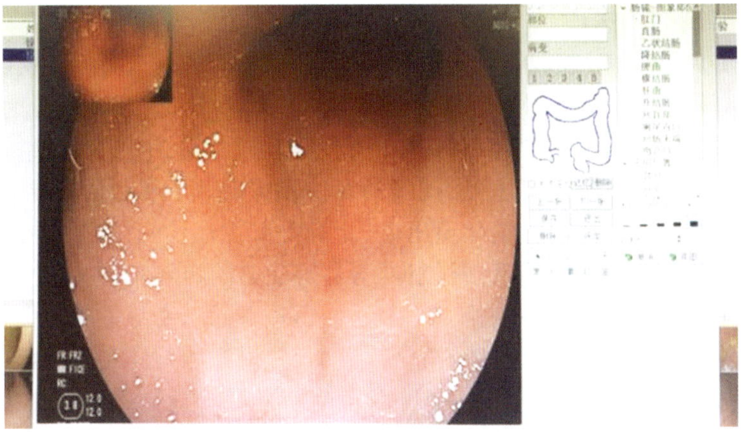

图 2-5 2020 年 9 月肠镜

2022 年 8 月患者无胃肠道症状，大便正常。

2023 年 2 月患者自诉无胃肠道等不适症状，未复查肠镜。

【总结及思考】

［**病例特点**］

（1）围绝经期女性，反复下腹痛伴大便困难 5 个月，多次给予抗感染、调节胃肠道药物治疗后症状曾改善后又反复，无绝经后阴道出血及排液症状，体重明显下降。

（2）发病前 3 个月曾因阑尾炎穿孔在外院行急诊腹腔镜下阑尾切除术。

（3）专科检查：全身浅表淋巴结未及肿大，全腹平软，右下腹压痛（+），无反跳痛，麦氏点压痛（-）。移动性浊音（-）；子宫右前方可扪及囊性包块，大小约 6cm×5cm，边界欠清，活动欠佳，与子宫关系密切；子宫左后方可扪及一直径约 10cm 质硬肿物，与左侧骨盆致密粘连，固定不动，触痛（+），左附件未及异常包块。三合诊：距肛门 6cm 可扪及子宫左后方肿物下界，外压肠管，肠腔狭窄仅容 1 指，直肠黏膜尚光滑。

（4）实验室检查提示白细胞计数、中性粒细胞分类以及 CRP 明显升高，经抗感染治疗后降至正常；肿瘤标志物 HE4 及 CA125 轻度升高（HE4 为 168.9pmol/L，CA125 为 88.87U/ml），其余均正常。

（5）多次影像学 CT 检查提示盆腔肿物，考虑合并炎症可能；MRI 检查考虑包块不除外恶性肿瘤可能；肠镜检查提示直肠黏膜慢性炎，病理提示局灶溃疡形成。

［**诊断思路**］

1. 该患者可能的疾病诊断 该患者主要特点是盆腔肿物且合并消化

道症状，抗感染治疗后症状反复出现且逐渐加重，故可能的疾病诊断有以下几种：

（1）克罗恩病：克罗恩病（CD）是一种原因不明的肠道炎症性疾病，在胃肠道的任何部位均可发生，但多发于回肠和右半结肠。病理变化分为急性炎症期、溃疡形成期、狭窄期和瘘管形成期（穿孔期）。

CD 的主要临床表现是腹痛、腹泻和体重减轻，可出现肠腔狭窄和肠梗阻、瘘管形成、腹腔脓肿、消化道出血、穿孔等并发症，可伴发热、贫血、营养障碍，可有关节、皮肤、黏膜、眼、肝胆等器官受累的肠外表现，可伴有肛周病变（肛周脓肿、肛周瘘管、皮赘、肛裂等）。肠镜下的病变是呈节段性分布的，早期浅小溃疡，后形成深大纵行溃疡，溃疡周边呈鹅卵石样改变，病变肠段与正常肠段相互间隔，界限清晰，呈跳跃区的特征。内镜黏膜活检可见局灶性的慢性炎症、局灶性隐窝结构异常和非干酪样肉芽肿。CT 小肠成像（CTE）或磁共振小肠成像（MRE）可反映肠壁的炎症、病变部位及范围、有无狭窄及狭窄的性质（炎症活动性或纤维性狭窄）、肠腔外并发症如瘘管形成、肛周病变、腹腔脓肿或蜂窝织炎等。

CD 的诊断难度大，缺乏金标准，主要结合临床、实验室检查、影像学检查、内镜和组织病理学表现进行综合分析。有时即使完善了上述资料，甚至手术治疗也无法明确诊断，还需要借助诊断性治疗或随访来协助诊断。

结合此患者分析如下：①支持点：主要症状为反复下腹痛，大便不畅，盆腹腔炎性包块（手术病理明确），贫血等。肠镜下发现直肠溃疡；②不支持点：无相关肠外表现，无肛周病变。肠镜下的病变部位是直肠，且病灶单一，与 CD 的好发部位是回肠末端和右半结肠不符合，而且无节段性、跳跃性分布的多病灶特点，溃疡形态不是深大的纵行溃疡，病理活检和手术病理均无隐窝结构异常和非干酪样肉芽肿。CT 和 MRI 均未发现肠壁的透壁性炎症改变，瘘管形成等。此患者有一个重要病史，就是发病前 3 个月曾因“急性化脓性阑尾炎伴穿孔”在外院行腹腔镜下阑尾切除术，而我院的手术病理也为“慢性化脓性炎”，临床上有不少克罗恩病发病前有阑尾炎病史，不除外合并急性阑尾炎可能，尽管目前患者无典型克罗恩病表现，但仍建议患者定期随访，必要时再次行全消化道（包括胃、小肠、大肠）的全面评估，以排除消化道的相关疾病。

（2）盆腔炎性包块：盆腔炎性包块是一种常见的妇科病症，主要受到盆腔炎症的影响，形成盆腔积液、积脓，患者盆腔及周围组织产生包块样肿物。

1）症状：盆腔炎性包块患者急性期可出现高热、寒战、腹痛、阴道脓性分泌物等症状，若包块在子宫前方可出现膀胱刺激症状，在子宫后方则可出现直肠刺激症状。若形成脓肿并发生破裂，则大量脓液进入盆、腹腔可引起严重盆腹膜炎、败血症或脓毒血症，甚至引起感染性休克、死亡；若脓肿穿破后穹窿，可见阴道内排出大量脓液；若穿破直肠，可从肛门排出大量脓液。慢性盆腔炎性包块患者大部分无明显的全身症状，主要表现为下腹部坠痛及腰骶部不适，常在经期前后、劳累或免疫力降低时加重。

2）体征：盆腔炎性包块急性期患者：急性病容，多有发热，心率快，下腹部有压痛、反跳痛和肌紧张。妇科查体：阴道可有脓样、异味分泌物，黏膜充血；子宫颈可充血、水肿并有宫颈举摆痛，有时可见脓液从子宫、阴道、肛门流出；可出现子宫增大，活动度差，压痛明显；盆腔内有脓肿形成，可扪及包块且压痛明显，有时有波动感。盆腔炎性包块稳定期患者妇科查体可有子宫增大，活动度差，压痛；也可在单侧或双侧附件区扪及条索状或腊肠状增粗的输卵管或慢性炎症形成的包裹性积液，有轻压痛；子宫骶韧带常增厚、缩短甚至僵硬并有压痛。

3）辅助检查

A. 实验室炎症指标检查

血常规：盆腔炎性包块患者白细胞和中性粒细胞可明显增高，也有部分正常。

红细胞沉降率（ESR）：ESR是红细胞在一定条件下沉降的速率，在各种炎性疾病发生后2~3天可出现，但特异度不高。

反应蛋白（CRP）：CRP是一种急性时相蛋白，在各种原因引起的炎症和组织损伤尤其是细菌感染时明显增高，阳性率可达90%以上，急性感染一旦控制，CRP水平则迅速下降至正常水平，但在一部分风湿免疫疾病活动期CRP也可升高。

降钙素原（PCT）：PCT是血清降钙素的前肽物质，健康人血液中PCT浓度非常低，在炎症刺激特别是细菌感染或脓毒血症状态下，机体各个组织、多种细胞类型均可产生PCT并释放进入血液引起PCT升高。与CRP相比，PCT对细菌感染的特异度明显优于CRP，而灵敏度两者相当。

B. 超声检查：（盆腔炎性包块的超声特点）多在盆腔一侧、双侧或直肠子宫陷凹见不规则条索状或不规则囊实混合性杂乱低回声区，边界模糊或呈条索状、串珠样低回声区或液性回声区，边界不清，无丰富的血流灌注。若为结核性盆腔炎，严重时盆腹腔常形成多个不规则液性暗区，有时可见点、块状强回声钙化灶，彩色多普勒在囊壁上可探及血流信号。

（3）肿瘤性疾病：肿瘤根据性质可分为良性肿瘤及恶性肿瘤，良性肿瘤无浸润和转移能力，而恶性肿瘤从组织学上可以分为两类：一类由上皮细胞发生恶变的称为癌；另一类由间叶组织发生恶变的称为肉瘤。

1）良性肿瘤与恶性肿瘤的区别：见表2-2。

表2-2　良性肿瘤与恶性肿瘤的区别

	良性肿瘤	恶性肿瘤
分化程度	分化好，与起源组织/细胞形态相似	分化不好，与起源组织/细胞形态差别大
异型性	结构异型明显而细胞异型较小	结构和细胞异型明显，见病理性核分裂象
生长速度	缓慢	较快
生长方式	膨胀性或外生性生长，可推动	多为侵袭性生长，常固定
继发改变	少见	常伴出血、坏死、溃疡等
转移	不转移	常有转移
复发	不复发或很少复发	容易复发
对机体的影响	较小，主要是压迫或阻塞	较大，除压迫阻塞外，还破坏邻近器官引起出血、发热和恶病质

该患者消化道症状合并盆腔包块，且有短期内体重下降，妇科检查包块固定，肿瘤标志物轻度升高，影像学MRI未除外恶性肿瘤可能，故肿瘤性疾病可能性较大，考虑不能除外恶性肿瘤。盆腔恶性肿瘤从部位来源上除了常见的来源于子宫、输卵管、卵巢外，还可以来源于泌尿系统的膀胱、输尿管、来源于消化系统的结直肠、腹膜及腹膜后组织等。

2）盆腔恶性肿瘤的症状主要包括两大类：①良性肿瘤恶变。这类患者多有盆腔良性肿瘤的病史，良性肿瘤在短时间内突然增大或者原来无症状的患者出现系列症状。②原发性或转移性恶性肿瘤。原发性肿瘤以原发器官疾病症状为主要表现，但卵巢癌、输卵管癌发病隐匿，早期多无明显自觉症状，一经发现多为晚期，多数患者以腹胀、腹水、盆腔包块、消瘦等症状就诊，偶有意外早期发现者。转移性肿瘤患者以原发器官疾病症状为主要表现，也有以腹胀、腹水、盆腔包块等就诊妇产科的患者，如消化道肿瘤。

3）盆腔恶性肿瘤体征：①良性肿瘤恶变。这类患者多在原有良性肿瘤的基础上肿瘤体积短期内迅速增大。②原发性或转移性卵巢恶性肿瘤。盆腔内包块可为单或双侧，固定，实性或囊实不均，质硬，表面结节状，常伴腹水，患者可出现恶病质。

4）辅助检查

A. 肿瘤标志物检测

人附睾蛋白 4（HE4）：HE4 近年来广泛应用于卵巢癌等恶性疾病的诊断以及疗效观察，88% 的卵巢癌患者都会出现 HE4 水平升高的现象。

糖类抗原 125（CA125）：盆腔炎性包块患者的 CA125 水平可升高，但升高的幅度较小。80% 的卵巢上皮性癌患者的 CA125 明显高于正常水平。

甲胎蛋白（AFP）：对卵巢内胚窦瘤的治疗和随访有重要价值，对含卵黄囊成分的未成熟畸胎瘤和混合性无性细胞瘤患者的诊治有一定辅助作用。

人绒毛膜促性腺激素（HCG）：对原发性卵巢绒癌以及含有滋养层组织成分的恶性畸胎瘤患者的诊治及随访有一定帮助。

性激素：颗粒细胞瘤及卵泡膜细胞瘤能产生较高水平的雌激素，其他一些卵巢肿瘤也因肿瘤细胞的异质性而分泌一定量的雌激素，对这类肿瘤患者应测定雌激素的水平。

癌胚抗原（CEA）：正常情况下，CEA 经胃肠道代谢，而肿瘤状态下的 CEA 则进入血和淋巴循环，属于非特异性肿瘤相关抗原，病理性升高常见于结肠腺癌、小肠腺癌、胃癌、胰腺癌、卵巢黏液性癌等等，亦可见于良性肠道炎症、结肠息肉、胰腺炎等。

B. 超声检查：子宫恶性包块：边界不清，内部回声不均匀，与正常子宫肌壁界限不清，局部蜂窝样结构或囊性变；彩色多普勒可显示团块与肌壁间有血流信号。输卵管卵巢恶性肿瘤的超声图像病变以实性为主，边界清或不清，内部回声不均，常伴有不规则液性暗区和胸腔积液、腹水，彩色多普勒可探及较丰富的低阻血流信号。

C. 影像学检查：盆腔恶性包块的 CT 图像特点：包块边界不清楚，多为实性或囊实不均不规则的包块，腔内可见乳头状、菜花状、粗指状突起，其周围的盆腹膜或脂肪间隙的密度高。大网膜转移时可见饼状边界不清、密度不均匀的软组织影，常合并大量腹水。增强 CT 可以明确病变来源，以及与邻近器官、大血管和神经间的关系；MRI 检查：能清楚地显示出盆腔各脏器的解剖，是盆腔脏器病变显示的最佳影像检查方法，敏感度和特异度可达到 90% 以上。

D. 腹水细胞学检查：对有腹水的患者抽取腹水进行生化和细胞学检查，若发现恶性肿瘤细胞，对诊治疾病有一定的指导意义。

E. 腹腔镜检查：具有比任何检查都直观的特质，还可对多个部位进行活检，是盆腔包块确诊或排除肿瘤的金标准。

结合患者反复消化道症状，妇科检查包块固定于盆壁且明显压迫肠腔，影像学 MRI 提示凸向腹膜后及累及乙状结肠、直肠、输尿管下段等特点，考虑来源于腹膜后恶性肿瘤可能性不能除外。故在治疗方面要尽快取得病理组织诊断,方能确定诊断及下一步的处理。

2. **获取病理结果的途径**　该患者所有诊断的关键点就是取得组织病理检查,而针对盆腔肿物,获取病理结果的途径有以下几种:

(1) 切除活检:将肿块连同周围部分正常组织切除送检;

(2) 切取活检:取活体病变组织中的一部分送检,已明确病变性质,可采取直视下/各种内镜时用活检钳钳取、针刺吸取、手术切除小块组织送检;

(3) 脱落细胞学检查:对体表、体腔或与体表相通的管道内的肿瘤,取其自然脱落或分泌排出物,或用特殊器具,刮取/吸取表面的细胞进行涂片的方法。

(4) 穿刺活检:使用特定的穿刺针在超声引导或定位下对肿物进行穿刺取少量组织进行病理检查的方法。

在选择获取病理诊断的途径时,应从操作的难易程度、创伤的大小、成功率、造成肿瘤播散的风险等几个方面进行综合考虑。对于怀疑妇科肿瘤的患者,应获取组织病理学结果以明确诊断,不能仅凭细胞学病理结果作出诊断。

结合本例患者的情况,在高度怀疑妇科肿瘤或腹膜后肿瘤,感染已初步控制的情况下,影像阅片考虑肿物靠近血管且周围包绕肠管,穿刺出现损伤机会大,故行腹腔镜探查并对肿物进行切取冰冻活检,在初步明确诊断后将肿物完整切除。

[**治疗思路**] 结合该患者反复腹痛、查体子宫左后方包块触痛、炎症指标升高等,在MDT前存在感染情况,给予抗感染治疗后对于盆腔包块进行腹腔镜探查,术中证实为炎性包块,给予充分清除炎症组织,术后发热考虑感染再发,给予升级抗生素后症状缓解,病理结果证实为炎性包块,但随访发现仍有胃肠道症状,后行胃镜检查给予药物治疗后症状缓解,目前随访中。该患者的治疗主要集中在对于盆腔炎症的治疗以及针对反复胃肠道症状的治疗,相关治疗指南如下:

1. **盆腔炎性疾病的治疗**

(1) 药物治疗:一旦作出盆腔炎性疾病的诊断,就应该立即开始治疗,强调广谱、及时、足疗程。盆腔炎性急性发作时的病原体多为需氧菌(革兰氏阴性和革兰氏阳性)、厌氧菌及衣原体的混合感染,应选用多种抗生素联合运用,可以改善症状和体征。可根据患者的患病程度选择门诊或住院治疗,抗感染同时注意全身支持治疗。表2-3列出了常用药物治疗方案。

表 2-3　常用药物治疗方案

静脉给药方案	A 方案	二代或三代头孢菌素类、头霉素类、氧头孢烯类，静脉滴注，如头孢替坦 2g/12h、头孢西丁 2g/6h、头孢曲松 1g/24h	如所选药物不覆盖厌氧菌，需加用硝基咪唑类药物，如甲硝唑 0.5g/12h。为覆盖非典型病原微生物，需加用多西环素 0.1g/12h，口服；米诺环素 0.1g/12h，口服；阿奇霉素 0.5g/d，静脉滴注或口服，1~2 天后改为 0.25g/d 口服，5~7 天
	B 方案	氧氟沙星 0.4g，每 12 小时 1 次，或左氧氟沙星 0.5g，每日 1 次	为覆盖厌氧菌，加用硝基咪唑类药物，如甲硝唑 0.5g/12h，静脉滴注
	C 方案	氨苄西林钠舒巴坦钠 3g/6h，或阿莫西林克拉维酸钾 1.2g/（6~8）h，或哌拉西林钠他唑巴坦钠 4.5g/8h，静脉滴注	如所选药物不覆盖厌氧菌，需加用硝基咪唑类药物，如甲硝唑 0.5g/12h。为覆盖非典型病原微生物，需加用多西环素 0.1g/12h，口服；米诺环素 0.1g/12h，口服；阿奇霉素 0.5g/d，静脉滴注或口服，1~2 天后改为 0.25g/d 口服，5~7 天
	D 方案	克林霉素 0.9g/8h，加用庆大霉素（首次负荷剂量 2mg/kg，静脉滴注或肌内注射，维持剂量 1.5mg/kg，每 8 小时 1 次）	
非静脉给药方案	A 方案	头孢曲松 250mg，肌内注射，单次给药，或头孢西丁 2g 肌内注射，单次给药。之后改为其他二代或三代头孢菌素类药物，如头孢唑肟、头孢噻肟等，口服给药，至少 14 天	如所选药物不覆盖厌氧菌，需加用硝基咪唑类药物，如甲硝唑 0.4g/12h，口服。为覆盖非典型病原微生物，需加用多西环素 0.1g/12h，口服；米诺环素 0.1g/12h，口服，至少 14 天；阿奇霉素 0.5g/d，口服，1~2 天后改为 0.25g/d 口服，5~7 天
	B 方案	氧氟沙星 0.4g，每 12 小时 1 次，或左氧氟沙星 0.5g，每日 1 次，或莫西沙星 0.4g，每日 1 次，口服	服用氧氟沙星或左氧氟沙星者，为覆盖厌氧菌，可加用甲硝唑 0.4g/12h

在药物治疗上，美国疾病控制与预防中心（CDC）在 2021 年盆腔炎性疾病指南里提出，没有重度盆腔炎性疾病（PID）或输卵管卵巢脓肿者，可考虑口服甲硝唑代替静脉注射；同时由于阿奇霉素的耐药性日益增加，对于衣原体的治疗，推荐使用多西环素口服。

（2）手术治疗：首选腹腔镜探查。腹腔镜探查根据病情可分为紧急探查和择期手术。紧急探查指征：①药物治疗无效：盆腔炎性肿物经药物治疗 48~72 小时，体温持续不降、感染中毒症状未改善或肿物增大者；②怀疑脓肿破裂，需立即在抗菌药物治疗的同时行手术探查。择期探查：经药物治疗 2 周以上，肿物持续存在或增大，可择期手术治疗。手术范围应根据患者的年龄、病变的程度以及对生育的要求决定，可分为脓肿引流术、输卵管切除术、附件切除术，甚至全子宫加附件切除术等。

本患者术前予头孢曲松联合硝基咪唑类药物治疗后症状明显改善，术中肠管炎症粘连明显，尤其以乙状结肠和直肠为甚，术后出现高热及腹部体征明显给予更换盐酸莫西沙星效果欠佳，后升级为亚胺培南后症状缓解，提示及时有效地选择抗生素对于炎性包块的围手术期治疗至关重要。患者出院后无明显腹痛，但胃肠道症状仍有反复，后在消化科住院给予肠镜检查，口服中药后症状缓解，复查肠镜溃疡已完全愈合。

2. **克罗恩病的治疗**　治疗方案的选择建立在对病情进行全面评估的基础上，治疗前认真检查有无全身或局部感染，特别是使用全身作用激素、免疫抑制剂或生物制剂者，治疗过程中应根据患者对治疗的反应和对药物的耐受情况及时调整治疗方案。轻度活动期可用美沙拉嗪或布地奈德；中度活动期主要选择激素，在此基础上可加硫唑嘌呤、6- 巯基嘌呤、甲氨蝶呤等，或沙利度胺，或生物制剂如 α 干扰素（IFN-α）单克隆抗体，重度者必要时手术或营养支持治疗等。

尽管患者出院后消化科曾给予较短时间的美沙拉嗪口服治疗，从症状及结合肠镜特点看，直肠溃疡应是由盆腔炎症包块累及，克罗恩病的诊断依据尚不足。但此患者有一个重要病史，就是发病前 3 个月曾因“急性化脓性阑尾炎伴穿孔”在外院行腹腔镜下阑尾切除术，手术后病理也为“慢性化脓性炎”。而在临床上也有可能出现肠结核、肠白塞、克罗恩病等表现为急性阑尾炎相似的临床特征，所以针对该患者我们仍定期随访，必要时再次行全消化道（包括胃、小肠、大肠）的全面评估，以排除上述消化道的相关疾病。

腹痛伴盆腔包块诊断思路见图 2-6。

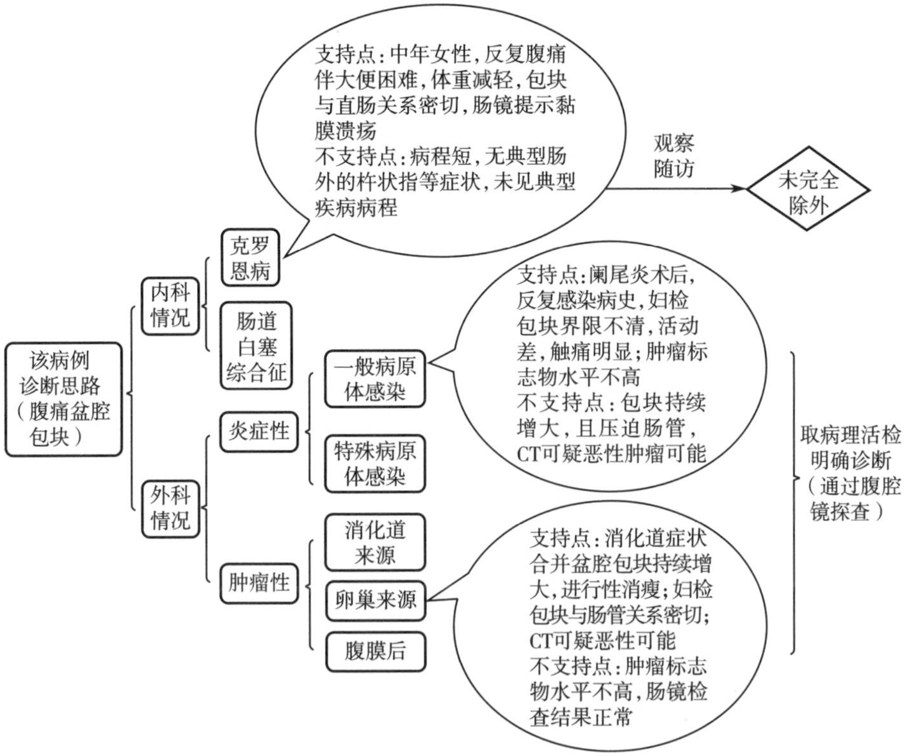

图 2-6　本病例诊断思路图

（孙艳梅　肖　静）

参考文献

中华医学会妇产科学分会感染性疾病协作组.盆腔炎症性疾病诊治规范（2019 修订版）[J]. 中华妇产科杂志，2019，54（7）：433-437.

二、经阴道辅助腹腔镜下成年女性良性骶前肿物切除 1 例

【病例介绍】

马某，女，49 岁。住院号 3134× × ×938。入院时间：2020 年 1 月 19 日。

［**主诉**］发现盆腔肿物 3 天。

［**诊疗过程**］2020 年 1 月 17 日我院妇科就诊，三合诊：直肠右侧后方有一软组织肿瘤。食指可以触及肿瘤的下缘，位于处女膜缘上方约 4cm 处，但无法触及肿瘤的上缘。肿瘤生物标志物 CA125、CA15-3、HE4、SCC、NSE、CEA、AFP 均在正常范围内。经阴道超声检查：子宫大小未见明显异常。子宫内膜偏厚（EM 约 13.3mm，略欠均质）。左侧卵巢肿瘤？（33mm×27mm×27mm）、

右侧附件区包块(58mm×42mm×47mm),未排除卵巢来源。

[**既往史及月经婚育史**]否认心脏病、糖尿病、高血压病史,否认肺结核、肝炎等传染病病史;否认其他手术、外伤史,否认输血史。

过敏史:否认药物、食物及接触物过敏史。

经带胎产史:月经初潮14岁,既往月经规则,28~30天一潮,3天净,量中,色红暗,血块(-),痛经(-)。3年前月经开始出现稀发,40~60天一潮,量色质如常。LMP 2019年8月,量色质如常。平素带下量少,无异味,无阴痒不适。已婚已育,G2P2(1993年剖宫产双胎一男一女)A1。配偶体健同居,偶工具避孕,无再生育要求。

个人史:出生于原籍,居住于当地,否认疫区接触史。无烟酒等不良嗜好史。

[**家族史**]母亲骨癌病史,父亲肺癌病史,均已故,姐姐患有糖尿病。

[**入院查体**]T 36.6℃,P 83次/min,R 18次/min,BP 132/98mmHg。心肺听诊未及明显异常。

专科检查:全身浅表淋巴结未扪及肿大。腹软,无压痛及反跳痛。耻骨联合上三横指可见一长约10cm陈旧性瘢痕。肝脾肋下未扪及,墨菲征(-),麦氏点压痛(-)。肠鸣音正常。双肾区无叩击痛。脊柱四肢无畸形,生理性神经反射存在,未引出病理征。

妇科检查:外阴正常,阴道通畅,分泌物少,色白,子宫前位,稍大,活动可,无压痛,三合诊于子宫右后下方、直肠右后方距离肛门约4cm扪及一囊性肿物5cm×4cm,边界清,肿物与骶尾骨边界欠清,活动欠佳,无触痛。左附件区未扪及异常。

[**入院后情况**]

(1)一般情况:血型B型,RhD阳性(+)。性激素六项:卵泡刺激素(FSH)26.56U/L,黄体生成素(LH)22.27U/L,催乳素(PRL)575.6mU/L,孕激素(PRG)1.09nmol/L,雌二醇(E_2)247.50pmol/L,睾酮(TSTO)1.05nmol/L(符合围绝经期改变)。人绒毛膜促性腺激素(HCG)<0.1U/L。

血常规、尿酸、肝功能六项、生化七项、血脂四项、凝血六项、甲状腺功能三项、糖化血红蛋白均未见异常。输血四项全阴性。

心电图:正常。胸片:心肺未见病变。

甲状腺彩超:甲状腺形态大小正常,表面光滑,包膜完整,内部回声均匀。彩色多普勒血流成像(CDFI)显示血流正常。

乳腺彩超:双侧乳腺组织厚度正常,内部回声均匀,乳腺导管未见扩张。

(2)肿瘤标志物:2020年1月20日人附睾蛋白4(HE4)57.7pmol/L,糖类抗原125(CA125)14.04U/ml,绝经前ROMA为10.1%,绝经后ROMA为12.6%,癌胚抗原(CEA)2.64ng/ml,甲胎蛋白(AFP)3.19ng/ml,糖类抗原15-3

（CA15-3）25.36U/ml，糖类抗原19-9（CA19-9）<0.60U/ml，神经元特异性烯醇化酶（NSE）11.0ng/ml，鳞癌相关抗原（SCC）1.30ng/ml，乳酸脱氢酶（LDH）187U/L。

（3）影像学检查：2020年1月20日我院妇科彩超（图2-7）示子宫大小、双附件未见明显异常。子宫后方所见请结合临床考虑（子宫右后下方见混合性回声包块大小约51mm×44mm×47mm，边界清，内见密集高回声点状信号。CDFI未见异常血流信号）。子宫内膜增厚，质地欠均（内膜厚约9mm，欠均质）。

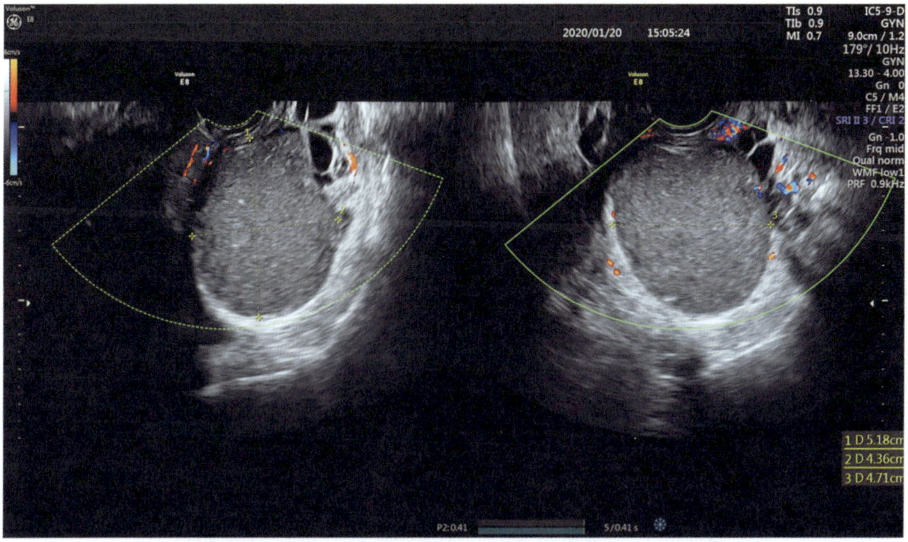

图2-7　多普勒超声下的骶前肿物

2020年1月20日我院全腹CT平扫+增强+CTU（图2-8，图2-9）：子宫形态、大小在正常范围，未见局灶性异常密度影。子宫阴道与直肠间隙可见椭圆形低密度灶，大小约4.8cm×4.2cm，其内密度欠均匀，平扫CT值约15~31HU，增强示囊壁轻度强化，病灶内未见明显强化，囊壁局部见一小斑片状钙化灶，未见明显壁结节。左侧附件区可见小囊状低密度影，增强呈环形强化，直径约1.0cm。盆区少量积液；未见肿大淋巴结。

泌尿系重建提示：膀胱充盈良好，壁无增厚，内壁规则。右侧肾盂肾盏轻度扩张积液，左侧肾盂肾盏未见扩张、积液；双侧输尿管走行区未见异常。

诊断意见（上腹部、中腹部及盆腔CT平扫+增强+泌尿系重建+三维重建示）：①子宫阴道与直肠间隙所见病灶，考虑良性囊性病变，请结合临床，建议进一步检查；②左侧附件区所见小囊性病灶，考虑卵泡或囊肿，请结合临床；③盆腔少量积液；④右侧肾盂肾盏轻度扩张积液，余未见明显异常。

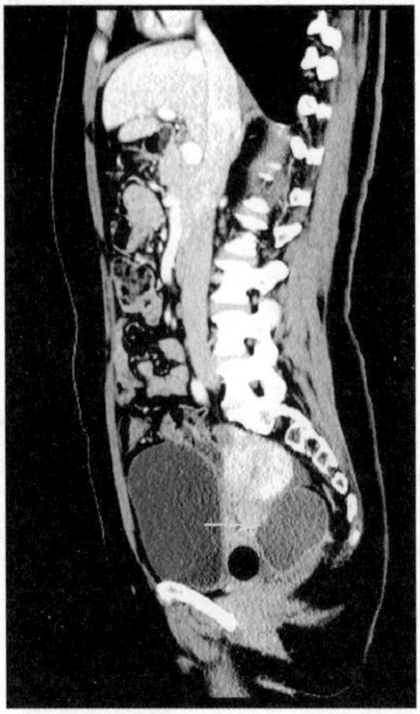

图 2-8 骶前肿物 CT 矢状面图（肿瘤以蓝色箭头指示）

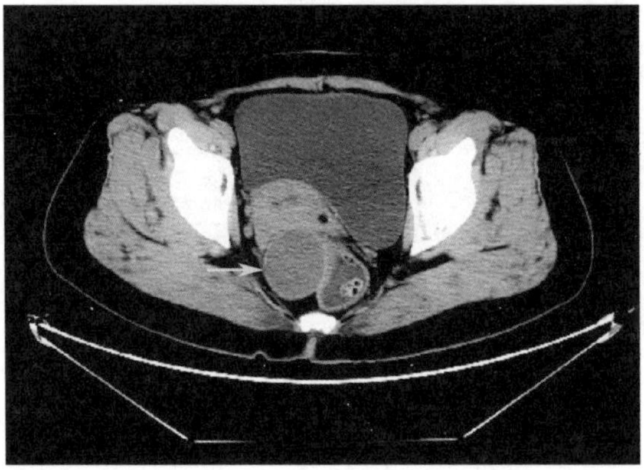

图 2-9 骶前肿物 CT 水平面图（肿瘤以蓝色箭头指示）

【MDT 记录】（2020 年 1 月 21 日）

患者盆腔肿物存在，暂时考虑良性病变，现为祛除病灶，明确性质，有手术指征。请多学科讨论、指导手术方式、术前准备及围手术期注意事项。故启动 MDT。

［**讨论提纲**］

（1）手术入路。

（2）术前准备。

（3）围手术期注意事项。

［具体讨论内容］

（1）影像科刘玉品主任医师：阅读 CT 片，子宫形态、大小在正常范围，未见局灶性异常密度影。子宫阴道与直肠间隙可见椭圆形低密度灶，大小约 4.8cm × 4.2cm，其内密度欠均匀，平扫 CT 值约 15~31HU，增强示囊壁轻度强化，病灶内未见明显强化，囊壁局部见一小斑片状钙化灶，未见明显壁结节。左侧附件区可见小囊状低密度影，增强呈环形强化，直径约 1.0cm。盆区少量积液；未见肿大淋巴结。子宫阴道与直肠间隙所见病灶，来源尚不清楚，目前考虑良性囊性病变。左侧附件区所见小囊性病灶，考虑卵泡或囊肿。结合影像学所见，病变考虑骶前良性囊肿可能性大，手术入路可选择经腹腔镜或经会阴，术中注意解剖清晰，骶前血管丛丰富，注意彻底止血，术前做好备血。

（2）骨科苏海涛主任医师：同意影像科意见。病灶约平 S_4 至尾骨水平，距离骶尾骨约 1~2cm，不考虑病灶侵犯至骶尾骨。骶骨处有丰富的骶骨静脉丛，手术入路从后方易造成出血，术中止血困难。术中注意探查，若肿物直径大或从后路难以切除时，可考虑先行尾骨切除，必要时可切除 S_4 和 S_5 椎体，该入路容易损伤骶神经，可能导致排便异常及性功能异常，术中出血量较大，术前注意详细与患者及家属沟通病情，交代手术风险。必要时我科手术台上会诊。

（3）神经外科张志强主任医师：骶前囊肿临床最常见的有皮样囊肿、表皮样囊肿、畸胎瘤、恶性畸胎瘤，属神经外科可有神经鞘瘤、神经内分泌肿瘤、错构瘤、孤立性胶原瘤、肌纤维母细胞瘤样增生等，多选择经骶尾部入路，少部分患者出现术口感染等并发症。疾病早期无任何症状，根据其大小、有无感染等，临床表现也不相同。阅读 CT 片，目前考虑为表皮样囊肿可能。临床常见的手术途径主要有经骶尾部、经腹部或联合入路，少见的亦有经阴道和经直肠途径。

（4）腹部外科仇成江主治医师：阅读 CT 片，病灶位于直肠右侧盆壁，大小约 4cm × 4cm。包块血供可能来源于骶前静脉，直肠系膜静脉及髂外静脉。目前考虑为骶前囊肿。骶前囊肿是发生在骶前间隙的囊性肿物，间隙前方是直肠，前外侧是直肠侧韧带，两侧为髂血管和输尿管，后方为骶骨和尾骨，上方是直肠、膀胱或子宫凹陷，下方有尾骨韧带、肛提肌、尾骨肌。间隙内含有疏松结缔组织、骶丛分支、交感神经高位分支及血管等多种组织。故手术处理时应充分明确其解剖结构。骶前神经血管丰富，术前做好备血，必要时输血或介入栓塞止血。术前注意充分做好肠道准备。术中必要时我科上台会诊。若从前方入路，由于骶前静脉丛丰富，手术易出现出血风险；若从侧后方入路，手术可能造成肛直肌断裂风险。

（5）妇科肿瘤专科孙艳梅副主任医师：骶前囊肿存在潜在恶变可能，一旦发现应进行外科切除。手术路径的选择决定骶前囊肿的暴露及能否完整切除。目前有 4 种手术途径，即经腹、经会阴、经骶尾部或任何 2 种途径的联合应用。目前常用的途径有经腹部、经骶尾部或两者联合应用。根据患者 CT 结果，提示肿物近骶尾骨，位置较低，结合妇科检查结果，可考虑经会阴入路骶前囊肿切除。术中注意沿囊肿包膜完整分离，如瘤体较大影响分离，必要时也可减瘤后剥离，具体根据术中探查情况决定。充分向患者及家属详细告知手术方式、风险及并发症。包括术中生殖血管、肛门括约肌、神经损伤，影响二便、性生活可能。若肿物和直肠粘连，分离时可能出现直肠损伤，必要时修补或造瘘可能。术中中转开腹，术后感染、复发，需二次手术可能。术前 B 超提示内膜增厚欠均质，术中一并行宫腔镜检查，若术中可疑内膜不良病变，则暂不行腹腔镜手术。

（6）妇科肿瘤专科肖静主任医师：同意以上专家意见。若考虑骶前良性肿物上界位置较低（S_5 以下），阴道或直肠指检可触及肿物上界，偏离正中线，与周围组织粘连不致密，未侵犯尾骨，可考虑经阴道手术，阴式手术时可将食指放入直肠指示，切开阴道黏膜暴露囊壁时避免损伤肠道；若位于骶前正中，直肠正后方水平，与周围组织粘连致密，或考虑侵犯尾骨，应考虑经骶尾入路；若三合诊不能触及骶前肿物上界，上界高达 S_3 以上，下界经向上推挤仍低于 S_5 以下，切偏离正中线，行腹腔镜下经阴道骶前肿物切除是一种比较适合的入路选择；但若肿物位于骶前正中，直肠正后方水平，活动欠佳，不适合经阴道手术；下界高于 S_5 水平或活动较好的肿物，术中能将肿物下界从阴道向上推挤至 S_5 以上水平，均可考虑腹腔镜或开腹将肿物完整切除。结合妇科检查、影像学检查，目前骶前囊肿诊断明确，手术入路可选择经腹腔镜、经阴道联合入路。术中注意探查，阴道、直肠指示下进行。

［**MDT 意见**］患者骶前囊肿诊断明确，选择以手术切除为主的综合治疗措施。手术指征明确，目前相关检查回复可排除手术禁忌证，可拟行腹腔镜探查术（阴式辅助腹腔镜下骶前肿物切除术）。

【病例追踪】

2020 年 1 月 22 日腹腔镜探查见肝膈表面、肠管表面、网膜未见异常，子宫、左附件、右卵巢外观未见异常，右侧输卵管系膜可见一大小约 0.5cm × 0.8cm 囊肿。直肠子宫陷凹偏右侧稍向盆腔内隆起囊性肿物范围约 3cm × 3cm。直肠前壁与子宫后壁疏松粘连。助手以食指放入阴道、直肠指示器放入直肠指示。上举宫器，分解盆腔粘连，超声刀打开直肠右旁侧腹膜，左推直肠，继续打开囊肿表面腹膜直至囊肿表面，游离囊壁，见囊肿位于右侧直肠侧窝与盆底肌之间，因囊肿位置较低，游离囊肿表面后下界界限不清，遂改行经阴式手术；消毒阴道后在阴道右侧壁上段可扪及囊肿下界，局部注射稀释的肾上腺溶液（1∶1 000），水压分离阴道壁间隙，电刀切开阴道壁上段黏膜，分离至囊肿表面，完全游离囊肿下界；转至腹腔镜直视下进一步自上而下游离囊肿，直至完整切除。

装入取物袋完整取出，见囊壁光滑，囊内见灰白色碎片状黏稠内容物。予家属过目后，送冰冻病理检查提示:（骶尾前肿物）良性囊肿，被覆鳞状上皮（考虑尾肠囊肿或表皮囊肿）。经腹腔镜结扎束、百克钳电凝创面止血，2/0 肠线从基底向上连续多个荷包缝合创面。检查右侧输尿管、直肠完整。

经阴道连续扣锁缝合阴道黏膜切缘，检查无明显出血。阴道塞碘伏纱条压迫止血。

手术回顾：腹腔镜视野下只能探见部分肿块（图 2-10）。在肿瘤上半部分与邻近组织分离后，为了在外科医师腹腔镜分离下半部分时能更好地暴露肿瘤，助手将肿瘤从阴道向上推。术中冰冻报告标本病理诊断为表皮囊肿。

术后石蜡病理诊断:（骶尾前肿物）良性囊肿，符合表皮囊肿（图 2-11）。

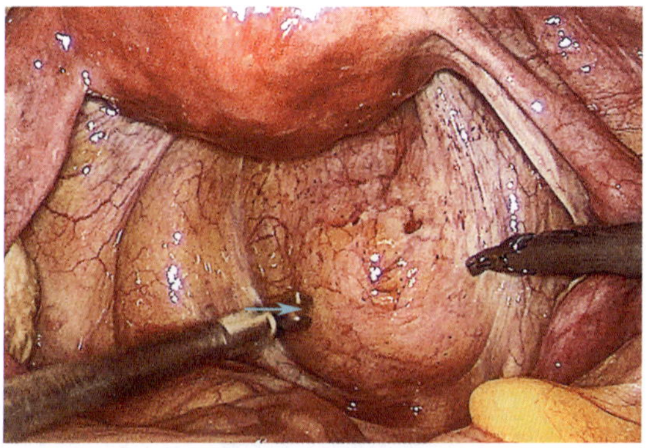

图 2-10　术中探查

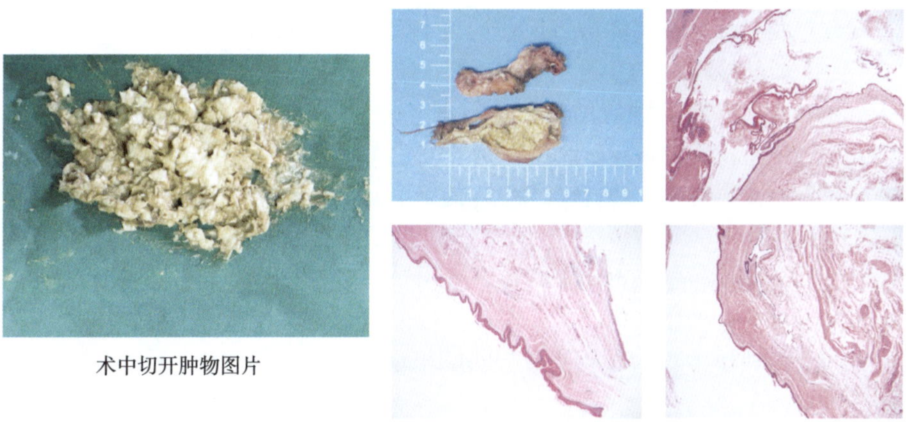

术中切开肿物图片

图 2-11　骶前肿物术中图片及术后病理

患者于2020年1月26日出院。

2020年11月11日女性盆腔螺旋CT平扫+增强+三维重建：骶前表皮样囊肿切除术后，对比2020年1月20日术前片，未见明显病灶。（图2-12）

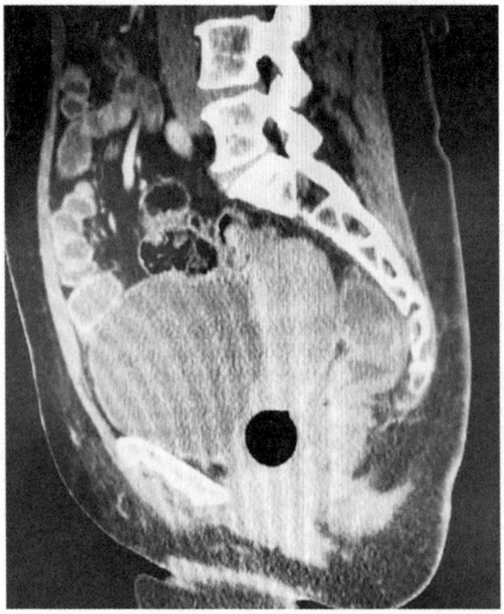

图2-12 术后复查CT扫描图片（11月11日）

【总结及思考】

［病例特点］

（1）患者女，49岁，因“发现盆腔肿物3天”入院，已婚育。

（2）查体：心肺未及异常，腹平软，无压痛及反跳痛。妇科检查：外阴正常，阴道通畅，分泌物少，色白，子宫前位，稍大，活动可，无压痛，子宫右后方下段、直肠右后方距离肛门约4cm扪及一囊性肿物5cm×4cm，边界清，肿物右后方与骶尾骨边界欠清，活动欠佳，无触痛。左附件区未扪及异常。

（3）辅助检查：（2020年1月20日我院）妇科彩超示子宫大小、双附件未见明显异常。子宫后方所见请结合临床考虑（子宫右后下方见混合性回声包块大小约51mm×44mm×47mm，边界清，内见密集高回声点状信号。CDFI未见异常血流信号）。子宫内膜增厚，质地欠均（内膜厚约9mm，欠均质）。

［总结］

（1）入院查肿瘤标志物无明显异常，性激素六项及HCG符合围绝经期病变。暂时考虑良性病变。

（2）病灶位于直肠右侧盆壁，大小约4cm×4cm，约平S_4至尾骨水平，距离骶尾骨约1~2cm。

（3）影像阅片肿物位置：上界平S_3，下界在S_5以下，大致与尾骨尖平；中线：偏离中线；侵犯骶尾骨：否。

［**治疗思路**］

（1）骶前良性肿瘤治疗关键是手术切除。

（2）手术的关键是完整剥离。

（3）完整剥离的关键在于根据肿瘤的部位及性质确定最佳手术入路。正常直肠后间隙空间有限。随着骶前肿瘤越来越大，很容易占据阴道后间隙，这就使得经阴道和腹腔镜入路优势突出。

（4）成年女性良性骶前肿瘤手术途径主要有经骶尾部、经阴道、经腹部、骶尾/阴道+经腹部两种方式的联合，应根据肿瘤所在的位置及与周围组织的关系选择手术入路。

［**诊治过程思考**］

1. **骶前肿物的病理解剖**　骶前肿物是指发生在直肠与骶骨之间的潜在间隙，即骶前间隙中的肿物，其发生率较低，可起源于骶前间隙的不同组织结构。多种组织学类型的肿瘤在此发育，包括先天性肿瘤、神经源性肿瘤、骨肿瘤等，位置在上界为腹膜返折，前面是直肠固有筋膜，后面是骶前筋膜，外侧是输尿管和髂血管，下方是直肠骶骨部筋膜。因此，骶前肿物涉及胃肠外科、肛肠科、妇科、骨科、神经外科等多个专科，多数病灶为良性肿瘤，女性发生率高于男性，临床表现多样，缺乏特异性症状，约一半患者无明显症状，只是在体检时偶然发现。一旦确诊，为避免肿瘤恶变、感染，无论良、恶性，排除绝对手术禁忌证后，应进行手术治疗。

对骶前肿物、手术治疗的关键是完整切除，而肿瘤成功切除的关键在于如何确定最佳手术入路。根据肿瘤的解剖部位、大小、活动度及与周围组织的关系存在多种分型，目前主要依据术前体格检查、MRI 或 CT 检查。全面了解肿瘤的解剖情况对于确定手术入路有重要意义。腹部、后侧、会阴和腹骶入路是目前比较常见的手术入路。鉴于男性和女性的盆腔结构不同，成年女性的手术入路应该有其特殊性。

2. **手术入路选择策略**　肿瘤的大小和位置是决定手术入路的重要方面。据报道，腹部入路适用于位于第 3 骶骨（S_3）中段以上的肿瘤，会阴路和后路适用于相同水平以下的肿瘤。

由于男女在解剖学上的差异。肖静带领团队提出了专门针对女性的手术程序和一些手术中注意事项。图 2-13 展示了确定成年女性良性骶前肿瘤手术入路选择的模型图。在正常女性解剖学的背景下，第 5 骶骨（S_5）大致与直肠-子宫袋或后穹窿处于同一水平。肿瘤下缘高于 S_5 的肿瘤可以在腹腔镜下完全暴露，可以通过腹腔镜手术切除肿瘤。对于上缘在 S_5 以上，最低点高于尾骨尖的肿瘤，也可以通过腹腔镜切除，必要时，将肿瘤从阴道向上推会提供更好的暴露效果。对于上缘高于 S_5、下缘低于尾骨尖的肿瘤，则应采用腹腔镜 - 阴道联合手术的方式进行手术。对于上缘在 S_5 以下的肿瘤，应考虑经阴道手术。此外，肿瘤上缘低于 S_5，最低点高于尾骨尖的肿瘤在现实中是罕见的。由于患者大多没有临床征象，因此很难被发现。手术入路的决定要根据外科医师的判断。

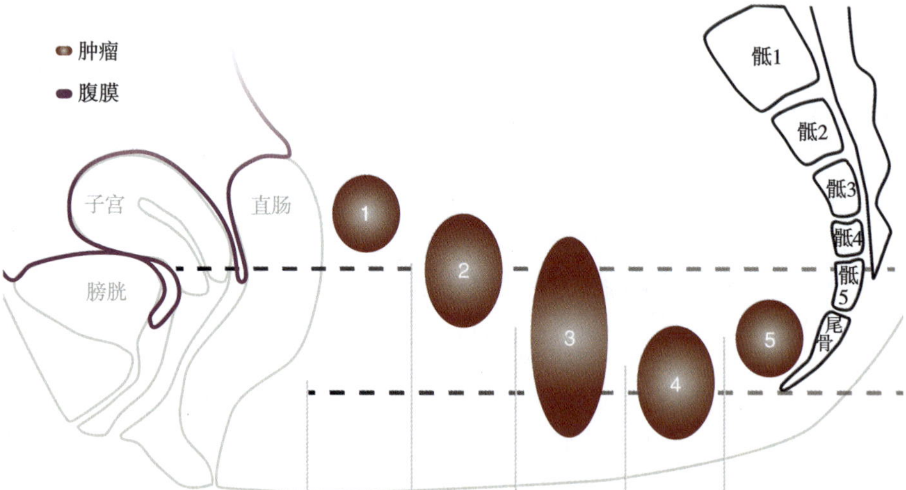

肿瘤位置						
	上极	—	高于骶5椎体	高于骶5椎体	低于骶5椎体	低于骶5椎体
	下极	高于骶5椎体	高于尾骨尖	低于尾骨尖	低于尾骨尖	高于尾骨尖
腹腔镜下		可见整个肿瘤	可见部分肿瘤	可见部分肿瘤	不可见肿瘤	不可见肿瘤
手术入路		经腹	经腹	联合经腹经阴道	经阴道	经腹或经阴道

图 2-13　确定成年女性良性骶前肿瘤手术入路选择的模型图

3. **不同入路的优缺点**　腹腔镜入路是骶前肿瘤切除的常用入路之一。然而，传统的腹腔镜器械难以触及较低位置的肿瘤。经骶入路是另一种被接受的骶前肿瘤切除方法，它可能是一种快速到达肿瘤的方法，但它确实对患者有重要的风险。例如，我们都知道，腰骶部是我们日常生活中经常使用的部位，术后瘢痕可能会限制患者的活动或引起运动后的疼痛。另外，皮肤上的瘢痕比较容易被注意到，不符合现代女性的审美要求。腹骶联合路线需要在手术过程中改变手术体位，可能会增加感染风险。在这种情况下，经阴道手术有一些优点，比如伤害小，恢复快；皮肤上没有明显的瘢痕；联合手术中不需要改变体位。但不可否认的是，阴道入路手术视野有限，可能导致手术时间较长。

4. **经阴道入路的手术方式**　到目前为止，我们只能从 Pubmed 和 Embase 数据库中检索到 2 例经阴道切除骶前肿瘤的病例。肖静总结经阴道手术经验：

（1）整个肿瘤的解剖必须尽可能靠近肿瘤包膜进行，尽可能完全切除肿瘤包膜。

（2）如果肿瘤比较大，则要注意同一外侧的输尿管和髂内血管的位置，以避免损伤。

（3）在游离肿瘤内侧的过程中，术者可将食指插入直肠内，以明确肿瘤与直肠的关系，从而可防止直肠、肠系膜和直肠外侧韧带受到损伤。

（4）在游离肿瘤后侧时，要特别注意骶前筋膜的位置。骶前筋膜是盆腔壁筋膜增厚的部分，覆盖骶骨、尾骨、神经、骶中动脉和骶前静脉。这些静脉没有瓣膜，与椎管内静脉系统广泛相通。手术损伤骶前筋膜可导致难治性骶前静脉出血。虽然为了获得更清晰的手术视野，推荐使用电凝的方法止血，但闭合于骶骨的出血创面更适合采用缝合。

（5）在肿瘤完全切除后，伤口应采用 5/8 弧 2/0 可吸收线浅层荷包缝合关闭死腔，注意保护邻近血管、神经、输尿管不受损伤。

综上，我科在既往手术经验中总结手术入路决策策略，也希望引起同行对成年女性良性骶前肿瘤经阴道手术的重视。妇科医师可成为成年女性骶前良性肿瘤切除手术的重要参与者。

（温丹婷）

参考文献

1. A Boscà, S Pous, M J Artés, et al. Tumours of the retrorectal space: management and outcome of a heterogeneous group of diseases[J]. Colorectal Dis, 2012, 14(11): 1418-1423.
2. Simpson PJ, Wise KB, Merchea A, et al. Surgical outcomes in adults with benign and malignant sacrococcygeal teratoma: a single-institution experience of 26 cases[J]. Dis Colon Rectum, 2014, 57(7): 851-857.
3. Kondo T. Retrorectal tumour[J]. Lancet Oncol, 2018, 19(11): e654.
4. Xu XM, Zhao F, Cheng XF, et al. Adult sacrococcygeal teratoma: a retrospective study over eight years at a single institution[J]. J Zhejiang Univ Sci B, 2019, 20(8): 670-678.
5. Riojas CM, Hahn CD, Johnson EK. Presacral epidermoid cyst in a male: a case report and literature review[J]. J Surg Educ, 2010, 67(4): 227-232.

6. 谢锡驹，王锋，华一兵，张浩．骶前肿瘤临床病理及手术入路选择分析[J]. 实用临床医药杂志，2012，16(13)：116-117.

7. Yalav O，Topal U，Eray IC，et al. Retrorectal tumor：a single-center 10-years' experience[J]. Ann Surg Treat Res，2020，99(2)：110-117.

8. 肖静．成年女性骶前肿物分型及手术入路选择[J]. 中国微创外科杂志，2017，17(1)：24-26.

9. Barraque M，Filippello A，Brek A，et al. Surgical management of retro-rectal tumors in the adult[J]. J Visc Surg，2019，156(3)：229-237.

10. Aslan E. Transvaginal excision of a retrorectal tumor presenting as rectocele[J]. Int Urogynecol J Pelvic Floor Dysfunct，2008，19(12)：1715-1717.

11. Aiao J，Liao H，Welch JR，et al. Decision making for surgical approaches to resection of benign presacral tumors in adult women：A case series[J]. Clinics in Colon and Rectal Surgery，2022(7)：3418.

第三章　围手术期合并症及并发症

一、超高龄、多合并症、多发恶性肿瘤患者的手术决策

【病例介绍】

曾某，女，93 岁。住院号 3029××× 618。入院时间：2020 年 11 月 9 日。

［**主诉**］腹胀月余，发现盆腔包块周余。

［**诊疗过程**］2020 年 9 月患者出现腹胀，伴有尿频、便秘，无腹痛，无阴道出血及异常排液，无发热，无胸闷心悸，遂于 2020 年 10 月于外院住院治疗。

2020 年 10 月外院行相关检查：

全胸 + 全腹 CT+ 增强 +CT 血管成像（CTA）示：①腹主动脉、腹腔干、肠系膜上动脉、右肾动脉、双侧髂总动脉及双侧髂内、髂外动脉管壁多发钙化斑块，管腔轻 - 中度狭窄；左肾动脉纤细，请结合临床。②腹、盆腔内巨大囊实性肿块影（22.5cm × 11cm × 20cm），考虑卵巢癌可能性大，请结合临床；胰腺尾部囊实性肿块影（4.4cm × 3.5cm × 5cm），考虑浆液性囊腺癌可能。③胆囊结石，双肾囊肿；双肾结石；左肾萎缩；盆腹腔积液；双侧臀部钙化灶。④左肺下叶外基底段团片状软组织（2.0cm × 1.4cm），考虑周围型肺癌，建议进一步穿刺活检，右肺上叶后段陈旧性肺结核；右肺上叶、中叶及左肺上叶尖后段散在多发小结节，建议随访。⑤双肺间质性炎症改变；双侧胸膜增厚；右侧第 2 前肋及左侧第 3 后肋骨质密度增高影，建议随访。⑥右锁骨下动脉、头臂干、左颈总动脉、左锁骨下动脉、主动脉弓、胸主动脉、脾动脉及冠状动脉硬化。⑦甲状腺左侧叶类圆形低密度影，考虑腺瘤。⑧左心室增大，胸腰椎及骨盆退行性变。⑨脑白质变性；脑萎缩。⑩双侧颈内动脉及椎动脉颅内段硬化。胃镜未见异常。

肠镜提示：（直肠）黏膜慢性炎。肠黏膜病理：（直肠）送检肠黏膜组织，局灶见溃疡形成，未见肿瘤，请结合临床。

心脏彩超：EF 59%，左房增大，室间隔增厚，主动脉瓣钙化并狭窄（轻度），关闭不全（中度），二尖瓣钙化并关闭不全（轻 - 中度），三尖瓣关闭不全

（轻度），左室舒张功能减低。

血管彩超：双侧颈动脉硬化伴多发斑块形成，右侧颈外动脉起始端狭窄（50%），左侧椎动脉频谱声像改变，考虑椎内段近乎闭塞。左下肢动脉硬化闭塞症（胫后动脉远段节段性狭窄（重度），胫前动脉节段性狭窄（轻度），右下肢动脉硬化（胫后动脉远段节段性狭窄（中度），双侧腘静脉部分血栓形成，双侧股静脉、大隐静脉近心段、股浅静脉、胫后静脉未见明显血栓形成。

肺功能：小气道功能障碍，气道总阻抗增大，R5 总阻力增大；R20 中心气道阻力正常。X5 电抗（周边弹性阻力）正常；肺通气储量轻度不足（92%）。

动态心电图：①窦性心律过缓；②Ⅰ度房室传导阻滞；③完全性左束支传导阻滞；④左心室高电压；⑤QTc 间期延长。动态血压：收缩压 138mmHg，舒张压 51mmHg；全程动态血压监测，血压改变符合高血压。

外院予抗聚、抗凝、降压等处理，由于患者超高龄，基础疾病较多，经 MDT 会诊后，提示手术及麻醉风险极高，不建议行手术治疗。患者及家属有强烈手术意愿，于 2020 年 11 月 9 日入住我科重启术前评估。

［**既往史及月经婚育史**］既往高血压病病史 10 年，收缩压最高为 180^{+}mmHg，规律口服厄贝沙坦（18.75mg，每日 1 次）控制血压，平素血压控制 130^{+}/60~70mmHg；冠心病病史 10 年，口服铝镁匹林片抗聚，盐酸曲美他嗪缓释片稳定心绞痛；高尿酸血症病史数年，现口服碳酸氢钠片碱化尿液。否认糖尿病、肾病等内科疾病史；否认肝炎、结核等传染病史；否认其他重大外伤、输血史及手术史。否认家族遗传病及恶性肿瘤病史。既往月经规则，50 岁自然绝经，绝经 43 年。已婚育，G4P4（顺产 2 子 2 女）。

［**入院查体**］T 36.3℃，R 19 次 /min，指尖血氧监测 91%~96%，心率 54~70 次 /min，血压 149~152/68~69mmHg，BMI 19.3。

查体：全身浅表淋巴结未及肿大，双肺呼吸音清，未闻及干湿啰音，心界不大，律齐，各瓣膜听诊区闻及 2 级吹风样杂音，全腹膨隆，可扪及囊实性肿块，上界可达脐上四横指，双侧达腋中线，活动度一般，无压痛及反跳痛，双下肢中度水肿，双下肢皮肤色稍暗红，双侧足背动脉搏动正常。

专科检查：外阴呈老年性改变，阴道通畅，宫颈光滑，无明显萎缩，子宫大小正常，无压痛，盆腔可扪及直径约 30cm 肿块，边界清，活动度一般，无压痛。三合诊：直肠黏膜光滑，指套退出无血染。

［**入院后情况**］

（1）护理方面：1 级护理，低盐低脂饮食，心电监测，血氧监测，测 BP、P。

（2）血压方面：予厄贝沙坦口服控制血压。

（3）血栓方面：予依诺肝素钠注射液皮下注射抗栓。

（4）中医辨证论治

1）中药治疗：证属痰湿蕴肺，治以健脾燥湿、化痰止咳。

方药：法半夏10g，地龙10g，蜜枇杷叶10g，紫菀10g，茯苓20g，陈皮10g，黄芩20g，紫苏子10g，浙贝母10g，前胡10g，石菖蒲10g，炙甘草5g，厚朴15g。

2）中医疗法：四子散热敷下腹部；子午流注开穴法，双侧脾俞、肾俞、足三里。

（5）进一步完善PET-CT检查评估肿物性质

2020年11月9日我院PET-CT：①盆腹腔巨大囊实性病灶（23.5cm×11.8cm×22.6cm），囊壁不均匀性增厚，伴多发壁结节，实性部分代谢轻度增高，考虑恶性肿瘤，与右侧卵巢界限不清，提示卵巢癌的可能，请结合临床。②左侧髂血管旁见1个稍高代谢结节，多考虑为转移灶，请结合临床。③胰腺体部囊性病灶，代谢轻度增高，多考虑为胰腺囊腺瘤，主胰管扩张，以胰腺体尾部明显。④盆腹腔腹膜稍增厚，代谢未见增高，伴盆腹腔少量积液，不除外腹膜微转移灶，请结合临床。⑤左肺下叶外基段1个混杂密度结节，伴分叶、毛刺及胸膜牵拉征，代谢轻度增高，考虑为左肺周围型肺癌，肿瘤侵犯相邻胸膜。⑥右肺中叶内侧段1个磨玻璃样密度结节，代谢未见增高，考虑为腺瘤样增生，建议定期观察。⑦双肺门及纵隔内（4R、4L、5组）淋巴结炎性增生；双肺门及纵隔内未见恶性肿瘤征象。⑧左侧乳腺外上象限结节状放射性浓聚影，多考虑为生理性摄取，请结合临床。⑨贲门胃壁稍增厚，代谢稍增高，请结合胃镜检查结果。⑩双侧基底节区腔隙性脑梗；脑白质变性；左侧上牙槽炎症；甲状腺右侧叶小钙化灶；甲状腺左侧叶良性小结节，请结合临床；双侧颈部及双侧锁骨上窝多发淋巴结炎性增生；双肺尖胸膜增厚；双肺上叶及右肺下叶外基底段见多发良性小结节，建议定期复查；右肺中叶内侧段、左肺上叶下舌段及双肺下叶慢性炎症；双肺肺气肿；双侧乳腺小钙化灶；全身多发大血管硬化；主动脉瓣及二尖瓣钙化；左右冠状动脉硬化；心脏增大，请结合临床；肝左外叶上段小钙化灶；肝右后叶下段小囊肿；肝内胆管轻度扩张；胆囊多发结石；慢性胆囊炎；右肾包膜钙化；右肾小结石；双肾囊肿；左肾萎缩；左侧肾上腺小腺瘤；宫腔生理性浓聚；双侧臀部皮下钙灶；双侧膝关节慢性炎症；颈胸腰椎退行性变；$L_{4\text{-}5}$椎间盘变性，全身其他部位未见明显异常。

其他相关检查结果见表3-1、表3-2。

［**目前诊断**］①盆腔肿物卵巢肿瘤（？）；②高血压3级（很高危组）；③肺恶性肿瘤恶性肿瘤（周围型？）；④胰腺肿瘤（？）；⑤冠状动脉粥样硬化性心脏病；⑥间质性肺炎；⑦颈动脉硬化（双侧）；⑧下肢动脉硬化闭塞症（左）；⑨下肢动脉粥样硬化（右）；⑩心律失常（Ⅰ度房室传导阻滞，完全性左束支传导阻滞；窦性心律过缓）；⑪下肢深静脉血栓形成（双侧腘静脉）；⑫肝囊肿（右后叶下段）；⑬胆囊结石伴慢性胆囊炎（多发）；⑭肾结石（右肾小结石）。

表 3-1　其他相关检查结果一

	WBC（$\times10^9$/L）	Hb（g/L）	NEUT（$\times10^9$/L）	PLT（$\times10^9$/L）	FIB（g/L）	DDi（mg/L）	肌钙蛋白（μg/L）	Pro-BNP（pg/ml）	BNP（pg/ml）	ALT（U/L）	Cr（μmol/L）	尿酸（μmol/L）
2020 年 10 月 29 日						6.87						
2020 年 11 月 9 日	7.1	90	4.72	361	4.13	2.45	0.041	5551	871.3	8	88	410

表 3-2　其他相关检查结果二

	HE4（pmol/L）	CA125（U/ml）	ROMA（绝经后）/%	NSE（ng/ml）	CA72-4（U/ml）	AFP（ng/ml）	CEA（ng/ml）	CA19-9（U/ml）	SCC（ng/ml）	E_2（nmol/L）
2020 年 10 月 29 日	176.9	62.9		7.4	1.0	1.54	0.37	5.57		
2020 年 11 月 9 日	206.9	72.7	70.0	12.2					1.7	973

【MDT 记录】（2020 年 11 月 12 日）

患者超高龄女性，盆腔巨大包块引起的压迫症状明显，表现为腹胀、尿频、便秘、心悸等，为改善生活质量，患者以及家属强烈要求手术解除压迫。患者高龄，基础疾病多，手术风险极高，故启动 MDT。

［讨论提纲］

（1）针对该患者盆腔包块的相关鉴别诊断。

（2）患者超高龄，多并发症，综合评估手术风险。

（3）若考虑实施手术，该患者的围手术期管理。

［具体讨论内容］

（1）妇科肿瘤专科肖静主任医师：患者为高龄老年女性，基础疾病多，但患者以及家属有强烈手术意愿，目前患者腹部膨隆，囊实性肿块上界可达脐上四横指，双侧达腋中线，压迫症状明显，表现为腹胀、尿频、便秘、心悸等，为改善生活质量，患者以及家属强烈要求手术解除压迫。目前结合患者病史、症状、体格检查、辅助检查，考虑盆腔包块为卵巢来源恶性肿瘤可能性较大。对于卵巢恶性肿瘤，如早期，指南建议行全面分期手术，如晚期，可考虑行新辅助化疗后，再行手术治疗。而该患者年龄较大，合并肺部恶性肿瘤，胰腺肿瘤可能，全面分期手术的手术创面大，手术并发症多，患者目前身体状况难以承受。结合患者以及家属意愿，可考虑行姑息性手术治疗。如为附件来源肿瘤，可行患侧附件切除。必要时切除子宫以及对侧附件，手术时间短，并发症相对较少。

（2）影像科刘玉品主任医师：查阅患者影像片提示肺内肿瘤为多发病灶，最大病灶位于左下肺外基底段，大小约 3cm，伴分叶、毛刺及胸膜牵拉征，余肺存在散在病灶，呈分叶、毛刺，符合典型恶性肿瘤影像学表现，且肺原发病灶可能性比较大；胰腺体尾部可见囊实性病变，代谢不高；盆腔可见巨大囊实性病灶，以囊性为主，达盆底至第 2 腰椎，盆腹腔淋巴结代谢未见增高。

（3）甲状腺血管外科黄学阳主任医师：患者血管彩超提示双侧腘静脉血栓形成，左侧胫后动脉重度狭窄，左下肢动脉硬化闭塞症（胫后动脉远段节段性狭窄（重度），胫前动脉节段性狭窄（轻度），右下肢动脉硬化（胫后动脉远段节段性狭窄（中度），患者无局部疼痛、肿胀等不适，双足背动脉搏动可，肤温正常，患者高龄，基础疾病多，手术风险高，血栓评分高危。建议预防性使用低分子肝素钠抗凝，术前放置下腔静脉滤网，防止血栓进入肺部；术中如出血较少，或渗出较少，尽量不使用引流管，防止出血不止，围手术期注意穿弹力袜并行物理治疗。

（4）介入科孟凡喆主治医师：患者腘静脉血栓诊断明确，术前可放置下腔静脉滤器，减少血栓转移，术后尽早下床活动，防止肺部血栓形成及褥疮形成，继续予低分子肝素钠抗凝，针对患者盆腹腔包块姑息性处理，影像学提示囊实性包块，液性成分为多。如患者一般情况差，可考虑行腹腔包块穿刺引流术。但患者包块考虑恶性肿瘤可能，如采取穿刺引流，可暂时缓解压迫症状，但可能存在肿瘤种植转移可能，非首选推荐方案。

（5）呼吸科何德平主任医师：患者咳嗽咳痰 1 周，听诊双下肺湿啰音，结合胸部 CT 所见，考虑气管炎，间质性肺炎可能。如行手术治疗，术中需行气管插管等侵入性操作，建议术前需提前 3 天使用抗生素预防感染，抗生素选择可以使用头孢曲松 2g、每日 1 次，术后加强雾化，避免肺部感染。

（6）心血管内科李晋新主任医师：该患者高龄，自述既往冠心病病史，现偶感胸闷心悸、双下肢中度水肿，听诊各瓣膜区闻及 2 级吹风样杂音，心脏彩超提示 EF 值尚可，可加用他汀类降脂稳斑，既往冠心病病史，肌钙蛋白、BNP 升高，心酶正常，暂无急性心肌缺血发作征象。双下肢水肿，可予呋塞米、螺内酯利尿及补钾等处理。患者心电图提示Ⅰ度房室传导阻滞、完全性左束支传导阻滞，术前可放置临时起搏器，以防术中心房心室不同步收缩，影响循环功能。术后加强生命体征监测，及早下地活动，如监测情况可，24~48 小时可拔除临时起搏器。

（7）腹部外科黄有星副主任医师：患者 PET-CT 提示胰腺恶性肿瘤可能，但结合阅片，胰腺肿物回声尚均质，CA19-9、AFP 未见异常，胰腺恶性肿瘤可能性较低。胰腺为腹膜后器官，原发胰腺肿瘤直接转移至盆腔可能性低，且患者高龄，基础疾病多，不建议行胰腺手术治疗，可考虑姑息性行盆腔手术以减轻患者症状。

（8）神经外科谭齐家副主任医师：患者外院颈动脉、椎动脉彩超提示右侧颈外动脉起始端狭窄（50%），左侧椎动脉频谱声像改变，考虑椎内段近乎闭塞，颅脑 MRI+MRA 提示左侧小脑半球、脑桥、双侧基底节区、放射冠、半卵圆中心及双侧额颞枕叶多发腔隙性脑梗死灶，脑白质疏松，脑萎缩。但患者目前神志清楚、对答合理，手术耐受程度可，后续建议神经内科继续就诊、进一步治疗。

（9）心胸外科郑远副主任医师：PET-CT 提示左肺下叶外基段 1 个混杂密度结节，伴分叶、毛刺及胸膜牵拉征，代谢轻度增高，考虑为左肺周围型肺癌，肿瘤侵犯相邻胸膜，考虑患者高龄，基础疾病多，目前肺功能尚可，暂不同时处理肺部疾病。

（10）ICU 李健主任医师：患者基础疾病较多，年龄较大，手术风险高，建议与家属详细沟通病情，与各专科沟通，做好术前准备，建议术后转 ICU 监护治疗。

（11）麻醉科李向宇副主任医师：患者高龄，基础疾病多，如患者以及家属选择手术治疗。注意术中减压速度，维持循环稳定，现患者一般情况可，术前放置下腔静脉滤网后减少血栓风险，但风险仍高，做好术中、术后监测，注意液体管理。

（12）营养科何盈犀主治医师：患者高龄，为做好围手术期营养支持，建议在目前摄食量基础上，每天增加摄入 400~500kcal（1kcal≈4.19kJ）、20g 蛋白质；①食物摄入方案：主食（含全谷类）75g、鸡鸭肉 75~100g 或鱼虾 120~160g、鸡蛋 1 个、蔬果 100~250g、酸奶 1 杯或奶粉 3 勺。少量多餐，每天增加 2~3 餐。②无法增加食物摄入量，考虑增加口服整蛋白型肠内营养素以补充不足，如：力衡全半包、每日 3 次，或自备全安素 5 勺、每日 3 次。建议补充维生素，善存 1 粒，每日 1 次。

［**主持人小结**］妇科肿瘤专科肖静主任医师：综合上述各位意见，该患者目前诊断考虑卵巢恶性肿瘤可能，患者以及家属强烈要求手术减轻压迫症状，具备手术指征，手术方案考虑姑息性手术，减轻患者症状为主，术前需与患者及其家属充分说明其高危手术风险，术后并发症危及生命可能。术前可放置下腔静脉滤器预防血栓转移，放置临时起搏器预防心搏骤停，术中、术后做好心电监测，注意补液量，余肿瘤暂不做处理，术后尽早下地活动，加强雾化，抗生素使用足量。

［**MDT 意见**］诊断方面，目前考虑盆腔或腹膜后来源可能，性质考虑恶性肿瘤可能性大，治疗上建议在麻醉科、介入科、心内科、ICU、呼吸科、血管外科等科室的风险评估及协助指导下，制订出了严密的围手术期治疗方案。手术治疗以姑息性手术解除压迫为主，待术后病理进一步明确，指导下一步治疗；术前遵呼吸科意见针对肺炎给予严格规范的抗感染治疗，中药化痰止咳，遵营养科意见制订适合的营养计划。患者及家属都积极配合。

【病例追踪】

2020 年 11 月 18 日上午，先由介入科的孟凡喆主治医师放置下腔静脉滤网，以防血栓脱落导致肺栓塞等严重并发症。后续由心血管科的李晋新主任植入心脏临时起搏器，由麻醉科的赵高峰主任、李向宇主任、黄小玲医师密切监测生命体征，由梁立治教授主刀，肖静主任、胡向丹主任、唐虹医师协助，耗时 1 小时 20 分钟，共同完成了右侧卵巢巨大肿瘤切除 + 全子宫切除 + 双侧附件切除，术中探查：盆腔未见游离积液，留取腹腔冲洗液送病理找癌细胞，子宫萎缩，大网膜、肝表面、肠管网膜外观无异常；右侧卵巢肿物 25cm × 16cm × 20cm，右侧输卵管、左侧附件未见异常，并按步骤切除子宫以及双侧附件。术程顺利，术中出血 20ml。手术后转移至 ICU 监护病房，术后第 1 天排气，第 2 天早上排便。术后第 2 天中午突然出现急性左心衰、急性肺水肿，在 ICU 的李健主任、邓定伟医师等医护人员的积极治疗及精心看护下，顺利度过危险期。术后第 5 天转回妇科，术后第 8 天出院。妇科及 ICU 的专家团队秉持中西医结合促进快速康复的理念，在基础治疗之外还给予电针、穴位注射、中药外敷等中医特色疗法，促进胃肠功能恢复，余甘子喷喉改善咽干不适，切脉针灸调理全身气机等治疗，患者术后恢复良好。

［**术后病理诊断**］腹腔冲洗液：细胞块病理诊断未见明显核异型细胞。

（子宫 + 双侧附件）病理：右侧卵巢颗粒细胞瘤。子宫未见异常，左侧卵巢未见异常。

最终明确诊断：右侧卵巢颗粒细胞瘤。

［**出院后随访**］患者出院后定期复查未见异常，2022 年 4 月因肺部肿瘤恶化去世。患者术后至去世前 1 年半时间保持较好的生存状态。

【总结及思考】

［**病例特点**］

（1）超高龄老年女性，查体提示盆腔巨大包块，外院 PET-CT 提示盆腔肿物考虑卵巢癌可能，因包块巨大，压迫症状明显，患者及其家属有强烈手术意愿。

（2）专科检查：全身浅表淋巴结未及肿大，全腹膨隆，可扪及囊实性肿块，上界可达脐上四横指，双侧达腋中线，活动度一般，无压痛及反跳痛，双下肢中度水肿，双下肢皮肤色稍暗红，双侧足背动脉搏动正常。妇科检查：外阴呈老年性改变，阴道通畅，宫颈光滑，无明显萎缩，子宫大小正常，无压痛，盆腔可扪及直径约 30cm 肿块，边界清，活动度一般，无压痛。三合诊：直肠黏膜光滑，指套退出无血污。

（3）实验室检查提示心功能欠佳，D- 二聚体水平升高，肿瘤标志物 HE4 及 CA125 水平轻度升高（HE4 为 206.9pmol/L，CA125 为 72.7U/ml），其余均正常；多次影像学检查提示盆腔肿物考虑卵巢来源恶性肿瘤可能。

（4）患者基础疾病多，合并肺部恶性肿瘤，胰腺肿瘤可能，同时合并冠心病，I 度房室传导阻滞，完全性左束支传导阻滞，全身多发大血管血栓，间质性肺炎，手术风险极高。

［**诊断思路**］患者绝经多年，来源于盆腔巨大肿物考虑为恶性肿瘤可能。患者合并肺部恶性肿瘤，胰腺肿瘤可能。由其他器官或组织转移至卵巢形成的肿瘤均称为卵巢转移性肿瘤或卵巢继发性肿瘤，占卵巢肿瘤的 5%~10%。其中常见的卵巢转移性肿瘤是库肯勃瘤，原发部位是胃和肠。常累及双侧卵巢。该患者肿瘤巨大，影像学考虑来源于卵巢或者腹膜后可能性大。根据患者肿瘤标志物、激素水平以及 PET-CT 表现，考虑卵巢来源恶性肿瘤可能性大。

［治疗思路］

1. **手术方式选择**　该患者超高龄女性，巨大盆腔肿物性质待查，肿瘤标志物轻度升高，影像学考虑卵巢来源恶性肿瘤可能。手术指征明确，患者及家属也有非常强烈的手术意愿以解除肿瘤引起的压迫症状，但患者基础状况差，如果无法承受手术打击则导致相反的治疗结局，因此如何选择手术方式就是医师面临的选择。

卵巢肿瘤的规范治疗为手术治疗。手术目的：①明确诊断；②切除肿瘤；③恶性肿瘤进行手术一病理分期；④解除压迫。初次手术的彻底性与预后密切相关。早期患者应行全面手术分期，包括：经腹手术应有足够大的腹部正中直切口；腹腔积液或腹腔冲洗液细胞学检查；全面探查腹膜和腹腔脏器表面，活检和/或切除任何可疑病灶；正常腹膜随机盲检，如结肠旁沟、直肠子宫陷凹等部位；全子宫和双附件切除；结肠下网膜切除；盆腔淋巴结切除及腹主动脉旁淋巴结切除或取样；黏液性肿瘤者应行阑尾切除。晚期患者行肿瘤细胞减灭术，也称减瘤术，手术的目的是尽可能切除所有原发灶和转移灶，使残余肿瘤病灶达到最小，必要时可切除部分肠管、膀胱、脾脏等脏器。若最大残余灶直径小于 1cm，称满意或理想的肿瘤细胞减灭术。对于经评估无法达到满意肿瘤细胞减灭术的ⅢC、Ⅳ期患者，在获得明确的细胞学或组织学诊断后可先行 3~4 个疗程的新辅助化疗，再行中间型减瘤术，手术后继续化疗至少 3 个疗程。

随着社会经济发展，生活水平的提高，人们对于妥善治疗晚期肿瘤患者的需求也在逐渐增长，姑息性手术是相对于根治性手术而言的，指能够减轻患者的症状却不能治愈基本疾病的治疗方法，包括姑息性肿瘤切除术和减状手术。前者指切除肿瘤的原发灶与转移灶的大部分，肉眼尚有癌残留；后者指只是解除肿瘤引起的症状。姑息性肿瘤切除术适合于主要病灶对机体威胁较突出，而残留癌肿暂时不会影响重要脏器功能、对机体不会造成威胁的病例。手术医师合理地进行姑息性手术，首先应全面评估分布于体内癌肿的原发灶与转移灶，确认对重要脏器功能影响最大、对生命威胁最大的主要病灶，在手术实施以前较准确地评价手术切除部分癌肿给患者带来的益处、可能残留的癌肿给患者遗留下的影响、拟行手术对残留癌肿以及机体造成的影响，在三者之间努力将手术创伤调整到恰到好处，既解除最致命的威胁，又延迟下一个致命威胁的出现，还要保证术后的生活质量，达到延长生存时间、提高生活质量的目的。

该患者超高龄，多并发症，同时合并肺部恶性肿瘤，可疑胰腺恶性肿瘤，规范的卵巢癌根治手术所带来的手术创伤以及手术并发症可能对患者难以耐受，在经过全院多学科讨论以及与患者及家属反复商议后，最后对该患者选择开腹的盆腔肿瘤切除术，术中如确定是卵巢来源，则直接行全子宫切除＋双侧附件切除术，解除患者最痛苦的压迫症状，以及改善患者周围血管循环功能。暂时不处理肺部恶性肿瘤以及可疑胰腺恶性肿瘤。姑息性手术就是为了保全机体而控制手术创伤的强度，不使其超过机体所能承受的限度，选择切除癌肿的主要部分、对生命威胁最大的部分；残留短期内不会威胁生命的部分，最后以期获得较高的症状成功缓解率，降低围手术期死亡率和并发症发生率，给予患者综合性的最高获益。

2. **围手术期管理方案**　对于年老体弱的患者，围手术的管理以及并发症的处理非常关键，强调对所有拟进行手术的老年患者必须进行围手术期综合评估，以了解是否可耐受手术治疗和相关围手术期风险，并制订决策和详尽精细的围手术期管理计划。围手术期评估和管理涵盖术前、术中、术后全过程，内容主要包括患者病史和系统回顾、相关体格检查、一般健康情况评估、预期治疗目标、是否虚弱、认知功能状态、跌倒史、营养状况、目前使用药物、向患者和/或家属交代病情并进行术前宣教、鼓励患者术前戒烟及有利于术后康复的预防性锻炼、处理并优化可影响手术的慢性疾病、围手术风险综合评估、围手术期药物管理、术前禁食指导、围手术期液体管理、电解质平衡、器官功能的维护、营养支持、血糖、血栓与出血的管理，术后谵妄、术后恶心呕吐、术后疼痛管理计划等。

对于老年人手术，手术医师还需要对本学科以外的其他学科有一定的了解和认识，对各器官、系统要有全面的认识，才能对患者作出全面系统的评估，并给予正确的处理措施，从而尽可能确保患者手术顺利进行，减少手术并发症，促进患者术后康复。尽管老年患者常伴有多种内科疾病，但对于稳定的慢性病并不需要额外干预，术前仅需将其“最佳化”，而非彻底“纠正”；如稳定的冠状动脉粥样硬化性心脏病、慢性代偿性心力衰竭、控制良好的房颤、慢性肾功能不全等，通过病史、症状、简单检查即可了解疾病情况，无需进行过多检查和干预。

老年人的心血管系统结构功能均随年龄增长而呈进行性的老化，部分心肌纤维化使得心脏顺应性及心脏储备能力下降，伴随着围手术期疼痛应激及心理压力，加重患者心脏负荷，加之手术亦作为一种额外创伤，故围手术期较一般成年人更容易出现心脏代偿性负荷、心肌细胞受损等现象，引起或加重心衰。术前应仔细询问患者既往心脏疾病情况及用药史，全面检查患者心肌酶谱、心脏彩超及心电图等以此评估心脏功能，有针对性地制订围手术期包括术中术后的液体输入量，严密观察出液量，防止围手术期液体平衡过度失衡引起或加重心衰。

该患者既往高血压病病史 10 年，规律服药控制血压，平素血压尚可；冠心病病史 10 年，口服铝镁匹林片抗聚，盐酸曲美他嗪缓释片稳定心绞痛；对手术影响较大的合并症为多发下肢静脉血栓，缓慢型心律失常以及间质性肺炎，经过MDT讨论，对该患者术前进行详细的评估与管理。

（1）术前合并多发性下肢大静脉血栓：下肢静脉血栓是外科手术常见并发症。如无预防措施，普通外科手术患者的深静脉血栓（DVT）发生率为10%~40%。大型手术患者当同时具有多种静脉血栓栓塞（VTE）风险因素时（年龄>40岁、VTE病史、肿瘤等），致死性肺栓塞（PE）发生率高达5%。患者一旦发生深静脉内的血栓脱落，就很有可能发生急性肺栓塞，从而严重威胁患者生命安全。

1）VTE风险评估工具：推荐使用Caprini模型，对普通外科患者进行VTE风险评估（表3-3）。评估流程为：

A. 计算患者的风险评分：见表3-3。

B. 判断患者的风险等级：见表3-4。

表3-3　血栓风险评估（参考Caprini风险评估模型）

	项目	本病例评分/分
每项1分	年龄41~60岁	
	下肢肿胀	
	静脉曲张	
	体重指数（BMI）>25	
	计划小手术	
	脓毒血症（<1个月）	
	急性心肌梗死	
	充血性心力衰竭（<1个月）	
	需要卧床休息的内科疾病	
	炎症性肠炎病史	
	大手术史（<1个月）	
	肺功能异常（如慢性阻塞性肺气肿）	1
	严重肺部疾病（包括肺炎）（<1个月）	1
	口服避孕药或激素替代治疗	
	妊娠或产后状态（<1个月）	
	不明原因死胎，反复流产（>3次），因毒血症或胎儿生长停滞造成早产	
	其他高危因素	

续表

	项目	本病例评分 / 分
每项 2 分	年龄 61~74 岁	
	关节镜手术	
	中心静脉置管	
	大手术（>45 分钟）	2
	恶性肿瘤	2
	腹腔镜手术（>45 分钟）	
	限制性卧床（>72 小时）	
	石膏固定（<1 个月）	
每项 3 分	年龄≥ 75 岁	3
	深静脉血栓（DVT）/肺栓塞（PE）病史	3
	V因子 Leiden 突变	
	血栓家族史	
	凝血酶原 20210A 突变	
	狼疮样抗凝物质	
	高半胱氨酸血症	
	肝素引起的血小板减少症（避免使用普通肝素或低分子肝素）	
	抗心磷脂抗体升高	
	其他先天性或获得性易栓症	
每项 5 分	卒中（<1 个月）	
	多处创伤（<1 个月）	
	择期下肢主要关节成形术	
	髋部、盆腔或下肢骨折（<1 个月）	
	急性脊髓损伤（瘫痪）（<1 个月）	
总分		12 分

表 3-4　普通外科手术患者 VTE 风险分层

	普通外科手术	无预防措施时预计 VTE 基线风险 /%	该患者风险层级
非常低危	Caprini 0	<0.5	
低危	Caprini 1~2	<1.5	
中危	Caprini 3~4	<3.0	
高危	Caprini ≥5	6.0	高危

2）VTE 预防方法推荐

A. 预防策略：建议患者术后早期下床活动；建议对低危及以上风险的普通外科患者进行 VTE 预防。

B. 动态评估患者的 VTE 风险及出血风险，选择 1 种机械或 / 和 1 种药物预防措施，并及时调整预防策略。

具体推荐见表 3-5。

表 3-5　普通外科手术患者 VTE 预防措施推荐

VTE 风险	出血风险	预防措施
极低风险（Caprini 0）	—	早期活动，无须使用机械或药物抗凝措施
低风险（Caprini 1~2）	—	机械预防措施，建议使用间歇充气加压泵（IPC）
中风险（Caprini 3~4）	不伴高出血风险	低分子肝素、普通肝素，或者使用 IPC
中风险（Caprini 3~4）	伴高出血风险	使用 IPC
高风险（Caprini≥5）	不伴高出血风险	低分子肝素、普通肝素，建议同时使用机械预防措施，如弹力袜或者 IPC
高风险（Caprini≥5）	伴高出血风险	使用 IPC，直到出血风险消失可启动药物预防
高风险（Caprini≥5）但对低分子肝素、普通肝素禁忌的患者	不伴高出血风险	磺达肝癸钠、小剂量阿司匹林，建议同时使用机械预防措施，如 IPC
高风险（Caprini≥5）的腹盆腔肿瘤手术患者	不伴高出血风险	延长低分子肝素预防（4 周）

腔静脉滤网置放术是预防肺栓塞的有效方法，尤其是对于急性深静脉血栓形成，经B超或造影证实为长段、游离的DVT应尽快放置下腔静脉滤器以预防致死性肺栓塞的发生。腔静脉滤网放置使DVT血栓脱落致肺栓塞的发生率70%下降至5%以下。凡出现下列情况者，宜选用腔静脉滤网置放术：①广泛漂浮性髂股静脉血栓形成者；②伴慢性梗阻性的肺部疾病和心肺功能低下者；③肺动脉取栓术前或术后和复发性肺梗死病例；④妊娠妇女，器官移植和肿瘤患者伴静脉血栓性栓塞者；⑤高危骨科患者和外伤患者的肺梗死预防。

对于该患者，超高龄肿瘤患者，多发下肢静脉血栓，拟行盆腔巨大肿瘤切除术，这些均是VTE甚至肺栓塞发生的高危因素。该患者术前已存在腘静脉血栓，MDT会诊后，术前已给予低分子肝素进行治疗，而术前由介入科孟凡喆医师放置下腔静脉滤网，防止栓子脱落导致肺栓塞。术后严密观察生命体征，加强肢体的护理，准确执行溶栓抗凝治疗，做好出院指导，促进患者康复。该患者在顺利度过手术高危风险期后，于术后3个月取出腔静脉滤网。

（2）术前心脏临时起搏器置入：该患者超高龄，既往冠心病病史，肌钙蛋白、BNP升高，心酶正常，暂无急性心肌缺血发作征象。动态心电图提示Ⅰ度房室传导阻滞、完全性左束支传导阻滞，整体心律偏慢，考虑合并缓慢型心律失常。

心脏临时起搏术是心血管内科治疗缓慢性心律失常常用技术之一，为具有一过性心律失常潜在猝死危险或过缓的心率影响心脏功能的患者提供了安全保护性的措施。术前安置临时起搏器，预防或治疗术中及术后缓慢性心律失常，可减少或避免术中应用血管活性药物，提高手术安全系数。因此，对于外科手术的老年冠心病患者、窦性心动过缓及房室传导阻滞的患者，在接受大手术前，预防性使用临时起搏器是非常有必要的，可有效预防术中出现缓慢心律失常，进一步降低术中心搏骤停的风险。一般推荐老年患者行非心脏手术前，如果存在以下情况时不论手术大小、麻醉方式如何，最好先行临时起搏器安置术：①严重窦性心动过缓；Ⅲ度房室传导阻滞。②心房颤动伴长间歇（>2秒）。③快慢综合征。④完全性左束支阻滞。⑤有晕厥发生史。

本患者93岁超高龄，合并房室传导阻滞，缓慢性心律失常，围手术期间在术前置入临时心脏起搏器，为手术顺利完成提供了保障，并在术后24小时顺利取出临时起搏器。

（3）控制肺部感染：感染是手术并发症的重要风险因素。在围手术期医学的理念中，潜在感染源的预防与控制是关注的重点，尽可能在术前消除感染源。另一方面，对于存在严重感染性疾病的抗感染处理也在疾病治疗中发挥重要作用，严重感染意味着细菌大量繁殖并释放大量毒素，产生坏死组织，生成的大量炎性因子将导致血管内皮损伤，激活凝血和纤溶系统，导致微血管通透性增加，影响微循环灌注和器官功能。术前如果感染源未得到有效控制，即使手术成功也可能难以挽救患者生命。该患者术前合并肺部感染，以咳嗽为主要症状，听诊双下肺湿啰音，血常规正常，考虑气管炎可能，为避免肺部感染，术前 3 天开始使用罗氏芬（2g，每日 1 次）抗感染，术后加强雾化，术后患者恢复良好，未出现术后感染合并症。

（4）营养优化：影响手术患者顺利康复，且增加手术并发症风险的另一因素是营养不良。手术患者合并营养不良的发生率较高，尤其是老年、恶性肿瘤、胃肠道疾病患者。营养不良不仅影响器官的生理功能，而且增加感染和多器官功能障碍的发生率，延长切口愈合、器官功能恢复及住院时间。积极进行营养优化，促进蛋白质合成，减少骨骼肌消耗，调整代谢状况以满足手术应激造成的额外营养需求，能够显著减少术后并发症发生，加快创口愈合，也是患者能够顺利实施手术的有力保证。对于基础状况较差的患者，机体微环境非常脆弱，需要更仔细的营养治疗方案。该患者术前经 MDT 讨论后由营养科医师制订了非常详细的营养支持方案，术后胃肠功能以及伤口均恢复良好。

（5）围手术期的中医药应用：在围手术期快速康复关键临床问题中，中医药在围手术期中的应用实行术前评估与术后辨证论治相结合，能缩短手术患者的住院时间，减少医疗费用，提高患者生活质量。胃肠功能障碍是术后常见的并发症，中医思维提出术后胃肠动力障碍的主要原因是肠麻痹，胃肠动力不足，其病机主要为虚证，或者以虚证为主、虚实夹杂，根据中医“异病同治”的原则，围手术期术后胃肠功能障碍的辨证论治策略应以扶正补虚或者扶正祛邪为主要治法。以扶正补虚、健运脾胃为主要治法的中医药干预，包括针法、灸法、穴位贴敷、推拿、中药灌肠、中药口服，单独以及联合应用，成为胃肠功能恢复中的有益选择。该患者术后早期运用电针足三里，中药口服等治疗促进术后胃肠功能快速恢复，术后 1 天排气，术后 2 天排便，为后续快速康复打下了基础。

（唐虹 肖静）

参考文献

1. 中华医学会外科学分会．中国普通外科围手术期血栓预防与管理指南［J］. 中国实用外科杂志，2016，36（5）：469-474.

2. 中华医学会外科学分会，中华医学会麻醉学分会．中国加速康复外科临床实践指南（2021版）[J]. 中国实用外科杂志，2021，41(9)：961-992.
3. 陈志强，曹立幸．围手术期应用中医药的思考[J]. 中国中西医结合外科杂志，2022，4(28)：162-165.
4. 朱维铭，许奕晗，黎介寿．围手术期处理进展[J]. 中国实用外科杂志，2019，2(39)：118-120.
5. Brignole M，Auricchio A，Baron-Esquivias G，et al. 2013 ESC Guidelines on cardiac pacing and cardiac resynchronization therapy. The Task Force on cardiac pacing and resynchronizatio therapy of the European Society of Cardiology(ESC). Deve-loped in collaboration with the European Heart Rhythm Association(EHRA)[J]. Europace，2013，15(8)：1070-1118.
6. 李国立，黎介寿．晚期癌的姑息性手术原则[J]. 中国实用外科杂志，2007，1(27)：61-63.
7. 潘锋．加强围手术期综合管理，保障老年患者手术安全——《老年非心脏手术围手术期风险评估与管理指南2021》解读[J]. 中国医药导报，2022，1(19)：1-4.

二、术后放化疗后淋巴囊肿感染反复发热1例

【病例介绍】

郭某，女，60岁。住院号3110×××747。入院时间：2019年1月1日。

［**主诉**］子宫内膜样腺癌ⅢC$_2$期术后第3程化疗后第12天，发热1天。

［**诊疗过程**］2018年9月10日患者因子宫内膜腺癌于我科行腹式全子宫切除术+双侧输卵管卵巢切除术+大网膜切除术+盆腔淋巴结清扫术+腹主动脉旁淋巴结切除术+盆腔粘连松解术。术后病理提示：子宫内膜样腺癌，肿瘤大小肉眼范围约3.5cm×1.5cm，组织学分级为FIGO 2级，肌层浸润深度>1/2肌层，可见淋巴管-血管侵犯，腹主动脉旁淋巴结：淋巴结2枚、其中1枚可见癌转移(1/2)，其余组织及淋巴结未见癌及癌转移。诊断：子宫内膜样腺癌中分化，ⅢC$_2$期。

2018年9月19日、10月10日行第1、2程TC(紫杉醇210mg+卡铂500mg)化疗，过程顺利。

2018年10月18日—11月27日我院放疗科行25次盆腔外照射放疗。

2018年12月20日行第3程TC(紫杉醇180mg+卡铂500mg)化疗，过程顺利。

2018年12月31日患者自觉洗澡时受寒，后开始出现恶寒发热，最高体温38.9℃，伴右下腹隐痛，周身酸痛，无咽痛咳嗽，无恶心呕吐，无腰痛，二便正常。

2019年1月1日于我科住院治疗。

［**既往史及月经婚育史**］双肾囊肿、左肾结石病史，否认高血压、糖尿病、

心脏病等内科疾病病史。既往月经规律，47 岁自然绝经；已婚育，G2P2（顺产 2 子）。

［**查体**］T 37.8℃，P 115 次 /min，R 21 次 /min，BP 113/75mmHg，BMI 20.17。

全身浅表淋巴结未及肿大，咽无充血，扁桃体无肿大，心律齐，各瓣膜听诊区未闻及杂音，双肺呼吸音清，未闻及干湿啰音，全腹平软，右下腹压痛（+），无反跳痛，麦氏点压痛（-），移动性浊音（-），双肾区叩击痛（-）。妇科检查：外阴呈老年性改变，阴道通畅，阴道残端愈合良好，右侧附件区可扪及囊性包块，大小约 5cm × 4cm，触痛明显，活动欠，余盆腔未扪及异常。三合诊：直肠黏膜光滑、肠腔无狭窄，退指后指套无血染。

［**入院后情况**］2019 年 1 月 1 日入院查血常规：白细胞计数（WBC）5.78×10^9/L，中性粒细胞百分比（NEUT%）90.3%，血红蛋白（Hb）113g/L，血小板计数（PLT）125×10^9/L；超敏 C 反应蛋白（hs-CRP）14.00mg/L；血沉（ESR）31mm/h；降钙素原（PCT）0.27ng/ml。

2019 年 1 月 1 日开始予头孢哌酮钠舒巴坦钠 1.5g、每 12 小时 1 次 + 奥硝唑氯化钠注射液 0.5g、每 12 小时 1 次，静脉滴注，抗感染。

2019 年 1 月 2 日患者热势有上升，最高体温 39.5℃，右下腹部疼痛明显，伴大便次数增多、8~10 次 /d，量少、质稀，无腰痛，小便正常。

2019 年 1 月 2 日复查血常规：WBC 8.52×10^9/L，NEUT% 87.4%，Hb 94g/L，PLT 105×10^9/L；CRP 145.70mg/L；ESR 34mm/h；尿液常规、粪便常规 + 隐血未见异常；甲型 / 乙型流感病毒抗原、血（需氧菌 + 厌氧菌）培养均为阴性。腹部彩超：右下腹指示部位液性暗区（大小约 50mm × 55mm × 47mm），结合病史，考虑淋巴囊肿形成并感染可能。（图 3-1）

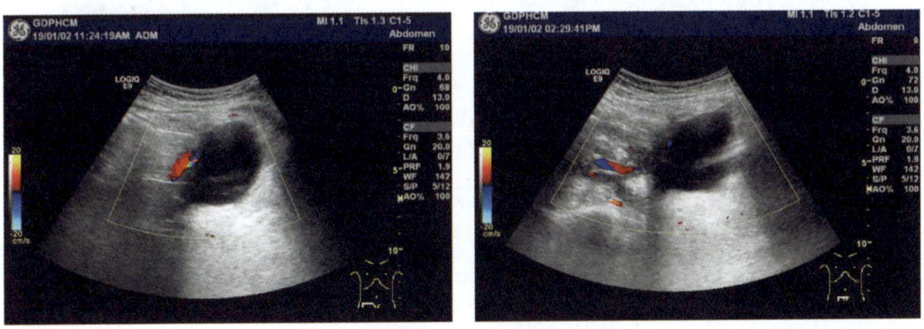

图 3-1　腹部彩超

2019 年 1 月 3 日患者最高体温仍为 39.5℃，故予亚胺培南西司他丁钠（1g，每 8 小时 1 次）抗感染，双歧杆菌四联活菌片（思连康）口服调节肠道菌群等对症治疗。

2019 年 1 月 3 日辅助检查结果回复：肥达试验＋外斐试验、九项呼吸道病原体 IgM、粪便轮状病毒均为阴性。

2019 年 1 月 4 日复查血常规：WBC 12.23×10^9/L，NEUT% 94.9%，Hb 85g/L，PLT 102×10^9/L；CRP 217.40mg/L；降钙素原 1.91ng/ml；咽拭子细菌培养＋药敏定量：检出口咽部正常菌群；呼吸道病毒抗原确认试验：未检出；粪便涂片找真菌：阴性。

全胸＋全腹 CT 平扫＋增强：子宫、双附件切除术后，右侧盆壁病灶最大横截面约 59mm × 36mm，结合临床，考虑多发淋巴囊肿合并感染可能大，邻近右侧盆壁、盆腔间隙渗出，病变与邻近右侧输尿管、小肠分界不清；右侧输尿管中上段、右肾轻度积液；局部 4、6 组小肠轻度积液、积气，盆腔少量积液，请结合临床；脾脏轻度增大；右肺中叶内侧段少量纤维灶。（图 3-2）

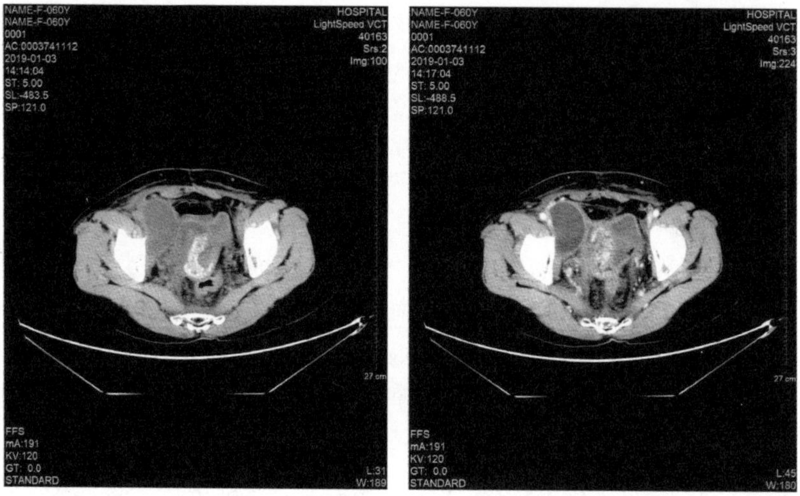

图 3-2 全腹 CT

结合患者病史、症状、体征及辅助检查，目前诊断考虑淋巴囊肿合并感染；现经抗感染治疗后，患者热势未见明显下降，腹痛缓解不明显。

2019 年 1 月 4 日在抗感染治疗的基础上行盆腔局部囊肿的穿刺引流术，术中抽出血性液体，术后予留置引流管，引流管的引流液呈脓样、质稠，引流液的细菌培养结果：无细菌生长。

2019 年 1 月 5 日—10 日患者体温逐渐下降，右下腹疼痛逐渐好转，大便次数逐渐减少，复查炎症指标较前明显下降。

2019 年 1 月 7 日查血常规：WBC 3.83×10^9/L，NEUT% 82.5%，Hb 79g/L，PLT 107×10^9/L。

2019 年 1 月 9 日查 CRP 59.7mg/L，引流管引流液色淡、质稀，引流量约 10ml。

2019 年 1 月 11 日拔除盆腔引流管，当日最高体温 37.3℃。

2019 年 1 月 12 日患者再次出现体温升高，最高体温 38.2℃，右下腹部疼痛反复。

2019 年 1 月 14 日复查血常规：WBC 5.97×10^9/L，NEUT% 85.8%，Hb 87g/L，PLT 126×10^9/L；CRP 94.20mg/L；腹部彩超：右下腹液性暗区（大小约 59mm × 45mm × 45mm），结合病史，考虑淋巴管囊肿可能。

2019 年 1 月 14 日改予盐酸莫西沙星氯化钠注射液（400mg，每日 1 次，静脉滴注）抗感染治疗。

2019 年 1 月 16 日、1 月 17 日患者体温降至 37.5℃以下。

2019 年 1 月 18 日患者再次出现发热，当时体温 38.1℃，伴右下腹部隐痛，无腰痛，小便调，大便成形。

2019 年 1 月 20 日患者最高体温可达 38.2℃；复查血常规：WBC 4.38×10^9/L，NEUT% 83.3%，Hb 73g/L，PLT 122×10^9/L；CRP 61.3mg/L；血腺苷脱氨酶（ADA）阴性。

2019 年 1 月 21 日患者体温未见明显下降，右下腹部隐痛，面色暗黄，无咽痛咳嗽，无腰痛，小便调，大便稀烂；舌暗红，舌光无苔，脉细；复查降钙素原 0.07ng/ml；二便常规未见异常；复查腹部彩超：右下腹髂血管旁囊性包块（59mm × 44mm × 45mm），结合病史考虑淋巴管囊肿可能；泌尿系彩超：右肾轻度积液，右侧输尿管上段扩张，双肾囊肿（部分囊壁并钙化）声像；左肾结石声像，膀胱未见明显异常。（图 3-3）

患者入院后的体温变化见图 3-4。

入院后相关辅助检查结果见表 3-6、表 3-7。

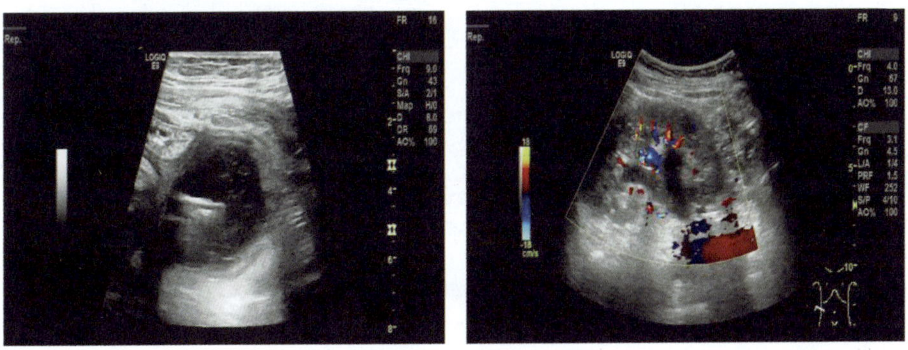

图 3-3　腹部彩超及泌尿系彩超

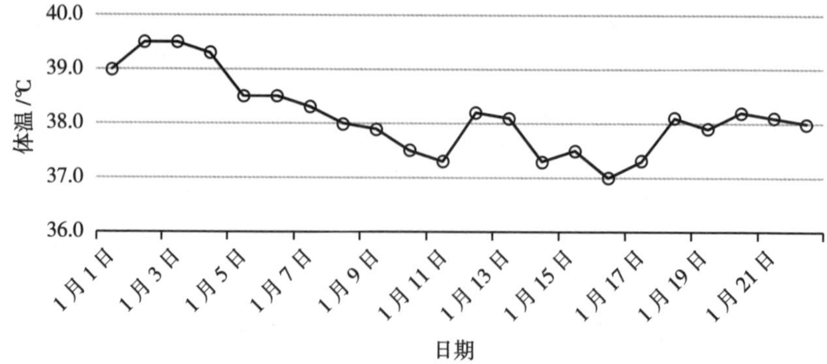

图 3-4　体温变化

表 3-6　相关辅助检查结果一

	WBC（$\times 10^9$/L）	NEUT/%	Hb（g/L）	PLT（$\times 10^9$/L）	CRP（mg/L）	ESR（mm/h）	降钙素原（ng/ml）	粪便隐血
1月1日	5.78	90.3	113	125	14	31	0.27	
1月2日	8.52	87.4	94	105	145.7	34		阴性
1月4日	12.23	94.9	85	102	217.4		1.91	
1月7日	3.83	82.5	79	107	95.5			
1月14日	5.97	85.8	87	126	94.2			
1月20日	4.38	83.3	73	122	61.3		0.07	阴性

表 3-7　相关辅助检查结果二

日期	外斐试验	肥达试验	呼吸道常见病毒抗原筛查及鉴定	呼吸道感染病原体IgM抗体检测	流感病毒A+B	咽拭子细菌培养	G试验	血培养（需+厌氧菌）	囊肿穿刺引流液细菌培养+药敏
1月2日						阴性		阴性	
1月3日	阴性	阴性		阴性	阴性				
1月4日			阴性				阴性		
1月7日									阴性

［**目前诊断**］①发热（查因：淋巴囊肿合并感染？输尿管瘘？其他？）②子宫内膜样腺癌（中分化，ⅢC_2期）。

【MDT 记录】（2019年1月22日）

患者为子宫内膜癌术后放化疗后反复腹痛发热22天。经介入穿刺、抗感染治疗后患者发热、右下腹疼痛症状明显改善，但拔出引流管后患者再度出现反复发热、右下腹部疼痛，复查右下腹彩超提示淋巴囊肿大致同前；患者发热、下腹痛症状反复，复查淋巴囊肿持续存在，故启动MDT。

［**讨论提纲**］

（1）该患者的诊断及鉴别诊断。

（2）该患者下一步的处理。

［**具体讨论内容**］

（1）泌尿外科白遵光主任医师：患者为子宫内膜癌术后补充放化疗治疗过程中的患者，2018年9月患者曾因子宫内膜癌行全面分期手术治疗，术后予放化疗治疗，本次因发热、伴右下腹疼痛入院。入院后1月3日于我院查全腹CT平扫＋增强提示右侧盆壁病灶（最大横截面约59mm×36mm），结合临床，考虑淋巴囊肿合并感染可能大。病灶邻近的右侧盆壁、盆腔间隙有渗出，病灶与邻近右侧输尿管、小肠分界不清，右侧输尿管中上段、右肾轻度积液；1月4日曾行盆腔病灶的穿刺引流术，术后体温可逐渐下降，1月11日拔除穿刺引流管后反复出现发热，右下腹部疼痛加重，结合患者手术及放化疗病史，以及全腹CT检查等影像学检查，目前诊断方面，考虑淋巴囊肿合并感染的可能大，但未排除输尿管瘘可能；建议行计算机体层成像尿路造影（CTU）了解输尿管的行程情况，后续可考虑行囊肿二次穿刺引流，并予完善穿刺液肌酐等相关检查排除输尿管瘘。

（2）ICU李健主任医师：结合患者病史、症状、体征及辅助检查，目前诊断考虑为发热（查因：淋巴管囊肿合并感染？其他？）；现患者反复发热考虑与右下腹囊肿相关，现囊肿性质未明，同意泌尿外科白主任的意见，建议尽快复查全腹CT平扫＋增强，以及行二次局部囊肿穿刺引流术，进一步明确诊断；患者复查CRP较前下降，血常规、降钙素原等指标水平未见明显升高，暂无继续使用抗生素的指征，可予停抗生素静脉滴注治疗，余同目前治疗。

（3）甲状腺血管外科林鸿国副主任医师：同意以上主任的意见，患者曾因子宫内膜癌行淋巴结清扫，术中淋巴管及淋巴主干损伤可出现淋巴漏，现患者反复发热，伴右下腹部疼痛，目前考虑术后放化疗后淋巴囊肿合并感染可能性大；先后予抗感染治疗后症状反复，结合患者情况，建议再次行局部囊肿穿刺引流术，并使用稍粗引流管（如10F的猪尾引流管）以确保引流通畅，适当延长置管时间。治疗上，建议在再次穿刺引流的基础上，充分发挥中医药的治疗；饮食方面，可嘱患者低脂高蛋白饮食，适当增加静脉营养支持，减少淋巴囊肿囊液的分泌。

（4）放疗科高蕾主任医师：补充病史，患者2018年10月至我科放疗定位时查全腹 CT 示右髂血管旁淋巴囊肿，后行 25 次盆腔放疗复查淋巴囊肿大小前后变化不大，现入院复查彩超及腹部 CT 示囊肿较前明显增大，囊壁较厚，周围渗出明显，并与输尿管、小肠边界不清，综合考虑，目前考虑淋巴囊肿合并感染可能性大，同意上述主任的意见，建议复做全腹 CT 平扫 + 增强检查以及行局部囊肿的二次穿刺引流术，注意追踪相关结果以及穿刺后患者病情变化。

（5）妇科肿瘤胡向丹主任医师：同意以上主任的意见，结合各主任医师的意见以及患者情况，患者子宫内膜癌术后放化疗后反复发热、伴右下腹部疼痛，入院先后予多种抗生素抗感染治疗，经治疗后患者热势较前下降，但仍有反复，目前诊断方面，考虑淋巴囊肿合并感染？输尿管瘘？进一步处理方面，予复做全腹 CT 平扫 + 增强检查以了解囊肿情况，以及输尿管行程，并可考虑行二次局部囊肿穿刺引流术，引流液送肌酐检查，病原体培养等；结合患者目前炎症指标结果，考虑现暂无全身应用抗生素指征，予停抗生素静脉滴注治疗；同时继续发挥中医药的治疗优势，四诊合参，中药辨证给予，同时可配合四黄水蜜外敷、复方毛冬青灌肠以及针灸等中医特色治疗。

［**MDT 意见**］诊断方面，目前考虑淋巴囊肿合并感染可能性大，输尿管瘘需要进一步排除；下一步处理方面：再次复查全腹 CT（平扫 + 增强）以及行二次的局部囊肿穿刺引流术，引流液完善肌酐、病原体培养等，穿刺时可适当选用稍粗引流管以确保引流通畅，适当延长置管时间；停用目前抗生素，发挥中医药的治疗优势。

【病例追踪】

2019 年 1 月 22 日复查全腹部 CT 平扫 + 增强：（“子宫内膜样腺癌术后化疗后”，对比 2019 年 1 月 4 日腹盆腔 CT 片）子宫、双附件切除术后；右侧盆壁病灶，结合临床，考虑多发淋巴囊肿合并感染可能大，病变大小与前相仿，局部新见少许积气；邻近右侧盆壁、盆腔间隙渗出，病变与邻近右侧输尿管、小肠分界不清；右侧输尿管中上段、右肾轻度积液，较前明显；盆腔少量积液，与前相仿；双肾多发囊肿（部分为复杂囊肿），左肾小结石，同前；脾脏轻度增大，同前；右肺中叶内侧段少量纤维灶，同前。

治疗上：2019 年 1 月 23 日行二次局部囊肿的穿刺引流术，术中抽出血性黏稠液体 15ml，术后予留置引流管；引流液送检提示渗出液，引流液肌酐 54μmol/l，引流液 ADA 阴性；引流液的细菌培养 + 药敏试验：无菌生长。

中医方面：予中药汤剂辨证内服，并配合四黄水蜜外敷下腹部、复方毛冬青保留灌肠以及针灸等中医特色治疗。

2019 年 1 月 24 日后患者体温正常，右下腹疼痛逐渐缓解，再次查引流液肌酐 56μmol/l。

2019 年 2 月 1 日复查体表彩超：右侧淋巴管囊肿声像（23mm × 16mm × 13mm）；当日予 0.9% 氯化钠注射液 10ml+ 地塞米松注射液 5mg+ 庆大霉素注射液 80mg 冲洗囊腔，过程顺利，患者无特殊不适。

［**最终明确诊断**］①淋巴囊肿合并感染；②子宫内膜样腺癌（中分化，ⅢC_2 期）。

［**出院及后续随访**］患者于 2019 年 2 月 2 日出院

患者出院后无发热、时有右下腹部隐痛，2 月 7 日拔除盆腔穿刺引流管。

2019 年 2 月 15 日—4 月 9 日我院完成第 4~6 程 TC（紫杉醇 180mg+ 卡铂 500mg）化疗，过程顺利，患者无腹痛、发热等不适。

2019 年 5 月 28 日我院复查腹部彩超：右侧髂血管旁淋巴囊肿声像（15mm × 9mm × 13mm）。（图 3-5）

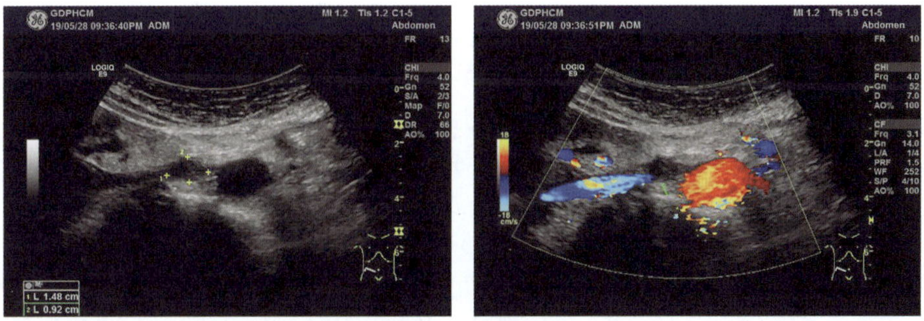

图 3-5　腹部彩超

2020 年 11 月患者因肺癌进展导致多脏器衰竭去世。

【总结及思考】

［**病例特点**］

（1）绝经后女性，子宫内膜癌术后补充放化疗过程中出现高热，伴右下腹部疼痛，经抗感染、局部囊肿穿刺引流术后，患者发热、下腹痛症状好转，拔除引流管后患者再次出现发热、右下腹疼痛加重。

（2）专科检查：全腹软，右下腹压痛（+），无反跳痛，麦氏点压痛（-），移动性浊音（-）。妇科检查：外阴呈老年性改变，阴道通畅，阴道残端愈合良好，右侧附件区可扪及囊性包块，大小约 5cm × 4cm，触痛明显，活动欠，余盆腔未扪及异常。三合诊：直肠黏膜光滑、肠腔无狭窄，退指后指套无血染。

（3）实验室检查提示白细胞计数、中性粒细胞百分比、CRP 以及降钙素原明显升高，经抗感染治疗后降至正常，其余感染性指标均为阴性。

（4）多次腹部彩超及 CT 检查提示右侧盆壁病灶，结合临床，考虑多发淋巴囊肿合并感染可能大，邻近右侧盆壁、盆腔间隙渗出，病变与邻近右侧输尿管、小肠分界不清；右侧输尿管中上段、右肾轻度积液。

［**诊断思路**］该患者主要特点是子宫内膜癌术后补充放化疗过程中出现发热、伴右下腹疼痛，体征及辅助检查提示右侧盆壁囊性病灶，经抗感染、局部囊性病灶穿刺引流术后，症状好转，拔除引流管后再次出现反复的发热，右下腹部疼痛加重，结合患者辅助检查，本疾病的诊断考虑淋巴囊肿合并感染，但需进一步鉴别输尿管瘘可能。

（1）输尿管瘘：输尿管瘘是指输尿管与其他脏器或外界之间存在异常通道，包括输尿管阴道瘘、输尿管直肠瘘、输尿管腹膜后瘘及输尿管盆腔瘘等多种类型。输尿管瘘可由腹部和盆腔手术、创伤、先天性异常、恶性肿瘤和放疗等多种原因引起；女性泌尿生殖器官解剖关系密切，泌尿系统损伤是妇科肿瘤手术中相对比较严重的并发症；生殖器官主要的毗邻器官是输尿管和膀胱，常见的手术副损伤也多见于此。

结合本病案患者，鉴别诊断思路分析如下：

支持点：①患者为妇科恶性肿瘤术后放化疗后出现反复发热、右下腹部疼痛；②多次彩超及 CT 检查提示右侧盆壁病灶，病变与邻近右侧输尿管、小肠分界不清，右侧输尿管中上段、右肾轻度积液。

不支持点：①患者发病以来无明显腰痛，小便正常；②第 2 次盆腔病灶穿刺引流液的多次肌酐检查提示肌酐浓度与血肌酐接近。

结论：综上所述，诊断方面该患者可排除输尿管瘘可能。

（2）淋巴囊肿合并感染：淋巴囊肿合并感染的诊断标准：在诊断淋巴囊肿的基础上，具有以下特征可明确诊断：①明显发热，下腹部疼痛加剧、局部压痛明显，下肢或外阴水肿等症状或体征。②血白细胞计数 $>9.5\times10^9/L$，中性粒细胞百分比 >0.75，排除其他部位感染。③淋巴囊肿穿刺液细菌培养阳性。④抗感染治疗有效。⑤超声或 CT、MRI 提示淋巴囊肿形成或囊肿较前明显增大。符合第 3 条即可确诊，如无细菌培养结果，符合上述条件中的任意 2 条也可明确诊断。

结合本病案患者，分析如下：

支持点：①患者为子宫内膜癌术后补充放化疗过程中出现高热，伴右下腹部疼痛，查体：全腹软，右下腹压痛明显。②辅助检查提示血白细胞、中性粒细胞百分比等炎症指标明显升高，且完善相关检查可排除其他系统的感染。③腹部彩超及 CT 检查提示淋巴囊肿形成，且囊肿较前明显增大。

结论：综上所述，本病案患者最终明确诊断为：淋巴囊肿合并感染。

［**治疗思路**］患者子宫内膜癌术后放化疗后出现发热、伴右下腹疼痛，体征及辅助检查提示右侧盆壁囊性病灶，经抗感染、局部囊性病灶穿刺引流后，症状好转，拔除引流管后再次出现反复的发热，右下腹疼痛加重；经过对局部

病灶的再次评估，以及二次穿刺充分引流联合中医药治疗后，症状缓解，最终明确诊断为淋巴囊肿合并感染；目前淋巴囊肿合并感染的相关治疗如下：

1. **抗感染治疗**　革兰氏阴性杆菌（以大肠埃希菌为主）为淋巴囊肿感染的最主要致病菌，其次为革兰氏阳性球菌，这与恶性肿瘤患者抵抗力低下，肛门、会阴部毛囊定植菌经阴道逆行感染，或肠道定植菌发生移位有关。血液或囊内液送细菌培养等可明确致病菌，药敏试验结果可作为抗生素选择的依据。当感染较轻或病原微生物不明确时，首选广谱抗生素抗炎治疗，尽可能选择兼顾对革兰氏阴性菌及革兰氏阳性菌均较敏感的二、三代头孢，配合抗厌氧菌的硝基咪唑类抗生素，大多能够获得满意的治疗效果，避免有创治疗。

当感染较重，抗炎保守治疗无效的情况下，选择超声引导下抽吸囊液并注入混有抗生素的生理盐水反复冲洗至引流液清澈透明，抽吸完全、感染得以控制后可考虑进行硬化治疗。

2. **介入治疗**　介入治疗创伤小、见效快，是症状性淋巴囊肿尤其是继发感染者的主要治疗方法。介入穿刺前需进行常规影像学检查，如超声检查、增强 CT 或 MRI 检查等，明确病变性质，确定囊肿位置、大小、形态、影像学特点，准确评价穿刺路径的安全性，确定穿刺点。

根据治疗方式分为穿刺抽吸术、穿刺置管引流术、腔内硬化治疗及介入淋巴管栓塞术。根据引导方式分为超声引导和 CT 引导，超声是最常用的引导手段，对于超声无法准确引导及定位者可采用 CT 引导。根据穿刺路径的不同，分为经腹、经阴道或经臀部穿刺入路。

（1）适应证及禁忌证

1）适应证：①症状型淋巴囊肿，影像学提示包膜完整，囊壁无明显实性突起及明显血流信号；②淋巴囊肿合并感染，压迫导致严重疼痛、输尿管扩张或肾积水及血栓形成等并发症出现时；③复发囊肿的二次介入治疗。

2）禁忌证：①严重凝血功能障碍者；②严重肝肾功能损伤者；③淋巴囊肿呈密集多房性、液体浓稠不易抽吸者；④无适宜的进针途径，穿刺针无法避开肠道、大血管及重要脏器者；⑤硬化剂过敏史者。

（2）穿刺及置管期间的管理：穿刺后囊液应常规送检肿瘤标志物、肿瘤细胞、细菌培养、蛋白定性试验等，感染囊肿应根据细菌培养药敏结果调整抗生素的应用。置管期间，需观察每日淋巴囊肿引流液的量和颜色，直至每日引流量小于 10ml 持续 1 周以上时，可考虑拔除引流管。拔管前进行彩超或 CT 等影像学检查评估淋巴囊肿是否消失，若囊肿仍然存在，或患者症状尚未明显减轻但引流量明显减少者，应考虑引流管梗阻可能，此时，应在无菌条件下经引流管加压注入生理盐水，尝试疏通引流管；若反复疏通失败，而患者的压迫症状持续存在或加重，应考虑导丝引导下更换引流管，必要时二次介入治疗。囊肿伴感染者，先穿刺引流排出感染囊液，也可置管引流导入甲硝唑等抗生素溶液冲洗囊腔。

3. 经腹或腹腔镜手术治疗 多次介入治疗无效或不除外恶性肿瘤复发者需手术治疗。

4. 中医药治疗 中医学认为，妇科恶性肿瘤盆腔淋巴结切除术后盆腔淋巴囊肿的形成大多由于创面渗液淋漓不断或久不收口，造成盆腔局部瘀血阻络、血不归经，使得湿热毒邪乘虚入侵，引发诸症，盆腔淋巴囊肿主要病机是瘀血与湿热。因此，治疗过程中以活血化瘀、消癥散结、清利湿热为原则，中药汤剂辨证用方。

外用药方面：可选用外敷大黄与芒硝，研末后按 1:1 比例配比，温水调成糊状外敷于腹部治疗，其中，大黄具有清热解毒、活血化瘀通经之功效，芒硝可泻火消肿、软坚散结。对于轻微压迫症状，囊肿体积较小，症状不影响生活者可于疼痛肿胀处予大黄及芒硝外敷，能取得较好疗效；但大黄、芒硝治疗淋巴囊肿周期长，起效慢，对于囊肿体积较大、压迫症状明显者不建议作为唯一的治疗手段。

本病案患者为恶性肿瘤术后放化疗后的患者，发病初期，患者自觉洗澡时受寒，后开始出现恶寒发热，精神疲倦，周身酸痛，右下腹隐痛，舌暗红，苔腻微黄，脉浮数；考虑患者体弱不慎感受外邪，风寒入里化热，郁闭毛窍，正邪相争；风寒入里化热，正邪相争在表故见发热恶寒；精神疲倦，周身酸痛乃是外邪内袭、清窍脏腑失养之象；既往手术刀刃所伤，导致瘀血内阻，脉络不通，不通则痛，故见右下腹隐痛；舌暗红，苔腻微黄，脉浮数皆为风寒化热之象；故辨证以风寒化热为主；治以疏风解热为法，处方予银翘散合小柴胡汤加减。拟方：柴胡 10g，黄芩 10g，法半夏 10g，党参 10g，大枣 10g，甘草 5g，桔梗 10g，生姜 10g，金银花 10g，连翘 10g，淡竹叶 10g，荆芥穗 10g，淡豆豉 5g。

疾病的中期，患者体温波动于 37.5~39.5℃，精神一般，发热无恶寒，右下腹疼痛，周身酸痛缓解，口干，纳差，眠一般，解稀烂便 3~8 次 /d、量少，小便调；舌暗红，苔黄腻，脉细数。患者发热反复、现无恶寒，考虑表证入里，现热邪与湿瘀之邪胶结，故见反复发热，热势难解；右下腹疼痛为湿瘀内阻，不通则痛之象；湿热内阻，运化失司，故见口干、纳差，解稀烂便；舌暗红，苔黄腻，脉细数皆为湿热瘀阻之象；故辨为湿热瘀阻证；治以清热利湿、活血化瘀为法，处方予白虎汤合清营汤加减。拟方：水牛角 20g（先煎），石膏 20g（先煎），生地黄 20g，栀子 10g，桔梗 10g，黄芩 10g，知母 15g，赤芍 15g，玄参 15g，连翘 10g，淡竹叶 15g，牡丹皮 15g，藿香 15g，甘草 5g。

疾病后期，患者热势波动于 36.9~38.2℃，面色暗黄，发热无恶寒，自觉身体灼热，右下腹隐痛，无周身酸痛，口干不欲饮，纳眠一般，小便调，解稀烂便

1~4 次。舌暗红，舌光无苔，脉细。邪热不解，湿热瘀邪深入，化火生毒，耗伤阴血，故患者面色暗黄；邪热深入，阴血耗伤，加之既往手术及放化疗打击，体内正气亏虚，气阴两亏，血热燔灼，故见热势反复、身体灼热；右下腹部隐痛、触及右下腹包块，因其手术刀刃所伤、瘀血内阻，且既往化疗使气阴两虚，血行不畅，瘀血内停，结为癥瘕之象；舌暗红，舌光无苔，脉细皆为气阴两虚之象；故辨为气阴两虚、湿热瘀结证，治以益气养阴、清热利湿化瘀为法，方予犀角地黄汤合四妙散合小柴胡汤加减。处方：柴胡 20g，黄芩 10g，生晒参 8g，法半夏 12g，生姜 15g，大枣 20g，炙甘草 6g，水牛角 30g（先煎），生地黄 15g，赤芍 15g，牡丹皮 15g，黄柏 10g，薏苡仁 30g，苍术 10g，酒牛膝 15g，石膏 30g（先煎），知母 20g。患者在中药辨证内服的同时配合四黄水蜜外敷下腹部、复方毛冬青保留灌肠以清热利湿，活血祛瘀，针灸调整脏腑阴阳以及气血的平衡。

本患者在疾病发生发展过程中体现了温热病的卫气营血的辨证纲领；温热类温病的卫分证以发热、微恶寒、口微渴为主证，可伴见头痛、舌苔薄白、舌尖边红、脉浮数等，治疗以解表透邪为基本大法，宜选用辛凉之剂，解表泄热，透邪外出；患者疾病发展的初期，表现为卫分证，治以疏风解热为法，方予银翘散 + 小柴胡汤加减；疾病发展的中期，患者表现为气、营相兼证，温邪入里，正邪相争，故患者见高热、口干渴；舌红，苔黄腻，为里热炽盛之象；脉细数为热灼营阴之象；治以清热利湿、活血化瘀为法，处方予白虎汤合清营汤加减；疾病的后期，邪热不解，热邪深入血分，耗伤阴血，患者表现为血分证，故见身灼热，口干不欲饮，舌暗红，舌光无苔，脉细，治以益气养阴、清热利湿化瘀为法，方予犀角地黄汤 + 四妙散 + 小柴胡汤加减。

总结，本病案为恶性肿瘤术后化疗后淋巴囊肿合并感染导致反复发热的患者，在本病案的诊治过程中提示穿刺引流液的相关检查、穿刺后的充分引流，以及中医药介入治疗在淋巴囊肿合并感染的诊治过程中起到重要作用。

（林浣妹　周丽丽）

参考文献

1. 中国医师协会微无创医学专业委员会，中国妇幼保健协会放射介入专业委员会 . 妇科恶性肿瘤盆腔淋巴结切除术后淋巴囊肿诊治专家共识（2020 年版）[J]. 中国实用妇科与产科杂志，2020，36（10）：959-964.
2. 沈宏，吕坚伟，姚友生，等 . 中华医学会泌尿外科学分会女性泌尿学组 . 膀胱及输尿管阴道瘘诊治专家共识（2018 版）[J]. 中华泌尿外科杂志，2018，39（9）：641-643.
3. Morey AF，Broghammer JA，Hollowell CMP，et al. Urotrauma guideline 2020：AUA guideline[J]. J Urol，2021，205（1）：30-35.

三、卵巢癌术后化疗后反复腹水 1 例

【病例介绍】

刘某，女，46 岁。住院号 3138××564。入院时间：2020 年 5 月 13 日。

［**主诉**］外院卵巢癌术后 6 程化疗后 3 个月，反复腹胀 5 个月余，加重 1 周。

［**诊疗过程**］2019 年 6 月当地医院体检 B 超发现左附件囊性肿物（大小约 43mm×31mm）；初时无明显不适；后自觉下腹部胀痛，食欲欠佳。

2019 年 9 月 10 日腹胀加重，当地医院复查妇科彩超提示肿物增大（左附件区见混合性包块 88mm×61mm）。

2019 年 10 月当地医院住院治疗，妇科检查：左附件区可扪及肿物直径约 10cm，上至脐水平，质中，活动欠佳，无压痛，与子宫界限不清，右附件未扪及明显异常。肿瘤指标：CA125 为 195.00U/ml，HE4 为 75.90pmol/L；CA15-3、CEA、AFP 正常。盆腔 CT 平扫 + 增强：盆腔偏左侧见囊实性混合性肿块影（大小 10.3cm×8.4cm），考虑肿瘤病变。

2019 年 10 月 14 日该院行腹腔镜探查，后中转开腹，术中见：肝胆胰脾、胃、小肠、大肠、双侧结肠旁沟未及肿物，盆腔及主动脉旁淋巴结未及明显肿大；左侧卵巢增大约 10cm×9cm，左附件与肠管及盆壁粘连，右附件外观正常，双侧腹膜可见散在小结节样组织物。左附件切除后送冰冻病理提示卵巢黏液腺癌。遂行全子宫 + 双附件 + 大网膜 + 阑尾切除 + 盆腔淋巴结清扫术 + 腹主动脉旁淋巴结切除 + 腹壁腹膜病灶切除 + 盆腔粘连松解术，手术达 R0 切除。

术后病理：左侧卵巢黏液腺癌，右侧卵巢、双侧输卵管、大网膜、盆腔淋巴结、腹主动脉旁淋巴结、肠表面肿物、腹壁腹膜、阴道后壁未见癌累及或转移；免疫组化：ER（约 80%+）、CK20（散在 +）、Ki-67（60%+）、P16（+），P53（约 2%+）、PR（约 70%）、CA125（+）、CK7（+）、Vimentin（–）、WT-1（–）。

于 2019 年 11 月 1 日、2019 年 11 月 21 日、2019 年 12 月 12 日、2020 年 1 月 1 日、2020 年 1 月 21 日、2020 年 2 月 11 日共行 6 程化疗，化疗方案为 TC（紫杉醇 240mg、卡铂 600~700mg），前 5 程为静脉化疗，第 6 程为紫杉醇静脉联合卡铂腹腔化疗。患者第 2 次化疗后 CA125 降至正常，但第 2 次化疗后出现反复腹胀伴腹水出现，化疗期间曾行多次穿刺放腹水，症状反复。

2020 年 2 月 27 日因腹胀当地医院住院，其间查肿瘤标志物（CA125、CA19-9、CEA、AFP、CA15-3）均正常，行穿刺引流，共引流出淡黄色腹水约 4 000ml，给予营养支持、利尿等处理，症状缓解后出院。

2020 年 4 月 20 日再次因腹胀明显当地医院住院，肿瘤指标均正常，给予对症处理，穿刺引流出淡黄色腹水共约 6 000ml。

2020 年 5 月 6 日自觉下腹部胀痛不适，恶心呕吐，食入即吐，呕吐物为胃内容物，疲倦乏力，纳眠差。遂入住我科。

［**既往史及婚育史**］既往史方面无特殊。经带胎产史：既往月经规律。已婚育，G2P1（顺产一孩）A1（人工流产 1 次）。

［**家族史**］否认家族遗传及肿瘤病史。

［**入院查体**］T 39.0℃，P 118 次 /min，R 20 次 /min，BP 117/90mmHg，BMI 19.6。

全身浅表淋巴结未及明显肿大。心肺听诊未及明显异常。腹部正中可见长约 18cm 的手术瘢痕，腹部明显膨隆，腹壁未见静脉血管显露，下腹部压痛（+），反跳痛（+），麦氏点压痛（–），墨菲征（–），肝脾肋下未触及，肝区叩击痛（–），肠鸣音弱，约 2 次 /min，腹部叩诊呈浊音，双肾区叩击痛（–）；双下肢无凹陷性水肿。

妇科检查：外阴正常，阴道通畅，阴道残端愈合良好，盆腔未触及明显肿物，触痛（+）。三合诊：直肠黏膜光滑，指套退出无血染。

［**入院后情况**］

（1）入院后辅助检查：2020 年 5 月 13 日血常规示 WBC 5.84×10^9/L，NEUT% 85.2%，RBC 3.54×10^{12}/L，Hb 100g/L，HCT 32.0%，PLT 235×10^9/L；肝功能十二项 + 生化七项：ALB 39.9g/L，K^+ 3.2mmol/L，Na^+ 136mmol/L，Cl^- 95.9mmol/L；CRP 66.2mg/L；降钙素原 0.04ng/ml；凝血六项：FIB 7.41g/L，DDi 5.23mg/L；尿液分析：亚硝酸盐阳性，白细胞（+）；阴道分泌物、细菌性阴道病（BV）、衣原体未见异常；肿瘤指标：卵巢癌筛查二项、CA19-9、CA15-3、CEA、AFP 等均正常。粪便隐血（+）。

腹平片：腹部密度较高，考虑腹水，请结合临床，建议 CT 进一步检查。

妇科彩超：子宫缺如，符合术后改变；右附件区所见考虑淋巴囊肿可能；盆腹腔大量积液。

全胸 + 全腹 CT 增强结果：①卵巢黏液腺癌术后、化疗后改变，腹腔、肠壁间隙大量积液，部分包裹，腹腔引流管在位，右侧髂血管旁囊性病灶，未除外淋巴囊肿；②腹部肠管较多积气及肠内容物，可见数个短小气液平面，考虑肠淤积，请结合临床；③CTU 双侧输尿管上段轻度扩张积液；④肺部 CT 结果未见异常。（图 3-6）

入院后给予三代头孢 + 奥硝唑静脉滴注抗感染治疗，补液营养支持，中药以补中益气汤合五苓散为基础方加减服用，同时给予腹腔穿刺置管留取腹水行细胞学、生化等检查，反复放腹水缓解症状。

入院第 2 天给予腹腔穿刺引流，第 1 次引流出淡黄色、澄清液体约 1 650ml。第 1 次腹水检测结果见表 3-8。

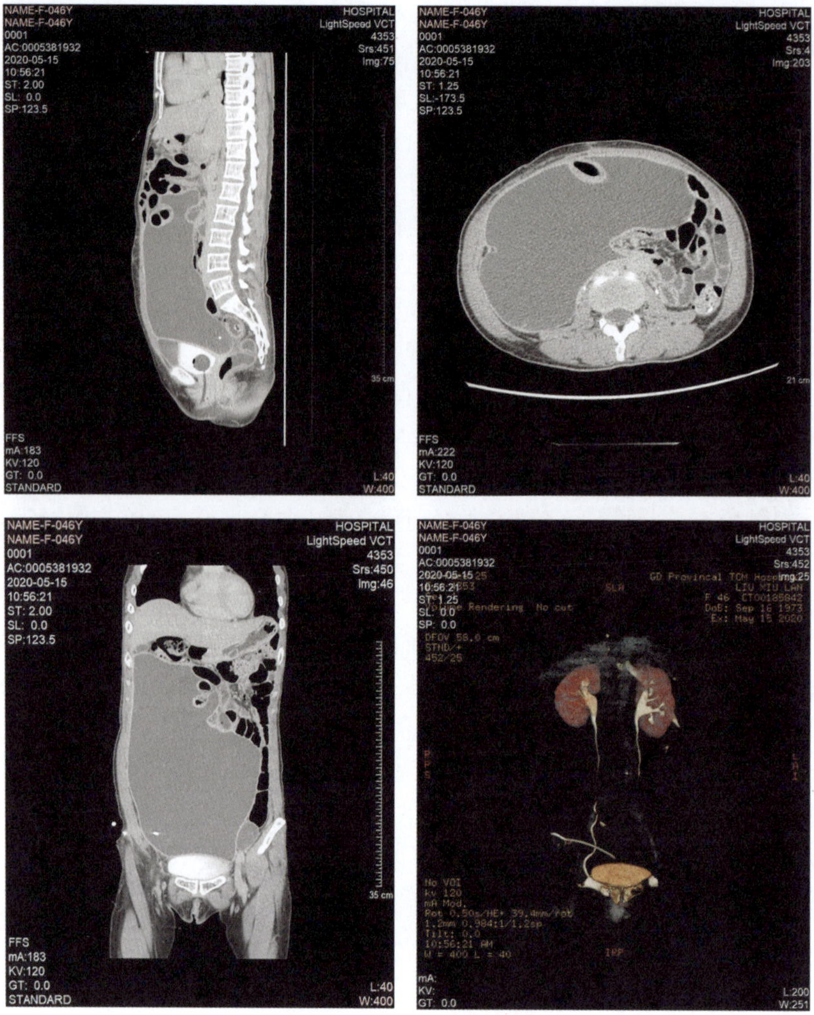

图 3-6　全胸 + 全腹 CT

表 3-8　5 月 14 日腹水相关指标

颜色	淡黄色
比重	1.016
李凡他试验	阴性
有核细胞计数	632×10^{6}/L
总蛋白（g/L）	34.2
白蛋白（g/L）	22.0
LDH（U/L）	138

续表

葡萄糖(mmol/L)	6.09
腹水 ADA(U/L)	5
CEA(ng/ml)	0.71
CA125(U/ml)	253
肌酐(μmol/L)	60
结核杆菌	阴性
腹水液基细胞学检查	镜下见较多中性粒细胞为主的炎症细胞及少量间皮细胞，未找到恶性肿瘤细胞

［**目前诊断**］①腹水查因(肿瘤性？淋巴瘘？)；②腹膜炎；③卵巢黏液性囊腺瘤Ⅱa 期外院术后化疗后。

【MDT 记录】(2020 年 5 月 21 日)

经过 1 周的治疗，患者体温已降至正常，腹痛症状明显缓解，炎症指标明显下降，但仍有腹胀，引流管仍能持续引出较多腹水，腹围继续增加(图 3-7，图 3-8)，故启动 MDT。

［**讨论提纲**］

(1) 患者卵巢癌术后反复腹水，腹水原因是什么？需要继续完善哪些检查？以便进一步明确诊断。

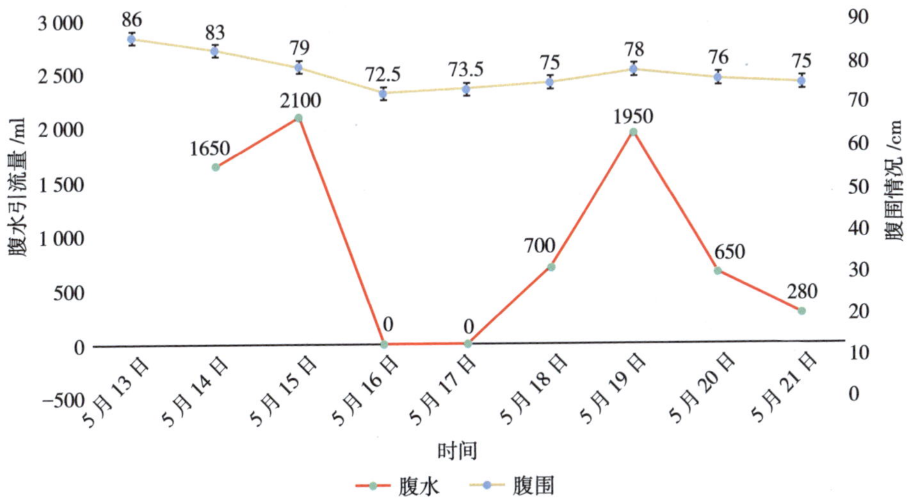

图 3-7　每日腹围、腹水情况

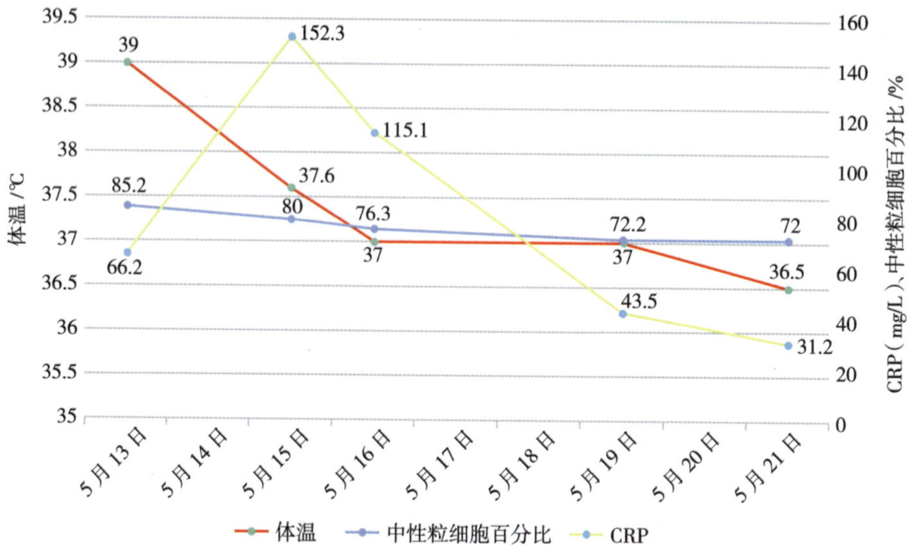

图 3-8 体温、CRP、中性粒细胞百分比变化趋势

（2）入院后经穿刺放水、抗感染治疗、对症治疗等，症状仍有反复，治疗方案需要如何调整？

［**具体讨论内容**］

（1）影像科刘玉品主任医师：患者全腹部 CT 增强影像学提示卵巢黏液腺癌术后改变，腹腔、肠壁间隙大量积液，部分包裹，右侧髂血管旁囊性病灶，未除外淋巴管囊肿；影像学上考虑卵巢恶性肿瘤术后并发症引起的腹膜假黏液瘤。但 CT 上不易鉴别浆液性腹水与黏液性腹水。

（2）心血管内科赖仁奎副主任医师：患者年轻，无高血压、心脏病等基础疾病，心脏听诊未及明显病理性杂音，无夜间端坐呼吸，无双下肢水肿，心脏彩超提示心脏结构未见异常，目前无心衰证据，患者反复腹水原因可排除心源性。

（3）肿瘤内科柴小姝主任医师：根据病史及相关指标，考虑卵巢来源肿瘤复发的依据不足。患者外院手术，术后病理结果提示卵巢黏液性囊腺瘤，但未明确卵巢是否为原发肿瘤，首先需完善病理组织的免疫组化检查明确肿瘤来源，排除继发性卵巢恶性肿瘤；患者大便隐血阳性，且 CT 提示肠管部分增厚，需排除消化道肿瘤，建议完善 PET-CT 检查，同时完善胃肠镜检查排除消化系统肿瘤。

（4）肝病科黎英贤主治医师：患者无肝炎病史，无肝硬化表现，肝源性腹水可排除。患者腹水常规提示李凡他试验阴性，但腹水白蛋白含量高，且腹水中有核细胞计数明显升高（大于 200×10^6/L），提示腹腔感染存在，考虑腹水为渗出液，建议多次复查腹水常规、生化、ADA（腺苷脱氨酶）、腹水 CEA 明确诊断；多次复查腹水有核细胞情况，评估感染控制情况。另患者卵巢恶性肿瘤病史，建议进一步完善病理会诊、胃肠镜，必要时行全身 PET-CT 检查进一步排除是否肿瘤复发。

（5）风湿科黄清春主任医师：患者目前无风湿免疫疾病临床表现，自身免疫十二项、血管炎抗体三项、免疫六项等检查未见明显异常，风湿免疫性疾病可能性不大。

（6）妇科肿瘤专科肖静主任医师：患者中年女性，曾接受盆腔淋巴结清扫及腹主动脉旁淋巴结清扫，且在治疗过程中肿瘤标志物正常后出现反复腹水，化疗治疗对于腹水无效，故肿瘤相关的依据不足，结合以上专家所提出的心源性、肝源性、风湿免疫性等可能性不大，故考虑不除外术后淋巴漏合并感染可能，给予诊断性治疗，给予头孢他啶联合奥硝唑二联抗感染治疗，补液支持。经过一周的治疗，患者已无明显腹痛，体温可降至正常，复查炎症指标明显下降，但其仍有腹胀，引流管仍能持续引出较多腹水。CT 见积液相对包裹，考虑淋巴漏合并感染可能性更大。建议淋巴漏患者禁食油腻之品，完全无油饮食对于减少和控制淋巴液渗出有很重要作用。中医方面，根据辨证，脾虚寒湿内聚为主要病机，治以健脾温化寒湿为法，中药汤剂内服，配合消腹水方神阙穴艾灸治疗。

［MDT 意见］

（1）诊断方面：①完善病理玻片会诊以进一步明确病理性质，鉴别原发性肿瘤或转移瘤。②患者因经济原因，暂拒绝 PET-CT 检查；可行胃肠镜检查排除消化道来源肿瘤。

（2）治疗方面：①腹腔感染存在，继续维持目前抗感染治疗方案；②继续动态复查腹水常规、生化、细菌培养，并对比腹水及血 LDH、ADA 等以进一步评估感染控制情况及明确腹水原因；③充分引流；④严格饮食控制，禁止含油食物摄入；⑤配合艾灸、切脉针灸、中药治疗。

【病例追踪】

（1）病理玻片我院会诊结果：（左侧卵巢？）考虑为交界性子宫内膜样肿瘤，伴部分区域癌变（高分化子宫内膜样腺癌）；所送检切片中的淋巴结均未见转移；子宫腺肌病，增生期子宫内膜，慢性子宫颈炎。免疫组化结果（原单位）：ER（80%+）、PR（80%+）、CK20（－）、CK7（＋）、Ki-67（15%+）、P53（散在少量弱＋）、CA125（＋）、Vimentin（－）、WT-1（－）、P16（＋）。

（2）胃镜结果：胃体隆起：建议超声胃镜检查。慢性胃炎（慢性非萎缩性胃窦炎伴平坦糜烂）。食管裂孔疝。（图 3-9）

无痛超声胃镜：胃窦体交界隆起（胃窦体交界大弯近后壁可见一大小约 20mm × 12mm 隆起，表面光滑），考虑胃体囊肿（图 3-10）。

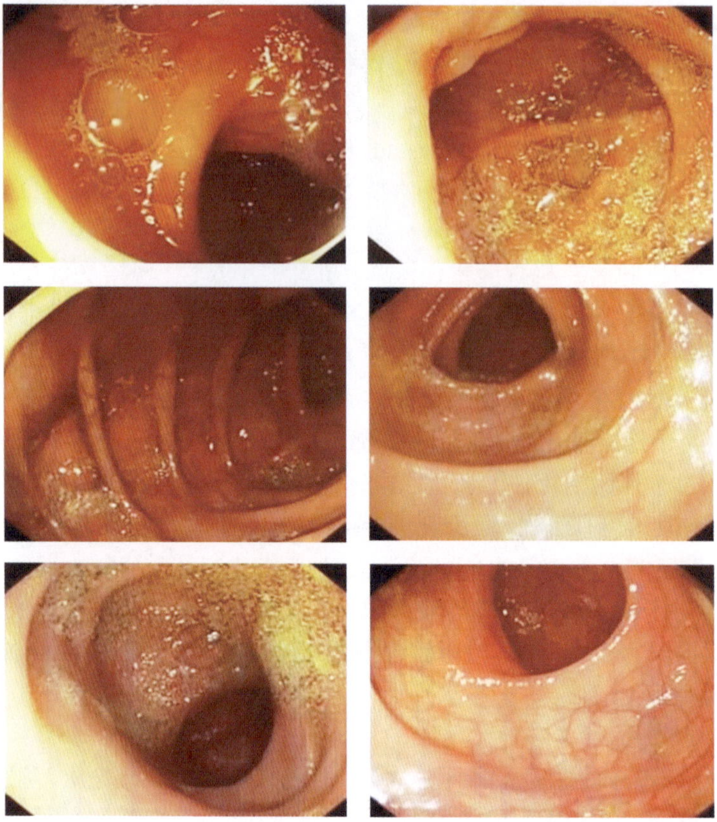

图 3-9　胃镜

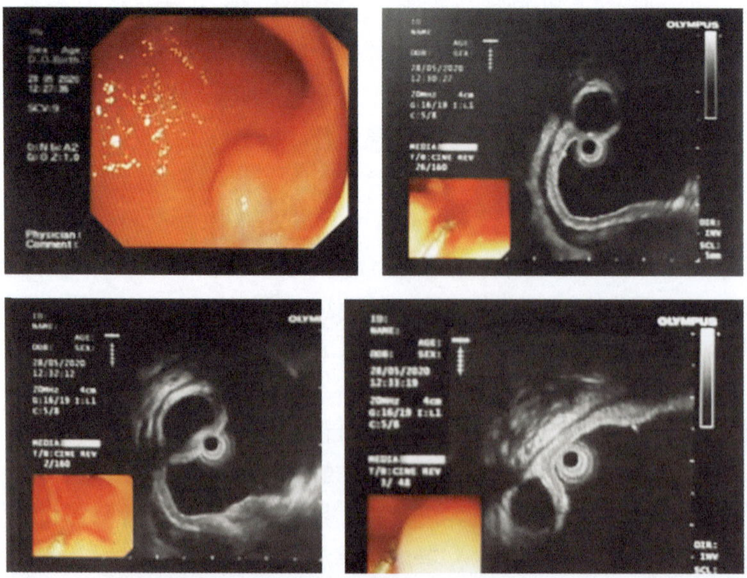

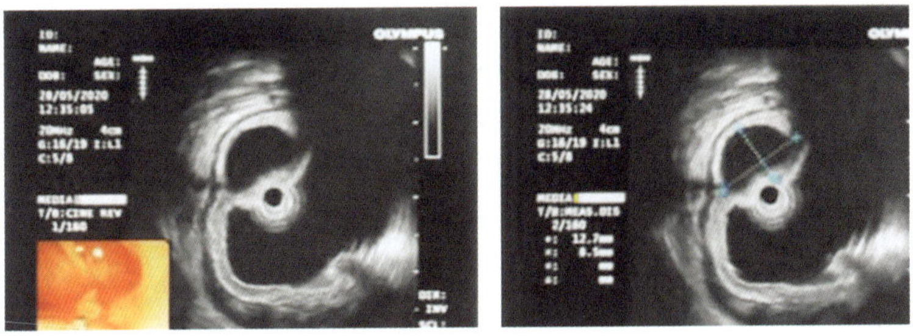

图 3-10　超声胃镜

（3）多次复查腹水各项指标（表 3-9）；腹水细菌培养、中段尿培养、血培养等均未见菌生长。

表 3-9　腹水各项指标汇总

	5 月 14 日	5 月 21 日	5 月 26 日
颜色	淡黄色	淡红色	淡红色
比重	1.016	1.022	1.015
李凡他试验	阴性	阳性	阳性
有核细胞计数	$632 \times 10^6/L$	$890 \times 10^6/L$	$1\ 210 \times 10^6/L$
总蛋白（g/L）	34.2	34.8	32.7
白蛋白（g/L）	22.0	21.4	22.1
LDH（U/L）	138	163	170
葡萄糖（mmol/L）	6.09	5.23	4.72
腹水 ADA（U/L）	5	9	9
CEA（ng/ml）	0.71	0.85	0.74
CA125（U/ml）	253	221.90	109.10
肌酐（μmol/L）	60		43
甘油三酯（mmol/L）		<0.10	<0.10

（4）继续充分引流，前后共引流出淡黄色、淡红色腹腔引流液 8 600ml，腹围逐渐缩小。

（5）在原方案基础上严格控制饮食，禁止任何动物脂肪、植物油摄入。

（6）中医治疗

1）中药汤剂辨证内服。脾肾亏虚、水湿内聚，则以补中益气汤合五苓散为基础方加减服用；脾肾阳虚、寒湿瘀结化热，则在五苓散基础上加薏苡附子败酱散；中焦虚寒、水湿瘀阻肠间，则在五苓散基础上加附子理中汤、血府逐瘀汤、已椒苈黄丸。

2）消腹水方外敷神阙＋艾灸。腹水方：花椒 10g，黄芪 10g，龙葵 10g，桂枝 10g，细辛 10g，五味子 10g，甘遂 10g。将药物研末，用蜂蜜调和后敷于神阙穴，用艾箱灸，每次灸 60 分钟。

3）切脉针灸治疗。百会＋四神聪、肩井＋翳风、人迎、扶突、脐小四针、胃五针、腹四针、胃肠三针、卵巢三针、补肾四针等等。

经过 19 天系统治疗，患者无腹痛发热，腹水完全消退，炎症指标均降至正常，患者于 5 月 31 日拔除盆腔引流管，6 月 1 日出院。出院后 1 个月，仍嘱患者禁食植物油和动物油。出院后，患者未再出现腹胀。出院后 3 个月，当地医院行 B 超检查，示盆腔未见积液。患者出院后 2 个月开始逐渐恢复正常饮食，随访至今无不适。

附：治疗流程图（图 3-11）

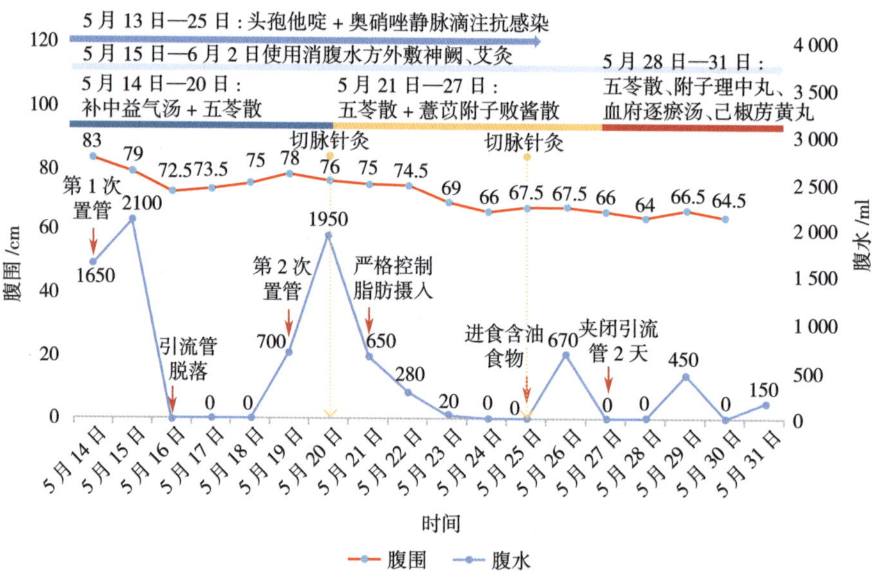

图 3-11　治疗流程图

［**最终明确诊断**］①卵巢癌术后淋巴漏合并感染；②卵巢子宫内膜样腺癌（ⅠA 或ⅠC 期，高分化，术后化疗后）。

【总结及思考】

［**病例特点**］

（1）患者围绝经期女性，卵巢癌术后 6 程化疗后 3 个月，反复腹胀 5 个月余，加重 1 周入院。

（2）入院时查体：T 39.0℃，P 118 次 /min，腹部明显膨隆，腹壁未见青筋显露，腹部压痛（+），反跳痛（+），麦氏点压痛（-），墨菲征（-），肠鸣音弱，约 2 次 /min，腹部叩诊呈浊音，双肾区叩击痛（±）；双下肢无凹陷性水肿。妇科检查：外阴正常，阴道通畅，阴道残端愈合良好，盆腔未触及明显肿物，触痛（+）。三合诊：直肠黏膜光滑，指套退出无血染。

（3）实验室检查：术后第 2 程化疗后 CA125 降至正常；反复腹水出现期间肿瘤标志物均正常；入院后炎症指标升高，经抗感染治疗后可逐渐下降；多次腹水 TCT 均未见异型细胞。

（4）病理玻片经我院会诊确诊为卵巢交界性子宫内膜样肿瘤，伴部分区域癌变（高分化子宫内膜样腺癌），淋巴结均为阴性，临床分期Ⅰ（A 或 C 不详）期。影像学检查方面未见明确肿瘤复发征象。胃肠镜检查可排除消化道肿瘤。

［**诊断思路**］该患者主要特点是卵巢恶性肿瘤术后反复出现腹水，经治疗症状可暂时缓解，但很快再次出现，腹水的原因不明，故诊断方面需进行如下鉴别：

（1）肿瘤性腹水

1）腹水生化检查

A. 渗出液与漏出液的鉴别：肿瘤性腹水（或称癌性腹水）主要的形成原因是肿瘤细胞阻塞淋巴管，以及肿瘤细胞的过度生长增加了腹膜微血管的通透性，大量的淋巴液或组织液渗透到腹腔内形成腹水。癌性腹水一般以渗出液为主。该患者肿瘤病史明确，然而腹水常规提示腹水外观为淡黄色或淡红色、清晰，腹水白蛋白 <25g/L，有核细胞大于 100×10^6/L，李凡他试验阴性 / 阳性，考虑漏出液合并感染可能性较大。（表 3-10）

表 3-10　漏出液与渗出液的鉴别

	漏出液	渗出液	本病例（5 月 26 日）
原因	非炎症所致	炎症、肿瘤或物理、化学刺激	淋巴漏合并感染
外观	淡黄色、透明或微浊、浆液性	黄色、血色、脓性或乳糜性	淡红色
密度	<1.018	>1.018	1.015
凝固性	不易凝固	易凝固	
蛋白定量	<25g/L	>30g/L	22.1g/L
糖定量	近似血糖量	多低于血糖量	4.72

续表

	漏出液	渗出液	本病例(5月26日)
李凡他试验(黏蛋白定性)	阴性	阳性	阳性
蛋白电泳	以白蛋白为主,球蛋白比例低于血浆	电泳图谱接近血浆	
细胞总数	小于 100×10^6/L	大于 100×10^6/L	$1\,210 \times 10^6$/L
细胞分类	淋巴细胞、间皮细胞为主	急性感染以中性粒细胞为主;慢性感染以淋巴细胞为主	较多中性粒细胞和少量间皮细胞

B. 血清-腹水白蛋白梯度(SAAG):SAAG指血清白蛋白与腹水白蛋白之间的差值。SAAG=血清白蛋白–腹水白蛋白(单位g/L)。该指标与门静脉压力呈正相关,能较准确反映门静脉压力,提高腹水诊断的准确性。

SAAG≥11g/L:高梯度腹水,提示存在门静脉高压。如肝硬化、酒精性肝病、布-加综合征等引起门静脉高压,从而引起腹水。

SAAG≤11g/L:低梯度腹水,提示为非门静脉高压腹水。如腹腔恶性肿瘤、结核性腹膜炎、胰源性腹水、肾病综合征。

本患者3次SAAG,第1次<11g/L,后2次>11g/L(表3-11),提示为门静脉高压性腹水,考虑为巨大淋巴囊肿、腹水压迫致使门静脉压力升高所致。

表3-11 血清-腹水白蛋白梯度

	血清白蛋白(g/L)	腹水白蛋白(g/L)	SAAG(g/L)
5月14日	31.1	21.2	9.9
5月21日	33.5	21.4	12.1
5月26日	38.0	22.1	15.9

2)肿瘤标志物:一般不同的肿瘤会出现不同的标志物升高。卵巢上皮性肿瘤常用的标志物有CA125、HE4、CA19-9、CA15-3、CEA、APF、LDH,其中以CA125敏感性及特异性最高。

卵巢癌患者出现如此大量腹水,如为肿瘤性,则存在腹腔内广泛种植转移可能,肿瘤标志物CA125应该明显升高。该患者术前CA125为195U/L,术后第2次化疗后CA125已降至完全正常范围之内,此后多次复查肿瘤指标均正常,此与卵巢癌所致癌性腹水不符合。

3）病理学检查：病理学检查为肿瘤诊断金标准。

对于大量腹水患者，多次腹水找肿瘤细胞是明确病性的一个重要手段。该患者入院后多次留取腹水行液基薄层细胞学检查（TCT）检查，均未见恶性肿瘤细胞，可见少量间皮细胞及中性粒细胞，不支持癌性腹水的诊断。

为进一步明确诊断，如果影像学检查提示存在实体瘤，可考虑行穿刺活检；卵巢癌患者容易出现盆腹腔广泛种植转移，一般在盆腔最低的地方容易触及病灶，亦可通过阴道做穿刺活检。该患者CT检查未见明显肿瘤病灶存在，妇科检查盆底无增厚，未触及结节，故无法通过组织学病理明确诊断。

4）影像学检查：对于实体瘤来说，一般CT增强检查提示病灶区域见增强回声，PET-CT则提示肿瘤病灶区域呈高摄取状态。患者全腹部CT增强提示卵巢黏液腺癌术后改变，腹腔、肠壁间隙大量积液，部分包裹，肠管被挤于腹腔一侧，右侧髂血管旁囊性病灶，未除外淋巴管囊肿；影像学上考虑不排除卵巢恶性肿瘤术后并发症引起的腹腔假黏液瘤可能，但CT上不易鉴别浆液性腹水与黏液性腹水，引流腹水非黏液性。患者因患病已花费巨大，因经济原因此次入院后未做全身PET-CT检查，也在诊断上造成一定的困难。

（2）其他内科疾病引起的腹水：内科疾病方面需鉴别心、肝、肾功能异常引起的腹水。

心衰患者常有高血压、冠心病等基础疾病，心衰发作时可有劳力性呼吸困难，伴有心慌心悸、少尿，水肿主要表现为低垂性、对称性、凹陷性水肿，严重者可有胸腔积液、腹水等。该患者年轻，无心脏方面基础疾病，无呼吸困难，无双下肢凹陷性水肿，仅大量腹水，心源性腹水可排除。

肝源性腹水一般患者为肝硬化、门静脉高压导致下腔静脉回流障碍，毛细血管通透性增加引起或淋巴液循环障碍引起腹水。患者一般有肝炎、酒精性肝病等病史，影像学检查提示肝硬化，胃镜可见胃底静脉曲张等。该患者无肝炎病史，根据检查结果可排除。

肾源性腹水，一般患者有肾病病史（如肾病综合征、尿毒症）、血肌酐升高或蛋白尿、低蛋白血症，一般患者水肿为全身性。患者血多次肌酐正常，血白蛋白仅稍偏低，无全身浮肿，根据病史可排除。

（3）结核性腹水：结核性腹水是由结核杆菌感染引起的慢性、弥漫性腹腔感染所致。患者可出现长期低热盗汗、消瘦、腹痛等症状，触诊腹部可有柔韧感；实验室检查示结核菌素纯蛋白衍生物（PPD）皮肤试验阳性、结核抗体阳性、血沉增快等。超声可探及结节或腹水，CT检查可见腹膜增厚、结节、淋巴结肿大、大网膜污垢状等，影像学检查方面无特异性，需结合病史及实验室检查才能确定。

腺苷酸脱氢酶（ADA）广泛存在于人体各种细胞及体液中，在淋巴组织中具有更高的活性，结核性腹膜炎时细胞免疫被激活致淋巴细胞明显增多，ADA 在腹腔积液中的含量明显升高。以 40U/L 为阳性界值，ADA 诊断结核性腹水的敏感性及特异性接近 85%；以腹水 ADA/ 血清 ADA 比值 >1 为结核性腹水，诊断结核性腹水的敏感度及特异性接近 95%。

该患者多次腹水 ADA 均小于 10U/L，腹水 ADA/ 血清 ADA 均小于 1，结核菌素纯蛋白衍生物 |（PPD）、结核抗体阴性，故结核性腹水可排除。

（4）胰源性腹水：急性胰腺炎、胰导管破裂和慢性胰腺炎假性囊肿都可形成腹水。胰源性腹水由胰液漏入腹腔所致，含大量淀粉酶，对腹膜有化学性刺激作用。腹水淀粉酶检查明显升高。该患者血、尿、腹水淀粉酶基本一致，未见升高，据此可排除。

（5）术后输尿管损伤：输尿管分为 3 段——腹段、盆段及壁内段。输尿管从腹部进入盆腔需要从髂血管处跨过，此处为妇科淋巴结清扫术或卵巢动静脉高位结扎容易损伤的地方（图 3-12）。

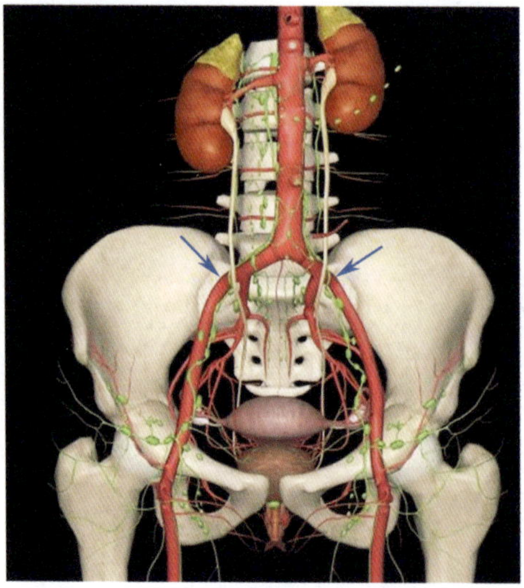

图 3-12　输尿管解剖结构

输尿管或泌尿系损伤可通过引流液肌酐检查、影像学检查来鉴别。如引流液肌酐明显升高，则提示存在泌尿系损伤；静脉肾盂造影（IVP）或 CT 泌尿系重建如可见到造影剂外渗，则提示存在泌尿系损伤。

该患者外院行淋巴结清扫术，术后出现反复盆腹腔大量液体出现，且伴有尿量减少，查体肾区有叩击痛，需排除手术后输尿管损伤可能。入院后及时行引流液肌酐检查，结果与血肌酐一致，可排除输尿管损伤；另，CT 泌尿系重建亦未见造影剂外渗，未见输尿管、肾盂扩展积液等。故术后输尿管损伤亦可排除。

（6）术后淋巴漏合并感染

1）术后淋巴漏的诊断：淋巴系统是一个循环系统，当手术导致局部淋巴管受损，循环路径中断，且受损部位的淋巴液压力高于组织液或体腔中的压力时，淋巴液将流入腹腔，形成淋巴漏；妇科手术后淋巴液渗出较为常见，发生率约为9%。术后淋巴漏无明确诊断，查阅文献，主要通过以下几点来确诊：术后盆腔引流管持续引流出淡黄色或乳糜样液体；术后3~5天内引流液大于300ml/d；引流液内检测发现淋巴细胞；排除泌尿系统瘘及感染性渗出（图3-13）。

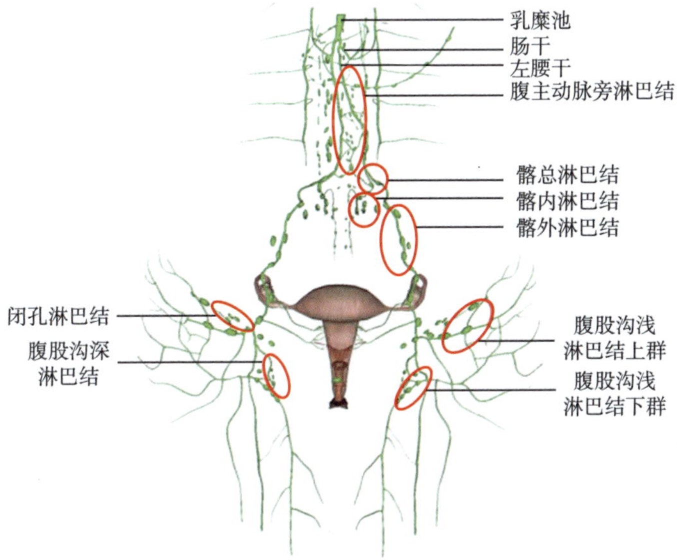

图3-13　盆腹淋巴系统

［来源：张啸宇，沈杨．盆腹腔淋巴结切除术后淋巴漏的诊治现状［J］．协和医学杂志，2020，11（6）：732-736.］

患者于当地医院行盆腔淋巴结及腹主动脉旁淋巴结清除术，术后短时间内反复出现大量腹水，引流液以淡黄色为主，我院腹水TCT未见肿瘤细胞、可见少量淋巴细胞，腹水肌酐与血肌酐一致，泌尿系重建未见异常，故可排除术后泌尿系损伤可能，从而可明确术后淋巴漏诊断。患者反复腹痛，入院时伴有发热，查体腹部压痛反跳痛存在，炎症指标升高，腹水有核细胞明显增多，经抗感染治疗后症状可缓解，腹腔感染存在。结合病史、体征及辅助检查，患者术后淋巴漏合并感染诊断明确。

2）术后淋巴漏的危险因素：目前，国内外对于术后淋巴漏的高危因素尚无统一意见，可能与肥胖、贫血、淋巴结清扫数目、术中出血相关，发生机制可能为术野暴露欠佳导致淋巴管损伤机会增加，或淋巴结清扫数目越多导致破损的淋巴管越多，或营养状态欠佳致淋巴管的自我修复能力降低。

淋巴漏的预防尤为重要，临床医师在术前、术中、术后均需要谨慎、严密的防控思维，术前充分评估以切除可疑肿大的淋巴结，对于早期肿瘤，可否行前哨淋巴结切除代替系统淋巴结切除，及时发现高危患者，制订预防措施；术中需分清解剖层次、减少出血、充分暴露术野，谨慎操作、充分凝闭淋巴管，必要时缝扎，创面可予生物胶喷洒；术后关注盆腹腔引流情况，及时发现病情。

3）淋巴漏合并感染的治疗思路

A. 淋巴漏支持治疗

a. 保守治疗：术后禁食或控制脂肪摄入，增加优质蛋白摄入。充分引流；可使用生长抑素或奥曲肽减少消化液的分泌，减少渗出；可予螺内酯（20~40mg，口服，每日 3 次）利水。

b. 手术治疗：若经保守治疗失败，可考虑手术方法，如外科结扎漏口或腹腔 - 静脉分流术、淋巴管栓塞术。

饮食指导非常重要，特别是当出现淋巴漏时，禁止脂肪的摄入对于控制病情至关重要。该患者 5 月 21 日 MDT 讨论后开始严格限制脂肪的摄入，开始几天引流量明显减少，5 月 24 日患者曾自行进食含油食物后 5 月 25 日再次出现引流液明显增多，此后至出院后 1 月严格限制脂肪摄入，腹水逐渐减少至消失，病情未再出现反复。

B. 西医治疗：患者腹痛，查体腹部压痛反跳痛，炎症指标明显升高，腹水常规提示有核细胞明显升高，提示腹腔感染存在；予静脉滴注头孢他啶、奥硝唑联合抗感染治疗。经治疗后患者体温下降，腹痛缓解，炎症指标下降，提示治疗有效。

C. 中医治疗：中医无淋巴漏诊断，根据患者出现症状属于中医“鼓胀”范畴，始见于《黄帝内经》。《灵枢·水胀》所载“鼓胀何如？岐伯曰：腹胀，身皆大，大与肤胀等也。色苍黄，腹筋起，此其候也”，详细描述了鼓胀的临床特征。《格致余论·鼓胀论》详细记录了腹水的病因病机：“今令七情内伤，六淫外侵，房劳致虚，脾土之阴受伤，传输之官失职，胃虽受谷不能运化，故阳自升阴自降，而成天地不交之否。于斯时也清浊相混，隧道壅塞，气化浊血瘀郁而为热。热留而久，气化成湿，湿热相生，遂成胀满。经曰鼓胀是也。”中医治疗该病症方法有很多，根据其形成的主要病因病机，辨证论治，随证加减，采用中药内服、外敷、针刺、艾灸等方法，能有效遏制淋巴液的产生，并能改善临床症状，提高患者的免疫功能及生活质量，延长生存期，效果显著，不良反应少。该例患者病情迁延不愈，在我科治疗期间注意营养配给，根据不同阶段辨证用药，并配合艾灸、外敷等中医治疗方法，取得不错的效果。

总之，妇科恶性肿瘤根治术后反复出现腹水，需要仔细甄别腹水形成的原因，不囿于固有思维；在诊治过程中遇到困惑时及时组织多学科会诊，综合多学科意见，可能会有柳暗花明又一村的时候。

（蔡林儿　肖 静）

参考文献

1. Pei-quan Li, Qing Liu, Kai-jiang Liu. Risk factors and treatment of lymph leakage after laparoscopic gynecological malignant tumor lymph node dissection[J]. China Journal of Endoscopy, 2018, 24: 43-49.
2. 杨梦霞，王武亮，赵虎．妇科恶性肿瘤术后淋巴漏的危险因素分析[J]. 实用医学杂志，2017, 33(6): 953-956.
3. Kong TW, Chang SJ, Kim J, et al. Risk factor analysis lymphatic ascites after laparoscopic retroperitional lymphadendctomy in gynecologic cancers and treatment using intranodal lymphangiography with glue embolization[J]. J Gynecol, 2016, 27(4): e44.

附一：个案管理师在妇科肿瘤 MDT 执行过程中的作用

个案管理的概念，最早于 20 世纪 70 年代早期产生于保险行业。个案管理师（case manager）是指协助为患者规划、协调、监测和评估医疗服务（侧重治疗质量、服务连续性和成本 - 效果分析）的专业人士。

个案管理师在个案管理实践中居于主导地位，全程参与患者入院、诊断、治疗、出院、返回社区的全过程，通过协调利用多方资源，制订相关医疗护理计划，提供以“个案”为中心的整体性照护服务，以便达成期望的治疗目标。个案管理师可以由护理人员、药剂师、医师等担任，其中护理人员是目前个案管理服务的主体。

广东省中医院大学城医院妇科在既往施行 MDT 的基础上，响应国家卫生健康委员会的号召，于 2018 年 2 月开始实施妇科疾病 MDT 的优化，同期成立首个个案管理岗位。

MDT 的组织与实施期间，个案管理师的工作内容包括：

（一）准备阶段

妇科肿瘤专家根据纳入标准筛选需要进行 MDT 的门诊或住院患者，于 MDT 进行前联系个案管理师；经患者或家属同意后，个案管理师负责致电或床旁再次告知患者或家属具体会诊时间、地点，指导患者或家属挂当日疑难病会诊中心门诊号等。与此同时，个案管理师提前与门诊办公室预约 MDT 会诊室，并确认会诊室场地用物如投影仪、阅片机、电脑等能否正常使用。待讨论患者资料及会诊目的在确定会诊后第一时间发到 MDT 微信群。个案管理师还需负责电话通知每位专家，告知会诊时间、地点、特殊安排、注意事项等，如 MDT 会诊时间或地点临时改动需及时在群内通知拟参会专家，未回复专家必须电话通知到位。

（二）执行阶段

会诊当日，个案管理师协同患者带齐资料至 MDT 候诊室，协调各与会专家准时出勤并签到。个案管理师协助主管医师记录会诊意见，包括讨论的时间、地点，参与 MDT 讨论的学科及专家，讨论的重点和目的，讨论所达成的结论、指导意见或可供选择的诊治决策。经由上级医师审阅并谈话签字后打印双份广东省中医院大学城医院妇科 MDT 记录表，一份交患者一份在 MDT 会诊的文件档案中专项保存。

（三）MDT 协作诊治后的方案执行、随访及反馈阶段

MDT 诊治方案制订后，由主管医师反馈给患者及家属，获得患者充分知情并配合后，予以实施，并记录和随诊实施过程中的安全性及疗效。个案管理师还需负责相关资料的存档：①收集 MDT 病例的所有前期资料（PPT 或其他，电子版和 / 或纸质版）；②广东省中医院大学城医院妇科 MDT 专家签到表；③会诊全程录音资料（电子版）；④广东省中医院大学城医院妇科 MDT 记录表（电子版和纸质版）；⑤CHAS 病历系统病程记录中的疑难病例讨论记录（电子版）；⑥登记表汇总（电子版）。

所有 MDT 决策的治疗方案实施完成后，由主管医师定期通过电话、邮件等形式对患者进行随访。MDT 诊治方案执行后的随访阶段，需采用标准化格式登记患者的随访指标。定期向 MDT 成员反馈治疗的疗效和预后，不断提高诊治水平。个案管理师负责 MDT 病历随访数据的维护、补充及完善，同时负责统计 MDT 病例的临床资料，每月汇总 MDT 数据及劳务发放表并交门诊办公室主任。

随着医学科学的发展和诊治水平的提升，妇科肿瘤的诊治步入了精准化、个体化的综合全病程管理时代。以患者为中心、以循证医学证据和诊治规范为依托、以优化诊治决策为目的的全流程 MDT 管理模式，可最大限度提高妇科肿瘤患者的生存率，改善其生存质量。从事妇科肿瘤诊治的队伍应更加专业化，更应打破专科壁垒，采取 MDT 模式，提高妇科肿瘤的诊治水平。个案管理师为保证 MDT 各个环节的顺利实施发挥了非常重要的作用。

（林艳丽）

附二：广东省中医院大学城医院妇科 MDT 记录表

<table>
<tr><td>姓名：</td><td>性别：女</td><td>年龄：　Y</td><td>床号：</td><td>住院号：</td></tr>
<tr><td colspan="2">电话：</td><td colspan="3">初诊医师 / 管床医师：　　　　/</td></tr>
<tr><td>孕产史：G　P　A</td><td>生育要求：是□否□</td><td colspan="3">末次月经：　　　年　　月　　日</td></tr>
<tr><td colspan="5">基础疾病：无□高血压□心脏病□糖尿病□乙肝□其他□</td></tr>
<tr><td colspan="5">既往手术史：</td></tr>
<tr><td colspan="2">过敏史：</td><td colspan="3">家族史：</td></tr>
<tr><td colspan="2">讨论时间：　　年　月　日　时　分</td><td colspan="3">讨论地点：门诊 3 楼特需门诊 MDT 会诊室</td></tr>
<tr><td colspan="5">会诊专家：</td></tr>
<tr><td colspan="5">参与医务人员：</td></tr>
<tr><td colspan="5">1. 简要病史（主诉、主要症状、手术时间、手术名称、辅助检查、治疗经过等）</td></tr>
<tr><td colspan="5">2. 目前诊断：</td></tr>
<tr><td colspan="5">MDT 意见：</td></tr>
<tr><td colspan="5">本人已经上述专家会诊，知悉会诊意见。
患者（受委托人）签名：　　　　　　　　与患者关系：
谈话医师：
年　月　日</td></tr>
</table>

附三：MDT 流程图

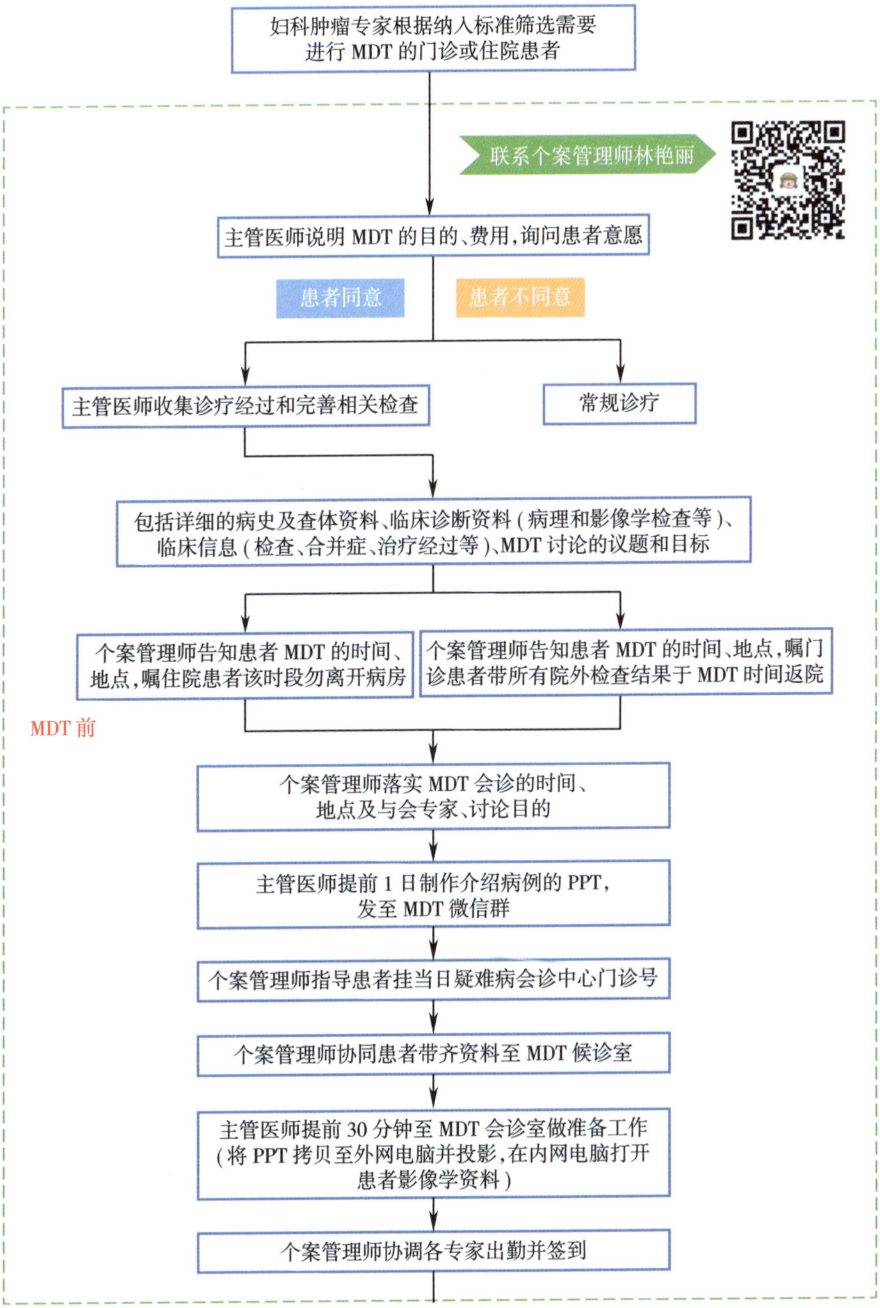
妇科肿瘤专家根据纳入标准筛选需要进行 MDT 的门诊或住院患者
联系个案管理师林艳丽
主管医师说明 MDT 的目的、费用，询问患者意愿
患者同意
患者不同意
主管医师收集诊疗经过和完善相关检查
常规诊疗
包括详细的病史及查体资料、临床诊断资料（病理和影像学检查等）、临床信息（检查、合并症、治疗经过等）、MDT 讨论的议题和目标
个案管理师告知患者 MDT 的时间、地点，嘱住院患者该时段勿离开病房
个案管理师告知患者 MDT 的时间、地点，嘱门诊患者带所有院外检查结果于 MDT 时间返院
MDT 前
个案管理师落实 MDT 会诊的时间、地点及与会专家、讨论目的
主管医师提前 1 日制作介绍病例的 PPT，发至 MDT 微信群
个案管理师指导患者挂当日疑难病会诊中心门诊号
个案管理师协同患者带齐资料至 MDT 候诊室
主管医师提前 30 分钟至 MDT 会诊室做准备工作（将 PPT 拷贝至外网电脑并投影，在内网电脑打开患者影像学资料）
个案管理师协调各专家出勤并签到

附三：MDT 流程图

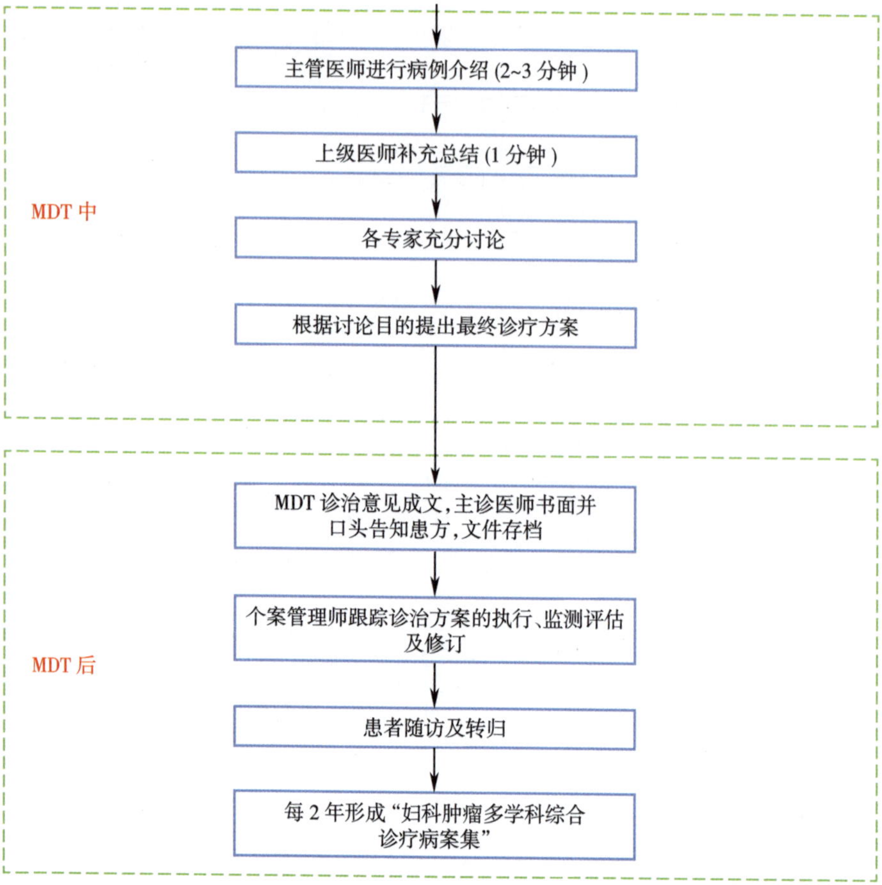
MDT 中
主管医师进行病例介绍 (2~3 分钟)
上级医师补充总结 (1 分钟)
各专家充分讨论
根据讨论目的提出最终诊疗方案
MDT 后
MDT 诊治意见成文，主诊医师书面并口头告知患方，文件存档
个案管理师跟踪诊治方案的执行、监测评估及修订
患者随访及转归
每 2 年形成“妇科肿瘤多学科综合诊疗病案集”

附四：英文缩略词对照表

英文缩略词	英文全称	中文术语
AFP	alpha-fetoprotein	甲胎蛋白
BMI	body mass index	体重指数
BP	blood pressure	血压
BRCA	breast cancer-related gene	乳腺癌相关基因
CEA	carcinoembryonic antigen	癌胚抗原
CPS	combined positive score	综合阳性评分
CR	complete response	完全缓解
CRP	C-reactive protein	C 反应蛋白
CT	computed tomography	计算机体层成像（又称：计算机体层摄影、计算机断层扫描）
CTU	computed tomography urography	计算机体层成像尿路造影（又称：CT 尿路成像）
DVT	deep venous thrombosis	深静脉血栓
E_2	estradiol	雌二醇
EGFR	epidermal growth factor receptor	表皮生长因子受体
ER	estrogen receptor	雌激素受体
ESR	erythrocyte sedimentation rate	红细胞沉降率（简称：血沉）
FIGO	International Federation of Gynecology and Obstetrics	国际妇产科联盟
FSH	follicle-stimulating hormone	卵泡刺激素（又称：促卵泡激素）
HCG	human chorionic gonadotrophin	人绒毛膜促性腺激素
HPV	human papilloma virus	人乳头瘤病毒
HR	heart rate	心率
HRD	homologous recombination deficiency	同源重组修复缺陷

续表

英文缩略词	英文全称	中文术语
ICI	immune checkpoint inhibitor	免疫检查点抑制剂
IDS	interval cytoreductive surgery	间歇性肿瘤细胞减灭术
IVP	intravenous pyelography（also known as：excretory urography）	静脉肾盂造影（又称：排泄性尿路造影）
LDH	lactate dehydrogenase	乳酸脱氢酶
LH	luteinizing hormone	黄体生成素
LMP	last menstruation period	末次月经
MDT	multi-disciplinary team	多学科诊疗
MLA	mesonephric-like adenocarcinoma	中肾样腺癌
MMR	mismatch repair	错配修复
MLPA	multiplex ligation-dependent probe amplification	多重连接探针扩增技术
MRI	magnetic resonance imaging	磁共振成像
MSI	microsatellite instability	微卫星不稳定性
MSS	microsatellite stability	微卫星稳定性
NACT	neoadjuvant chemotherapy	新辅助化疗
NCCN	National Comprehensive Cancer Network	美国国立综合癌症网络
NSE	neuron-specific enolase	神经元特异性烯醇化酶
ORR	objective remission rate	客观缓解率
OS	overall survival	总生存期
PARP	poly (ADP-ribose) polymerase	多腺苷二磷酸核糖聚合酶
PCT	procalcitonin	降钙素原
PD	progressive disease	疾病进展
PDS	primary cytoreductive surgery	初次肿瘤细胞减灭术
PE	pulmonary embolism	肺栓塞
PET-CT	positron emission tomography computed tomography	正电子发射计算机断层显像

续表

英文缩略词	英文全称	中文术语
PFI	platinum free interval	无铂间期
PFS	progression free survival	无进展生存期
POLE	polymerase epsilon	聚合酶 ε
PR	partial response	部分缓解
PR	progesterone receptor	孕激素受体
PRG	Progestogen; progestin	孕激素
PRL	prolactin	催乳素（又称：泌乳素）
PRR	platinum-resistant recurrence	铂耐药型复发
PS	performance status	体力状况
PSR	platinum-sensitive recurrence	铂敏感型复发
RCT	randomized controlled trial	随机对照试验
SCC	squamous cancinoma-associated antigen	鳞癌相关抗原
SD	stable disease	疾病稳定
SSRI	serotonin-selective reuptake inhibitor	5-羟色胺选择性再摄取抑制剂
TCT	thinprep cytologic test	液基薄层细胞学检查
TMB	tumor mutation burden	肿瘤突变负荷
TPS	tumor cell proportion score	肿瘤细胞阳性比例分数
VTE	venous thromboembolism	静脉血栓栓塞